암환자,
이렇게 먹어라

예방과 치료를 위한 **암환자 식사 가이드**

암환자, 이렇게 먹어라

암 전문의와 식품영양학 교수, 영양사가 함께 제시하는 암 식단 특급 프로젝트

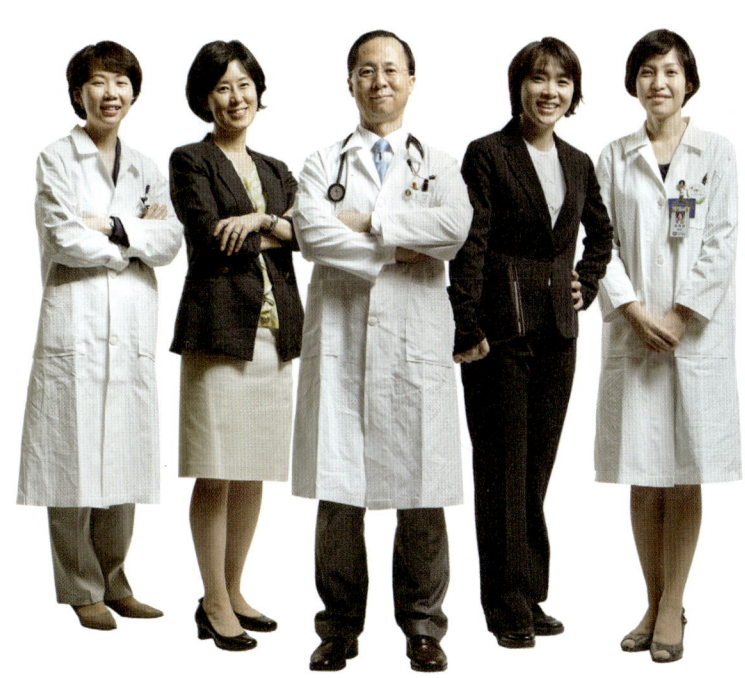

북하우스 엔

머리말

평일 초저녁에 방송되는 TV 프로그램이나 일요일 아침 방송되는 프로그램 중에, 여러 곳의 시골을 방문하여 그 지역의 특산 농산물을 소개하는 프로그램들이 있습니다. 이런 프로그램들이 특징적으로 각종 농산물의 장점을 소개하는 말 중에 빠지지 않는 것이, 여러 가지 질환의 예방과 치료에 효과가 있다는 것이고 거기에 암은 빠지지 않는 단골 메뉴입니다. 또 몇 년 전 TV에서 방영되었던 〈대장금〉이라는 연속극은 궁중의 음식과 관련된 내용, 특히 음식의 약효에 대한 줄거리로 많은 인기를 끌었고, 급기야는 한류 열풍을 타고 동남아시아 여러 국가에서 인기리에 방영되기도 했습니다. 이러한 내용으로 보아 우리 문화에서는 음식의 질병치료 효과에 대한 인식이 옛날부터 아주 높았고, 우리의 유전자에도 음식으로 질병을 예방하거나 고친다는 인식이 뿌리깊이 박혀 있는 것 같습니다. 저에게 항암 치료를 받으시던 어느 환자분의 부인이 하루는 외래에 오셔서 "선생님, 저는 이 사람이 암에 걸린 이후에 고기는 한 점도 안 먹였어요" 하고 자랑하시는 말씀을 들은 적이 있습니다. 또 많은 환자분들이, "선생님, 그동안은 제가 식사에 주의를 안 해서 이렇게 몹쓸 병에 걸렸지만 이제부터라도 음식을 주의해야 하겠는데 그 방법을 알려주세요" 하고 요구하시기도 합니다.

과연 고기를 많이 먹으면 암 발생률이 증가한다니, 그럼 고기를 안 먹으면 항암 치료의 효과가 더 좋아질까? 또 영양 섭취를 잘하면 혹시 그 영양이 암세포를 더 키우는 것은 아닐까? 그렇다고 안 먹으면 면역능력이 떨어져서 암과 싸우거나 항암 치료의 부작용을 견디는 능력이 줄어들지 않을까? 이런 의문이 끊임없이 떠오릅니다. 물론 동물성 지방질과 동물성 단백질이 암을 일으키는 데에 관련이 있다는 사실은 널리 알려져 있는 상식적인 내용입니다. 그러나 거기에는 시간적인 요인이 있어 오늘 고기를 안 먹는다고 내일부터 암 발생의 위험이 줄어드는 것은 아닙니다. 아마도 그 효과는 30년 이상 지난 후에 나타날지도 모릅니다. 그런데 항암 치료 중의 환자가 고기를 절제한다면 체력과 면역 능력을 떨어뜨려 항암 치료를 견디는 능력을 오히려 약하게 하는 역효과가 나타날 수 있습니다. 따라서 암 발생 가능성을 줄이고자 하는 정상인이나 항암 치료가 성공적으로 끝나서 암 재발의 가능성을 줄이고자 하는 환자들에 대한 식사지침과, 현재 항암 치료를 받고 있는 환자들의 식사지침은 조금 다를 수 있습니다. 아니 분명히 달라야 하겠습니다.

인터넷의 발달로 건강에 관한 정보를 누구나 손쉽게 얻을 수 있는 세상이 되었습니다. 그 정보의 양은 가히 홍수를 이루었다고 말할 만큼 많습니다. 문제는 그 정보의 신뢰도가 높지 않아서, 과연 제공되는 정보를 다 믿어도 좋을지 판단이 안 되는 경우가 많다는 것입니다.

이 책은 암환자를 직접 치료하는 종양내과 교수 두 사람과 영양학과 교수 두 사람이 만나 한국인에게 많이 발생하고 식사 조절이 영향을 미치는 암들을 대상으로 환자들이 신뢰할 만한 근거가 있는 연구 논문의 내용만을 가지고 쓰는 것으로 시작했고, 나중에는 환자분들에게 실제로 요리할 수 있는 식단과 요리법까지 소개하기 위하여 병원에서 암환자 식사에 대한 처방과 조언을 하시는 병원 영양사 한 분을 초빙하여 같이 머리를 맞대고 만들었습니다. 물론 이 책이 완벽한 책은 아니라고 생각하지만 최소한 연구 논문이나 교과서에 나온 내용으로 구성하여 환자분들이나 가족들이 신뢰하실 수 있도록 근거 있는 내용으로 구성하기 위하여 최선을 다했으며, 향후에도 연구 결과가 나오는 대로 내용이 더 합리적으로 변경되거나 보완될 수 있기를 기대합니다.

끝으로 이 책이 나올 수 있도록 저자들에게 무한한 신뢰를 주신 북하우스의 편집부 여러분, 내용을 잘 정리하고 쉬운 말로 풀어주신 김희경 작가님에게도 감사를 드리며, 이 책을 통해 절망에 빠졌던 암환자분들이 삶의 의지와 투병의욕을 되살리어 좋은 치료 효과를 얻는 데 도움이 되기를 기원합니다.

**필자를 대표하여
전 서울성모병원장 홍영선**

목차

머리말

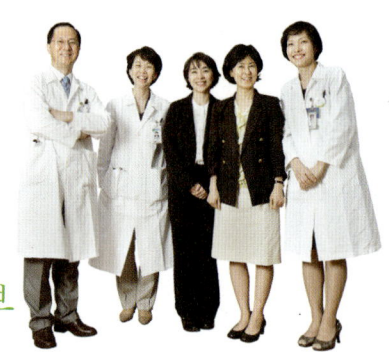

암환자를 위한 전문가들의 당부

"항암 치료 중에는 기대하지 않는 부작용이 일어날 수 있습니다"
토할 것 같고 메스꺼운 느낌이 드는 오심과 구토 • 16 머리털이 빠지는 탈모 • 16 피곤함을 넘어선 깊은 피로감 • 17 입안이 헐게 되는 구내염 • 17 감염 • 18 아기를 가질 수 없게 되는 불임 • 18 손, 발이 저린 증상인 말초신경염 • 18

"힘든 치료 과정을 견디기 위해서는 식사를 제대로 하는 것이 중요합니다"
특정 음식만 섭취하는 것은 좋지 않습니다 • 22 영양 보조제로 식사를 대신할 수는 없습니다 • 22 *채식이냐 육식이냐를 고민하지 마십시오. 중요한 것은 '충분히 잘 먹는 것'입니다 • 23

"식사가 어려울 때는 먹어야 한다는 강박관념을 버리십시오"
음식을 씹거나 삼키기 어려울 때 • 26 침이 덜 나와서 입안이 바짝바짝 마를 때 • 26 예전에 먹던 입맛과 다를 때 • 26 식욕이 떨어지고 먹고 싶은 생각이 없을 때 • 27 메스껍고 토할 것 같은 느낌이 들 때 • 27

"올바른 식사를 위한 건강 조리법과 재료 손질법을 알고 있도록 합니다"
양질의 단백질 식품을 섭취합니다 • 30 탄수화물 식품으로 에너지를 보충해 단백질을 절약합니다 • 32 지방질 식품을 적절하게 섭취합니다 • 34 칼슘 식품은 매일 일정량을 섭취합니다 • 35 비타민은 체내 대사 과정에 꼭 필요한 영양소입니다 • 35

위암

위암의 증상 및 치료 과정
식생활은 위암의 발병과 깊은 관련이 있습니다 • 41　위암은 조직 검사를 통해 확진됩니다 • 41　병기와 환자의 전신 상태에 따라 치료 방법이 결정됩니다 • 43　항암제 치료는 여러 가지 목적으로 시행할 수 있습니다 • 45　*암 진단 후, 몇 기인지… • 47

위암환자를 위한 식생활
위암환자의 위 절제 후 식사 방법 • 49　항암 치료 중에는 환자의 적응 정도에 맞추어 균형 있는 식사를 합니다 • 50

위암 예방을 위한 식생활
소금 속에 있는 나트륨은 위암을 발생시킬 수 있습니다 • 53　훈제 및 직화구이를 가급적 적게 먹습니다 • 54　채소와 과일은 항암 치료와 암 예방에 큰 도움을 줍니다 • 55　적당히 매운 음식은 꼭 피할 필요는 없습니다 • 55　식사 후에 눕거나 자는 것은 삼가야 합니다 • 56

위암환자의 수술 후 및 퇴원 후 식단
위암 수술 후 식사 진행 일정 • 58　위암 수술 직후 식단 • 58　퇴원 후 식사 요령 • 59　음식을 선택할 때 고려할 사항 • 59　*위암 수술 후 적응 정도에 따른 식사요법 • 61　다진채소죽 • 62　쇠고기버섯죽 • 63　잣죽 • 64　브로콜리새우죽 • 65

위암 치료 종료 후 식사요법
위암 치료 종료 후 식단 • 66　콩조림 • 67　콩비지찌개 • 68　채소달걀찜 • 70　해물순두부찌개 • 72　숙쌈과 쌈장 • 74　단호박고구마샐러드 • 75　등심구이와 통마늘구이 • 76　병어조림 • 78

홍영선 박사의 채식 위주의 소식 밥상 • 80

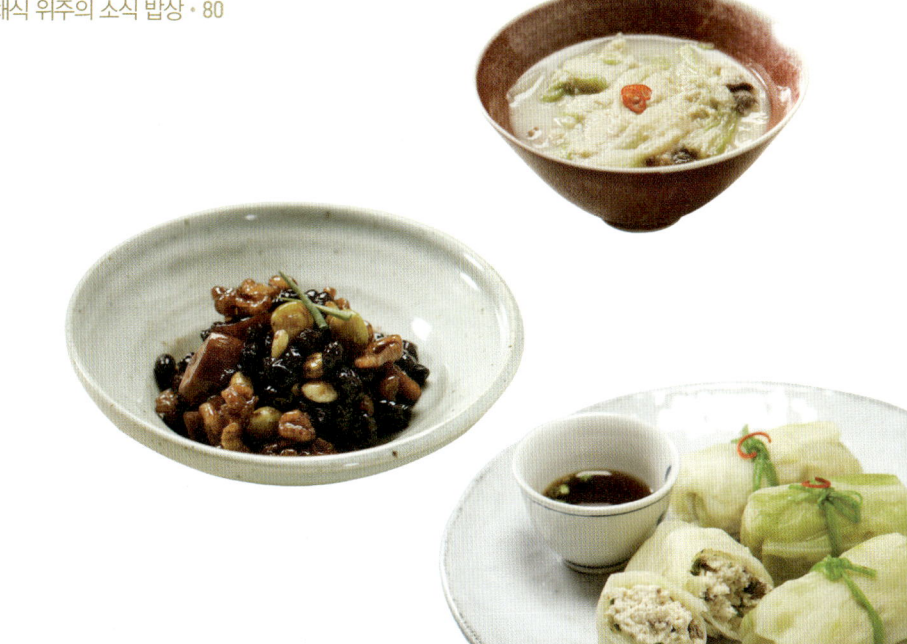

대장암

대장암의 증상 및 치료 과정
대장암은 유전적 요인과 환경적 요인으로 발생합니다 • 85   대장암 초기에는 특별한 증상이 발견되지 않습니다 • 85   대장암은 조직 검사를 통해 확진됩니다 • 86   암의 병기에 따른 치료 • 86   병기와 환자의 전신 상태에 따라 치료 방법이 결정됩니다 • 88   항암제와 방사선 치료는 대장암 치료의 보조적인 방법입니다 • 89   대장암의 재발은 초기에 발견하는 것이 가장 중요합니다 • 90

대장암환자를 위한 식생활
충분한 양의 단백질과 열량을 함유한 식사는 환자의 회복을 돕습니다 • 93   조금씩 자주 먹는 식사로 기력을 보충합니다 • 95

대장암 예방을 위한 식생활
육류의 과다한 섭취는 대장암의 발생 위험을 높입니다 • 97   가공육 또한 대장암 발생 위험을 높입니다 • 97   유산균과 섬유질의 섭취는 대장암을 예방합니다 • 98   칼슘과 비타민 D는 대장 세포의 정상적인 분열을 돕습니다 • 100   알코올을 섭취할수록 대장암의 위험은 높아집니다 • 101

대장암환자의 퇴원 후 식단
대장암 치료 종료 후 식단 • 102   냉이된장국 • 103   두부다시맛국 • 104   닭가슴살구이 • 105   봄동된장무침 • 106   우엉채소조림 • 107   양배추말이찜 • 108   브로콜리감자수프 • 110   연근영양카레 • 111   호밀베이글샌드위치 • 112

홍숙희 전문의의 영양소의 균형을 맞춘 밥상 • 114

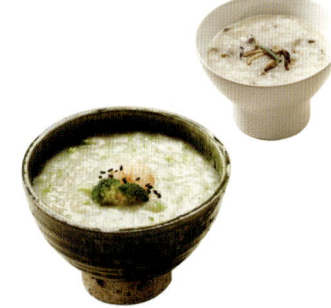

간암

간암의 증상 및 치료 과정
간암은 바이러스성 간염과 알코올성 간질환에서 시작됩니다 • 119   간암의 대부분은 간경변을 동반합니다 • 119   간절제술은 간암을 치료하는 가장 근본적인 방법입니다 • 120

간암환자를 위한 식생활
간경변이 있을 때의 식사지침 • 123   음식은 다소 싱겁게 먹는 것이 좋습니다 • 123   국을 먹을 때는 가능한 한 건더기만 먹습니다 • 124   치료의 부작용을 극복할 수 있도록 식사 방법을 달리합니다 • 125

간암 예방을 위한 식생활

충분한 과일 섭취는 간암 발생을 감소시킵니다 • 129   체지방이 많은 경우 간암이 발생할 확률을 증가시킵니다 • 129   알코올은 간암이 발생할 확률을 증가시킵니다 • 129

간암환자의 퇴원 후 식단

간암 치료 종료 후 식단 • 130   양배추깻잎초절임 • 131   된장비빔밥 • 132   굴떡국 • 134   연두부채소죽 • 136   흰살생선채소죽 • 138   쇠고기채소샤브샤브 • 140   들깨소스편육과 채소무침 • 142   양파피클 • 143

성미경 교수의 기분 좋은 아침 밥상 • 144

유방암

유방암의 증상 및 치료 과정

유방암의 대부분은 환경적인 요인에 의해 발생합니다 • 149   유방암의 대부분이 자가 검진에 의해 발견됩니다 • 149   유방암은 병기와 환자의 전신 상태에 따라 치료 방법이 결정됩니다 • 152

유방암환자를 위한 식생활

수술 후 체중 감소가 일어날 때의 식이요법 • 156   유방암 치료 중 고용량 비타민은 치료 효과를 떨어뜨릴 수 있습니다 • 157   적정한 체중을 유지하면 암의 재발 위험을 낮출 수 있습니다 • 158   유방암에 좋은 음식이라도 양이 지나친 것은 좋지 않습니다 • 159

유방암 예방을 위한 식생활

혈당을 빨리 높이는 식품은 피하고 지방 함량이 낮은 식품을 선택합니다 • 161   채소와 과일을 많이 먹으면 도움이 됩니다 • 162   아무리 좋은 음식이라도 짜게 먹는 것은 좋지 않습니다 • 163   대두 및 대두 가공식품은 유방암 발생을 억제시킬 수 있습니다 • 163   알코올은 유방암의 발생 위험을 높이는 가장 뚜렷한 성분입니다 • 163   *보충제보다는 식품으로 영양을 섭취하는 것이 우선입니다 • 165

유방암환자의 퇴원 후 식단

유방암 치료 및 치료 후 식단 • 166   송이버섯국 • 167   건새우아욱된장국 • 168   실곤약비빔국수 • 170   가자미구이 • 172   두부비빔밥 • 174   단호박쇠고기조림 • 176   콩국수 • 177   연어샐러드 • 178   저열량 드레싱 • 180

박유경 교수의 조화로운 밥상 • 182

폐암

폐암의 증상 및 치료 과정
폐암은 흡연 외에도 다양한 발생 원인이 있습니다 • 187　초기에는 증상이 없지만 진행되면 다양한 증상을 동반합니다 • 187　폐암은 조직 검사를 통해 확진됩니다 • 188　병기와 환자의 전신 상태에 따라 치료 방법이 결정됩니다 • 189　폐암의 수술은 일부 비소세포폐암의 경우에만 시행합니다 • 189　폐암환자는 대다수 항암 치료를 받게 됩니다 • 190　방사선 치료는 폐암의 중요한 치료법입니다 • 191

폐암환자를 위한 식생활
치료 과정 시 발생하는 부작용에 적절하게 대처하며 식사합니다 • 193　폐암 수술 후에는 고단백의 충분한 열량을 섭취해야 합니다 • 199　치료를 마친 후에도 암 예방을 위한 식사원칙을 지켜야 합니다 • 199

폐암 예방을 위한 식생활
채소와 과일의 섭취는 폐암 발생의 위험을 떨어뜨립니다 • 201　항산화 성분이 함유된 식품은 폐암 발병률을 감소시킵니다 • 201　육류 및 육가공류는 폐암 발병의 위험을 높입니다 • 202　흡연자는 보충제를 섭취할 때 주의하는 것이 좋습니다 • 202

폐암환자의 퇴원 후 식단
폐암 치료 및 치료 후 식단 • 204　톳두부무침 • 205　꽃게찌개 • 206　두부청국장찌개 • 208　흑미죽 • 210　더덕현미죽 • 211　우엉영양밥과 달래양념장 • 212　쇠고기부추볶음 • 214　조기양념구이 • 216　버섯잡채 • 218

이지선 영양사의 제철 건강 밥상 • 220

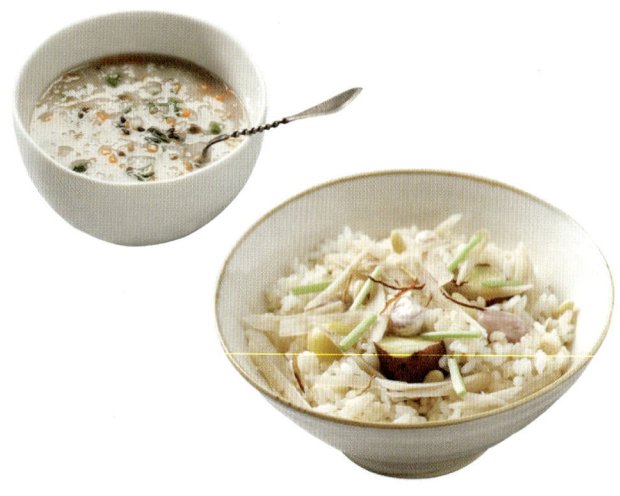

전립선암

전립선암의 증상과 치료 과정
전립선암은 소변을 보는 데 이상을 가져옵니다 • 225   전립선암도 조직 검사를 통해 확진됩니다 • 225
병기와 환자의 전신 상태에 따라 치료 방법이 결정됩니다 • 226

전립선암환자 및 예방을 위한 식생활
가공육은 가급적 섭취를 삼가야 합니다 • 230   우유 및 유제품, 칼슘의 섭취를 제한하는 것이 좋습니다 • 230   셀레늄이 부족하지 않도록 해야 합니다 • 230   라이코펜과 비타민 E는 매우 강력한 항산화 효과가 있습니다 • 231   *베타카로틴은 전립선암 예방에 효과적입니다 • 233

전립선암환자의 퇴원 후 식단
전립선암 치료 및 치료 후 식단 • 234   숙주미나리초무침 • 235   쇠고기버섯들깻국 • 236   동태맑은국 • 238   대굿살스테이크 • 240   버섯달걀덮밥 • 242   해바라기씨멸치볶음 • 244   닭살잣즙냉채 • 246   감자토마토볶음 • 248   토마토수프 • 250

음식의 깊은 맛을 내는 건강 레시피 1 – 화학 조미료 대신 천연 조미료 • 252

음식의 깊은 맛을 내는 건강 레시피 2 – 짜지 않아도 맛있는 국물요리 만드는 기본 육수 • 254

암 치료, 무엇이든 물어보세요

암 치료 전반에 관한 궁금증 • 258   위암에 관한 궁금증 • 262   대장암에 관한 궁금증 • 265   간암에 관한 궁금증 • 267   유방암에 관한 궁금증 • 270   폐암에 관한 궁금증 • 273   전립선암에 관한 궁금증 • 276

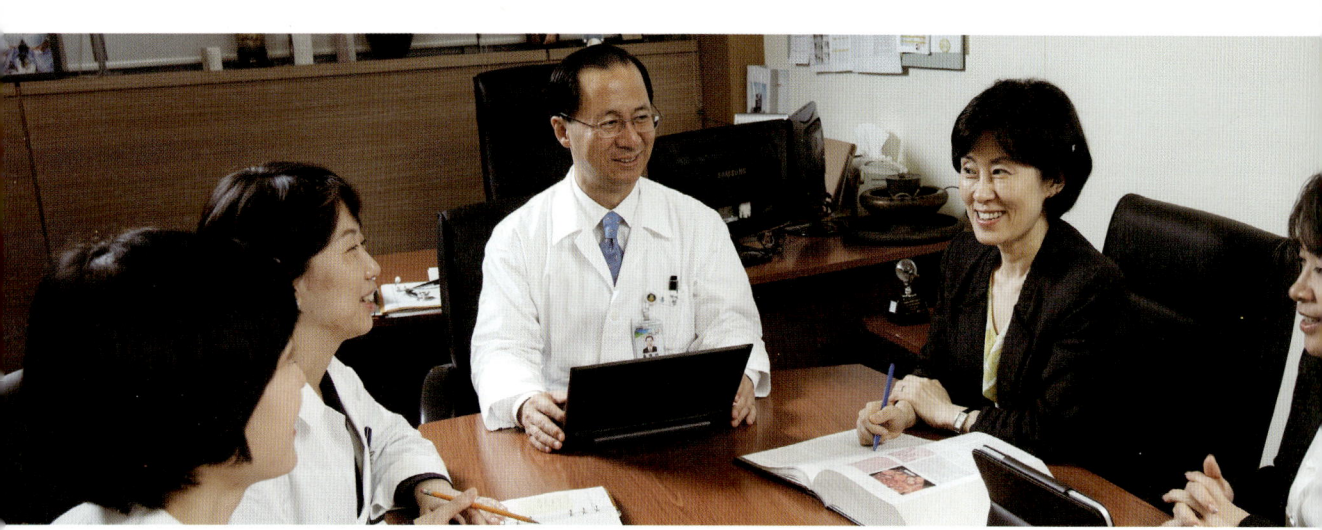

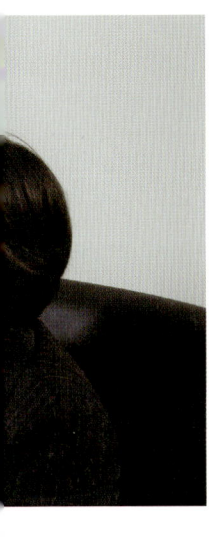

암환자를 위한 전문가들의 당부

"항암 치료 중에는 기대하지 않는 부작용이 일어날 수 있습니다"

"힘든 치료 과정을 견디기 위해서는 식사를 제대로 하는 것이 중요합니다"

"식사가 어려울 때는 먹어야 한다는 강박관념을 버리십시오"

"올바른 식사를 위한 건강 조리법과 재료 손질법을 알고 있도록 합니다"

"항암 치료 중에는 기대하지 않는 부작용이 일어날 수 있습니다"

항암 치료란 암세포를 제거하거나 파괴하여 암을 없애거나, 더 이상 자라지 못하게 할 목적으로 하는 치료를 말합니다. 이는 수술, 약물 치료, 그리고 방사선 치료 3가지로 나뉩니다. 약물 치료는 암세포를 파괴하는 항암제·호르몬 등의 약제를 사용하여 암을 없애려는 치료를 말하며, 방사선 치료는 방사선을 암이 있는 부위에 쏘아 암세포를 파괴하는 치료를 말합니다. 약물 치료와 방사선 치료는 수술 후에 추가로 실시하기도 하는데(보조 항암 치료) 수술로 암을 제거한 뒤에도 몸속에 남아 있을 가능성이 있는 암세포를 없애 재발을 줄이기 위해서입니다. 어떤 때는 약물 또는 방사선 치료를 먼저 하고(선행 항암 치료) 수술을 하는 경우도 있는데, 이는 수술하기 어려울 정도로 암이 진행되었지만 약물 치료나 방사선 치료로 암의 범위를 줄인 다음에는 수술이 가능할 것으로 판단되는 경우 시도할 수 있습니다.

이 중 약물을 이용한 항암 치료는 암세포만 파괴하는 것이 아니라 우리 몸의 정상적인 세포에도 상처를 주는데, 특히 빨리 자라는 세포에 상처를 더 많이 줍니다. 머리카락을 만드는 모낭 세포, 혈액을 만들어내는 골수 세포, 위장관의 점막 세포, 생식 세포 등이 그 예입니다. 그래서 항암 치료 중에는 이런 부위에 부작용이 생기는 경우가 많습니다. 토할 것 같고 메스꺼운 느낌이 드는 오심과 먹은 음식을 게워내는 구토, 그리고 머리카락이 빠지는 증상들은 항암 치료 후에 가장 흔히 나타나고 많은 분들이 걱정하는 부작용입니다. 그밖에도 환자의 몸 상태, 항암 치료의 기간과 횟수, 치료 방법에 따라 부작용은 여러 가지로 다르게 나타납니다.

암이라는 진단을 받으면 일반적으로 죽음을 떠올리게 되므로 항암 치료를 받는 환자의 몸에만 부작용이 나타나는 것이 아니라, 마음에도 원치 않는 변화를 겪는 경우가 많습니다. 병에 대한 두려움과 지나친 걱정은 몸에 나타나는 항암 치료의 부작용과 맞물려 환자를 우울하게 만들고, 삶에 대한 의욕을 저하시키거나, 입맛을 떨어뜨리기도 합니다. 이런 변화를 최소화하는 데는 긍정적인 마음가짐이 큰 역할을 합니다. 필요하면 정신과 의사의 도움을 받는 것도 좋은 방법이며 절대로 꺼릴 일이 아닙니다. 또한 최근에는 항암제가 많이 개발되어 부작용이 전보다 적게 나타나며, 부작용이 나타나더라도 그것을 없애는 치료법도 많이 개발되어 있으므로 항암 치료의 부작용에 대해 치료 전부터 너무 두려워하지 않아도 됩니다.

◉ 토할 것 같고 메스꺼운 느낌이 드는 오심과 구토

토할 것 같고 메스꺼운 느낌이 드는 오심과 그 뒤에 실제로 나타나는 구토는 대부분의 경우 항암제를 주사한 지 1~2시간이 지나면 나타나기 시작하고, 4~6시간 후에 가장 심해집니다. 약제의 종류에 따라 다를 수는 있지만 항암제를 투여한 뒤 2~3일 이상 이러한 증상이 지속되기도 합니다. 방사선 치료를 받는 경우에는 방사선의 양과 범위에 따라 다르지만, 보통은 1~12시간 뒤에 증상이 나타나기 시작합니다. 이런 느낌이 지속되면 음식을 먹기가 아주 어려워지고 설령 음식을 먹었다 하더라도 결국에는 토하는 경우가 많습니다. 문제는 이 기간 동안 영양분과 수분 공급이 제대로 되지 않으면 몸이 견디지 못해 항암 치료를 중단할 수도 있다는 점입니다. 때문에 주치의는 보통 항암 치료를 처방할 때 오심과 구토를 없앨 수 있는 약제를 같이 처방합니다.

만약 구토를 하게 되면 증세가 없어질 때까지 아무 것도 먹지 않는 것이 좋습니다. 어느 정도 증상이 누그러들면 맑은 액체 음식을 조금씩 먹고 시간 차를 두어 먹는 양을 점점 늘려갑니다.

환자들마다 이러한 오심과 구토 증상이 있을 때 죽이나 어떤 특정한 음식은 무리 없이 먹는 경우가 있는데, 이럴 때 혹시 토하지 않고 먹을 수 있는 음식이 있는지 찾아보는 것도 좋겠습니다.

◉ 머리털이 빠지는 탈모

탈모는 환자들이 항암 치료를 받기 전에 가장 걱정하는 문제 중 하나입니다. 여성들의 경우 걱정이 더 심합니다. 보통 항암제를 투여하면 2주 뒤부터 탈모가 시작되어 치료를 받는 동안 계속됩니다. 앞서 언급했듯이 탈모는 항암 치료 때문에 성장이 빠른 모낭 세포가 파괴되어 나타나는 부작용이지만 모든 항암 치료가 다 탈모를 일으키는 것은 아니며 머리카락이 빠지는 정도도 약제마다 다릅니다.

항암 치료 중 머리카락이 많이 빠지는 경우에는 어느 정도 빠진 뒤에 머리카락을 짧게 자르는 것도 좋은 방법입니다. 너무 일찍 머리카락을 자르면 조금 자란 후에 빠지는 짧은 머리카락이 살을 찔러 따가울 수 있습니다. 근본적인 해결책은 아니지만 고단백 식사는 새로 나는 머리카락이 건강하게 자랄 수 있도록 도움을 줍니다. 항암 치료가 끝나면 2~3개월 안에 머리카락이 전보다 더 부드럽게 자라므로, 탈모로 인해 지나치게 스트레스를 받지 않는 것이 좋습니다.

● 피곤함을 넘어선 깊은 피로감

일상생활을 하기 어려울 정도로 피로를 느끼는 시간이 길어지면 삶의 의욕도 저하됩니다. 암을 앓고 있다는 사실 때문에 오는 절망감, 스트레스, 치료 과정에서 생기는 부작용 등은 피로에 지친 환자들을 더욱 피로하게 만듭니다. 또한 오심과 구토로 인해 밥을 제대로 먹지 못하면 영양 부족으로 환자는 더욱 피곤해집니다.

항암 치료의 강도가 높을 경우에 급격하게 피로를 느끼는 환자들도 있습니다. 항암제를 주사한 후 2~3일 뒤부터 느껴지는 피로는 2주 정도 지속되기도 합니다. 방사선 치료의 경우에는 약 2주 후부터 피로가 느껴지는데, 피로가 느껴질 때는 주치의와 상의해야 합니다. 혹시 혈액 생산이 저하되어 백혈구 수가 감소하거나 빈혈 때문에 피로를 느끼는 것은 아닌지 검사가 필요하며, 빈혈이 없다면 무리가 되지 않을 정도의 가벼운 운동을 하는 것이 피로를 이기는 데 도움이 됩니다.

● 입안이 헐게 되는 구내염

입안의 점막은 빠르게 분열하는 상피세포로 이루어져 있어 항암 치료를 하면 많이 파괴되어 입속이 헐고 경우에 따라서는 곰팡이에 감염되기도 합니다. 입안이 헐기 시작하면 작은 상처만 생겨도 음식을 먹기 어려워집니다. 식도나 위, 소장, 대장 같은 소화기관의 점막을 이루는 상피세포 또한 입안의 점막과 같이 항암 치료 중에 파괴되는데, 이는 복통, 구토, 설사를 일으키는 원인이 되기도 합니다. 백혈구 수치가 떨어진 환자에게 구내염이 동반되는 일이 흔한데, 신기하게도 백혈구 수치가 회복되면 구내염도 같이 회복되는 경우를 많이 보게 됩니다. 입안이 헐어 음식을 잘 먹을 수 없을 때는 맵거나 신 자극적인 음식은 가급적 피하고, 죽과 같이 부드럽고 삼키기 쉬운 음식을 먹습니다. 이때 영양을 잘 섭취하면 점막이 회복되는 데 도움이 되므로 미음만 고집하기보다는 단백질이 들어 있는 음식을 골고루 먹는 것이 좋습니다.

◉ 감염

항암 치료 중에 백혈구 수치가 낮아지면서 환자는 저항력을 크게 잃게 됩니다. 암에 걸리기 전에는 별문제 없던 주변 환경도, 항암 치료 후에 백혈구 수치가 떨어진 환자에게는 쉽게 감염을 일으키는 원인이 될 수 있습니다. 따라서 항암 치료 후에는 사람이 많은 곳을 피하고 잠깐이라도 외출을 하면 집에 돌아와서 손을 깨끗이 씻어야 합니다. 특히 감기에 걸린 사람에게는 가까이 가지 말아야 하며, 열이 나거나 아프거나 어딘가 곪는 등의 감염 증세가 조금이라도 나타나면 즉시 주치의와 상의해야 합니다.

◉ 아기를 가질 수 없게 되는 불임

항암 치료나 복부의 방사선 치료는 청소년과 가임기 성인의 생식 세포를 파괴하여 아기를 가질 수 없게 되는 부작용인 불임을 가져올 수 있습니다. 항암제의 종류나 1회 투여량, 치료 기간 등에 따라 결과가 다를 수는 있습니다. 일단 항암 치료를 받아야 하는 환자의 경우 병이 완치된 이후 아기를 가지기를 원한다면, 앞으로 받아야 할 항암 치료로 불임이 될 가능성이 있는지 주치의와 반드시 상의해야 합니다.

◉ 손, 발이 저린 증상인 말초신경염

항암 치료 후 손과 발이 저리거나 감각이 둔해지는 증상을 호소하는 환자들이

종종 있습니다. 심한 경우 운동 능력이 저하되기도 하며 날이 추우면 증상이 악화되기도 합니다. 이러한 증상은 항암제 중 말초신경에 염증을 일으키는 약제 때문에 생기는데, 모든 환자에게 다 나타나는 것은 아니며 증상의 정도도 사람에 따라 차이가 있습니다. 어떤 환자에게는 이러한 증상이 약하게 생겼다가 몇 달 후에 없어지기도 하고, 또 어떤 환자에게는 아주 심하게 몇 년 동안 계속되어 증상 조절을 위해 약을 먹어야 하는 경우도 있습니다. 아직 이를 예방할 수 있는 확실한 방법은 없습니다.

"힘든 치료 과정을 견디기 위해서는 식사를 제대로 하는 것이 중요합니다"

항암 치료는 한 번의 수술, 혹은 한 번의 약물 치료만으로 끝나지 않습니다. 수술 후에도 약물 치료나 방사선 치료 등 환자의 상태에 따라 여러 가지 치료가 이어지며 치료 기간 또한 정확히 예측할 수 없는 경우가 많고, 때로는 예상보다 길어지기도 합니다. 처음에는 환자가 강한 의지를 가지고 항암 치료를 시작했다 하더라도 치료 과정에서 많은 부작용과 불안감을 경험하게 되면 암을 이겨내겠다는 용기가 점차 줄어들고, 오랜 치료 기간을 보내면서 포기하고 싶은 마음이 생기기도 합니다.

오랜 기간 동안 힘든 치료 과정을 잘 견디기 위해서는 일상생활을 제대로 유지하는 것이 아주 큰 도움이 됩니다. 치료 기간 동안 체내의 영양 상태를 잘 보충해서 체력을 건강하게 유지하면 치료로 인해 신체 조직이 손상되는 것을 줄이고 손상된 세포들을 빠르게 재생시킬 수 있습니다. 신체 기능을 최상의 컨디션으로 만드는 데 있어 중요한 것이 매일 먹는 식사와 간식, 즉 먹을거리입니다. 암환자를 치료하는 데 가장 중요한 것이 식이요법이라는 말이 나올 정도로 환자의 식사와 영양 상태는 매우 중요합니다.

문제는 암 치료 과정 중에 나타나는 부작용 때문에 환자가 식사를 제대로 하는 것이 쉽지 않다는 것입니다. 입맛이 떨어져 식사를 잘 못하게 되고, 또 억지로 식사를 하더라도 소화와 흡수가 잘 안 되어 환자는 힘을 잃게 됩니다. 환자의 영양 상태가 양호하여 체력이 잘 유지되면 부작용이 생길 수 있는 치료를 잘 견뎌내고 항암 치료에 잘 반응하여 빠른 회복이 가능합니다.

암환자가 치료 중에 하는 식사와 암을 예방하는 식사는 다릅니다

암환자의 식사와 암을 예방하는 식사는 다릅니다. 암의 종류에 따라 암의 예방에 효과가 있는 음식도 있고, 오히려 암세포의 진행을 촉진하는 음식도 있습니다. 예를 들면 대장암은 붉은색 고기를 많이 먹는 경우 위험도가 올라갑니다. 붉은색을 띠는 것은 철분 때문인데 산화된 철분이 유전자 손상을 일으켜 암을 발생시킬 수도 있습니다. 하지만 암을 예방하기 위한 식사는 모든 암 치료가 끝나고 이후 주치의로부터 "현재 암 치료는 다 끝났습니다. 이제부터는 재발 여부 확인을 위해 정기적인 검사를 할 것입니다"라는 말을 들을 때부터입니다.

치료 과정부터 붉은색 고기를 피한다면 조혈에 꼭 필요한 철분이 부족해져 항암 치료의 부작용으로부터 회복을 늦출 수 있습니다. 따라서 암 치료 중에 하는 식사와 암을 예방하는 식사는 분명히 다르다는 것을 인식하고 전문의와 상의하여 올바른 식이요법을 하도록 합니다.

⊙ 특정 음식만 섭취하는 것은 좋지 않습니다

체력을 잘 유지하기 위해서는 균형 잡힌 영양 상태가 뒷받침되어야 합니다. 보통 암 수술 후 환자나 그 가족들은 잘 먹어야 병을 이길 수 있다는 강박관념에 사로잡힙니다. 그래서 그동안의 식습관과는 상관없이 주위에서 좋다는 음식만 마련하거나 암을 유발한다고 알려진 음식은 전혀 먹지 않는 경우가 있습니다. 그러나 이로 인해 환자가 스트레스를 받거나 특정 음식을 과도하게 많이 먹으면 문제가 발생할 수 있습니다. 영양이 부족한 것도 해롭지만 영양이 어느 한쪽으로 치우치는 것도 위험합니다.

⊙ 영양 보조제로 식사를 대신할 수는 없습니다

암환자의 경우, 진단을 받기 전 자신도 모르게 체중이 감소하는데 이럴 때는 적절한 음식을 먹음으로써 영양 결핍을 예방해야 합니다. 항암 치료 중에는 끼니마다 여건에 맞는 식품을 다양하게 선택하고 최대한 맛있게 조리하여 항상 입맛을 잃지 않고 식욕을 느끼도록 관리해야 합니다. 특히 항암 치료를 받는 동안에는 세포 조직을 재생하고 면역 체계를 유지해주는 단백질을 비롯하여 무기질과 비타민을 충분히 섭취합니다. 식사를 제대로 할 수 없는 환자의 경우 영양 보조제를 섭취하는 것이 하나의 방법은 될 수 있지만, 어떠한 경우든 보조제는 절대로 균형 잡힌 식사를 대신할 수 없다는 점을 유념해야 합니다. 입맛을 일시적으로 호전시킬 수 있는 약제를 주치의로부터 처방받을 수도 있지만, 이 약은 부작용을 동반하므로 오랫동안 계속 복용할 수는 없습니다.

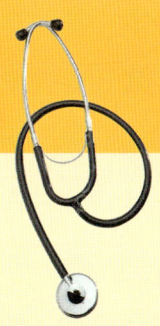

채식이냐 육식이냐를 고민하지 마십시오
중요한 것은 '충분히 잘 먹는 것'입니다

"선생님, 고기를 먹으면 암이 쉽게 재발하지 않을까요?" 암환자를 진료하다 보면 이렇게 질문하는 가족이 간혹 있습니다. 이런 분들은 '고기를 먹으면 암이 잘 생긴다는데, 이제부터라도 고기를 금해야 암 치료가 잘되지 않을까?' 하는 걱정이 있었다고 생각합니다. 사실, 이런 질문은 암환자가 식사를 할 때 가장 고민이 되는 문제 중 하나입니다.

암 전문의를 포함하여 각종 연구 결과, 언론 보도, 서적 등에서 한결같이 하는 말은 암환자의 치료 중에서 식이요법은 아주 중요한 위치를 차지한다는 것입니다. 더욱 중요한 것은 '잘 먹어야 한다'는 것이며 여기서 빠지지 않는 말이 '충분한 단백질을 포함한다'라는 말입니다. 하지만 이런 조언에도 불구하고 '어디선가 들은 이야기' 때문에 많은 환자들이 극단적인 '채식주의자'가 되기를 고집합니다. 일부에서는 채소류를 농축하여 과잉 섭취한 결과 영양의 불균형이 생기고 간기능에 이상을 보이는 경우까지 있습니다.

암세포는 일반 세포보다 훨씬 영리합니다. 암 덩어리가 1~2mm³ 이상의 크기가 되면 혈관 생성을 촉진하는 인자들이 분비되어 암 덩어리 주변으로 새로운 혈관이 만들어집니다. 이렇게 만들어진 혈관들은 여러 영양소를 운반하며 암세포의 성장을 돕게 됩니다. 그러나 영양결핍 상태로 인해 새로 생성된 혈관에서 운반하는 영양소나 산소의 양이 부족하면 산소를 이용하지 않는 당분해과정을 통해 대사가 진행됩니다. 결국 암세포는 영양결핍 상태에 적응하여 자라게 됩니다. 영양이 결핍된 악조건에서 성장한 암세포들은 그렇지 않은 암세포에 비해 악성도가 높아 다른 장기로 침습, 전이를 잘하는 것으로 보고되고 있습니다.

영양이 충분하면 암세포를 키우지 않을까 하는 걱정으로 식사를 줄이거나 극단적인 채식을 선택할 경우 영양 상태의 균형이 깨질 뿐 암환자의 치료에는 도움이 되지 않습니다. 어떤 때는 항암 치료의 부작용이 심해서 치료를 포기하는 경우도 생깁니다. 충분한 영양소를 섭취하면 암을 자라게 하는 효과보다 영양 결핍으로 인해서 환자에게 발생할 수 있는 치료 중의 부작용을 막을 수 있습니다.

따라서 암세포는 항암 치료에 맡기고, 환자 본인은 항암 치료 과정을 잘 견딜 수 있도록 음식을 잘 먹는 것이 치료에 더 유리합니다. '충분하게' 먹는다는 것은 '지나치게' 먹는다는 의미와는 엄연히 다릅니다. 심신의 균형을 찾을 수 있도록 즐겁고 맛있게 식사하여 영양에 부족함이 없도록 하는 것이 암 치료를 받고 있는 환자에게 있어서는 최선의 식이요법입니다.

" 식사가 어려울 때는 먹어야 한다는 강박관념을 버리십시오 "

항암 치료에서 식이요법이 얼마나 중요한지 환자가 충분히 알고 있다 하더라도 치료 시 음식을 먹기 어려운 이유는 아주 많습니다. 항암 치료 중에는 흔히 입맛이 변하고 침의 분비량이 줄어듭니다. 자연히 입맛은 떨어지고 치료의 부작용과 심리적인 영향이 악순환의 고리를 만들면 식탁 앞에 앉아 있는 일 자체가 환자에게는 힘든 상황이 됩니다.

이를 이겨내기 위해서는 식사를 잘 하는 것이 치료의 과정임을 받아들이고 조금이라도 먹으려는 노력이 필요합니다. 의식적으로 노력하더라도 도저히 먹기 어려워 식사를 거르는 기간이 길어진다면, 먹어야 한다는 강박관념을 버리고 먹고 싶은 음식이나 먹기 쉬운 형태의 음식을 찾는 편이 훨씬 현명한 판단입니다.

먹고 싶은 음식이 한두 가지뿐이라면 다른 음식을 먹을 수 있을 때까지는 그 음식만이라도 충분히 먹는 것이 좋습니다. 먹는 시간에 구애를 받지 않고, 먹고 싶을 때 가능한 많이 먹으며, 별로 먹고 싶지 않을 때는 간단한 유동식으로 대신합니다.

역설적이게도 음식을 도저히 먹을 수 없을 때는 '어떻게 잘 먹어서 치료할 것인가'라는 계획에서 벗어나 마음의 부담을 더는 것이 항암 식이요법의 최선이 되기도 합니다.

그러나 이 기간이 3일 이상 지속되는 것은 위험합니

다. 가능한 빠른 시일 내에 음식을 다시 먹을 수 있도록 노력해야 하며, 그렇지 못할 경우에는 주치의와 상담하여 다른 방법으로 영양을 섭취해야 합니다.

- **음식을 씹거나 삼키기 어려울 때**
  - 맵거나 짜고, 신 음식은 먹기 어렵습니다. 간이 적게 들어간 음식으로 후루룩 넘기기 좋게 만들어 먹습니다.
  - 딱딱한 음식은 피하고 부드러운 음식을 먹습니다. 사과나 배처럼 딱딱한 과일은 얇게 저미거나 강판에 갑니다. 숟가락으로 긁거나 으깨어 먹는 것도 좋은 방법입니다.
  - 질기거나 딱딱한 채소는 잘게 자르거나 다져서 먹습니다. 채소를 삶거나 볶을 때에는 약한 불로 가열해 연해질 때까지 부드럽게 조리합니다.

> **음식을 삼키기 어려울 때**
>
> 여러 가지 원인으로 음식물을 삼키기 어려워질 수 있습니다. 먹은 음식이 입에서 위로 이동하지 못하고 호흡기 내로 들어갈 위험이 있으므로, 이때는 과일을 믹서에 갈아 흘러내릴 정도의 상태로 만들어 먹는 것이 좋습니다. 과일 외의 음식 또한 부드럽게 찌거나 으깨어 조리하며, 잎나물류는 목에 달라붙을 수 있으니 먹지 않는 것이 좋습니다.

- **침이 덜 나와서 입안이 바짝바짝 마를 때**
  - 침의 분비가 줄면 음식을 씹는 것도 어렵고 삼키는 것도 불편합니다. 이럴 때는 한 번에 많은 양을 먹기 어려우므로 소량을 먹는 대신 하루에 먹는 횟수를 늘립니다.
  - 국물요리는 녹말가루를 넣어 조리하면 약간 걸쭉해져 삼키기 쉽습니다.
  - 식사 전에 레몬 조각을 입에 살짝 갖다댑니다. 침 분비가 촉진되어 음식을 씹기가 조금 더 쉬워집니다.
  - 물병을 가지고 다니며 물을 한 모금씩 자주 마십니다. 식사량이 많지 않다면 물과 동시에 영양을 섭취하기 위해 두유를 마시는 것도 좋습니다.

- **예전에 먹던 입맛과 다를 때**
  - 식사 전에 양치질을 하면 입맛을 돋우는 데 도움이 됩니다.
  - 자극적인 음식이 당긴다면 짜고 매운맛 대신 음식에 식초, 레몬, 유자 등의

신맛을 적절히 이용합니다.
- 육류나 어류를 먹기 어려울 때는 두부, 우유, 치즈, 달걀 등으로 대체합니다.
- 맛의 많은 부분은 후각에서 옵니다. 음식 냄새가 역하게 느껴질 때는 음식을 먹기 어려우므로 역한 냄새가 나지 않는 음식만 먹도록 합니다.

식욕이 떨어지고 먹고 싶은 생각이 없을 때
- 식사가 아닌 간식의 형태로 먹는 것이 도움이 됩니다. 요구르트, 두유, 우유 등에 과일, 아이스크림을 섞어 먹습니다.
- 저녁식사는 소화가 잘되는 음식으로 소량만 먹습니다. 그러면 다음 날 아침에 공복감이 느껴져 식욕이 생깁니다.
- 식사하기 전 30분 동안 집 안에서 걷기나 청소 같은 가벼운 운동을 하면 식욕을 높이는 데 도움을 줍니다.
- 치료에 도움이 될까 하여 갑자기 음식을 싱겁게 먹으면 입맛을 더욱 잃게 됩니다. 의사의 처방이 없는 한에서는 평소 식사 때처럼 간을 하는 것이 식욕 저하를 막는 방법입니다.

메스껍고 토할 것 같은 느낌이 들 때
- 배가 고픈 상태에서는 메스껍고 토할 것 같은 느낌이 더욱 강해질 수 있습니다. 배가 고파지기 전에 식사를 하거나 간식을 먹는 것이 좋습니다.
- 뜨거운 음식은 메스꺼운 느낌을 자극합니다. 가급적 상온에서 먹거나 차게 해서 먹는 음식을 선택합니다.
- 여러 식품이 혼합된 음식보다는 한 가지로 조리한 담백한 음식을 먹습니다.
- 음료는 빨대를 이용해 천천히 마십니다.

오심 증상이 나타날 때
오심을 잘 조절하지 못하면 구토로 이어집니다. 이럴 때는 구토가 어느 정도 잦아들 때까지 기다렸다가 미음을 10분마다 먹습니다.
이렇게 먹어도 토하지 않으면 간격을 두고 유동식을 조금씩 자주 먹습니다. 천천히 양과 간격을 늘려 점차 원래 분량의 식사를 하도록 합니다.

> **" 올바른 식사를 위한
> 건강 조리법과 재료 손질법을
> 알고 있도록 합니다 "**

암환자가 먹는 음식이라고 해서 지금까지 먹어왔던 음식과 완전히 다른 것은 아닙니다. 다만 환자가 늘 먹던 식품을 좀더 위생적으로 손질하여 건강하고 맛있는 음식으로 만드는 것이 중요합니다. 항암 치료 과정에서 환자가 식사 중에 겪는 어려움을 어느 정도 덜어줄 수 있다면 환자는 균형 잡힌 식사로 체력을 유지할 수 있기 때문입니다.

그런데 이전의 식사습관과 다르지 않게 환자의 음식을 준비한다 하더라도 먼저 재료를 선택하는 일에서부터 혼란스러워집니다. 같은 식품이라 해도 수입산이 있고 국산이 있습니다. 친환경 농산물, 유기농, 신선 식품, 냉장 식품 등 하나의 식품을 구입하는 데도 선택의 폭은 넓습니다. 좋다는 유기농이나 가격이 비싼 식품만을 고르는 데도 한계가 있습니다. 우리나라의 식품 유통 시스템으로 보면 아직까지 표기된 등급이나 그 가격의 차이만큼 품질 차이가 있는지에 대한 검증이 이루어지지 않았기 때문입니다. 또한 식품을 고를 때는 경제적인 상황, 구입하는 장소 등을 고려해야 하기 때문에 환자를 위한 좋은 식품을 고르는 일은 아주 어렵게 느껴질 수 있습니다.

　　　　이러한 고민을 해결하기 위해 식품별로 좋은 재료를 고르는 방법을 제안합니다. 식품을 손질하고 보관하는 것 또한 중요합니다. 식품을 손질하는 과정에서 잔류 농약, 대장균 등의 유해 물질이 완전히 제거되지 않으면 영양소를 갖추어 식사를 한다 하더라도 환자의 몸에 해가 될 수 있습니다. 이러한 경우를 최소화하기 위해서 식재료는 가급적 공인된 제품을 고르고 표시사항을 확인해야 합니다. 제철 식품으로 가능하면 유기농이나 무농약 제품을 고르는 것이 좋습니다.

○ 양질의 단백질 식품을 섭취합니다

단백질은 신체를 구성하고 에너지를 내는 기능을 합니다. 특히 체내에 필수적인 물질들을 만들거나 운반하고 외부의 이물질에 대항하는 면역기능을 가지므로 환자가 회복기에 있을 때는 양질의 단백질을 충분히 섭취해야 합니다.

단백질은 육류, 생선류, 알류, 우유 등에 들어 있는 동물성 단백질과 곡류, 콩, 두부 등에 들어 있는 식물성 단백질로 구분할 수 있습니다. 단백질의 구성 단위인 아미노산은 우리 몸의 조직을 만들고 유지하는 데 필수적입니다. 단백질의 영양가를 알기 위해서는 생물가를 알아두면 좋습니다. 생물가란 체내로 흡수된 질소가 체내에 보유되는 정도를 나타내며 단백질 품질을 측정하기 위한 생물학적 방법 중 하나입니다. 동물성 식품의 단백질은 필수아미노산을 거의 완벽하게 제공할 수 있어 생물가가 높습니다. 반면 식물성 식품의 단백질은 몇 가지 아미노산을 불충분하게 함유하고 있어서 생물가가 떨어집니다.

주요 식품의 생물가
달걀 96, 우유 90, 쇠고기 76
옥수수 54, 쌀 75, 치즈 73

:: 육류

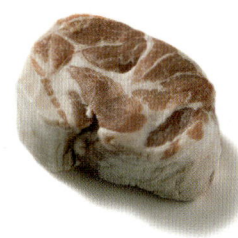

쇠고기의 경우 살코기는 선홍색을 띠고 지방은 크림색을 띠는 것이 신선합니다. 구이용 쇠고기는 지방이 가늘게 섞여 있는 것이 맛이 좋습니다. 돼지고기는 살코기가 핑크빛을 띠고 윤기가 나며, 고깃결이 곱고 매끈하며 탄력이 있을수록 연합니다. 지방은 빛깔이 하얗고 적당히 끈기가 있는지 확인합니다. 닭고기는 껍질막이 투명하며 윤기가 있고 탄력이 느껴지는 것으로 고릅니다. 조리하기 전에는 껍질과 꽁지를 완전히 제거하도록 합니다. 육회나 설익은 고기는 면역력이 약해진 항암 치료 중에는 먹지 않도록 합니다.

육류는 비닐이나 밀폐 용기에 담아 서로 닿지 않도록 보관하고, 냉동 보관 시에는 냉동실 제일 위칸의 안쪽에 보관하는 것이 좋습니다. 오래 두고 먹으려면 덩어리째 보관하는 것이 좋지만 한 번 녹인 고기를 다시 얼리는 것은 좋지 않으니 한 번 먹을 양만큼씩 나누어서 보관합니다. 냉동실에 있던 고기는 조리하기 하루 전에 냉장실로 옮겨서 천천히 해동하면 육류의 풍미를 그대로 즐길 수 있습니다. 굽거나 튀기는 등 비교적 빨리 익혀야 하는 요리를 할 때는 조리하기 30분 전에 꺼내둡니다. 찜이나 조림처럼 오랜 시간 익히는 요리는 바로 직전에 냉장고에서 꺼내도 무방합니다. 고기의 신선도와 맛을 잘 유지하려면 조리 직전에 써는 것이 좋습니다.

:: 어패류

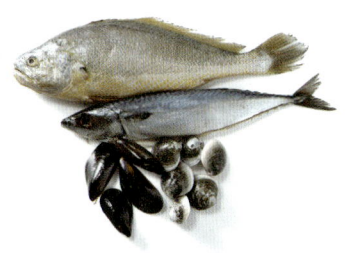

생선류는 육류보다 지방 함량이 적고 포화지방산이 비교적 적게 들어 있어 양질의 단백질 식품이라고 할 수 있으며, 주 3~4회 이상 먹을 것을 권장합니다. 그러나 위나 장을 수술한 환자들은 생선회와 같은 날생선은 먹지 않도록 합니다. 비브리오패혈증을 비롯한 여러 가지 감염의 위험도 있지만, 가스가 차는 경우도 있어 삼가는 것이 좋습니다.

생선류는 구입할 때 미리 손질을 해서 가져오는 것이 좋습니다. 내장과 아가미에서 부패가 시작되기 때문에 구입 시 이를 제거한 후 집에 와 곧바로 소금물로 생선의 뱃속까지 깨끗이 씻은 후 물기를 뺀 다음 냉장고에 보관합니다. 냉장실에 보관할 때는 반드시 밀폐 용기에 담아 냄새가 새지 않도록 하고 온도가 가장 낮은 제일 위칸의 안쪽에 보관합니다. 조개류는 냉장고에 2일 이상 두면 상하기 시작하므로 더 오래 보관하려면 구입 후 바로 냉동 보관하는 것이 좋습니다.

생선구이를 할 때는 가능하면 기름을 넣지 않고 굽되 발암물질이 생성되지 않도록 석쇠를 이용하는 직화구이는 피하도록 합니다. 생선조림을 하는 경우에는 생선을 먼저 넣고 조리가 다 되어갈 때 양념을 넣습니다. 조리 시에 당근이나 우엉, 연근 등의 뿌리채소를 곁들이면 맛도 좋고 영양가도 높일 수 있습니다.

:: 콩류

콩류는 영양가가 비교적 우수한 식품입니다. 위장이 좋지 않은 사람은 두부나 두유를 섭취하는 것이 좋습니다. 두유를 섭취할 때 너무 차거나 너무 진하게 먹으면 설사가 생길 수 있으므로 수술한 환자는 적은 양부터 시도해 반응을 살펴보며 양을 점점 늘려나가도록 합니다.

된장은 효모나 젖산균 같은 미생물이 작용해서 균이 분비하는 효소에 의해 생성된 아미노산과 당, 유기산 등이 포함된 우리 고유의 건강한 발효식품입니다. 된장(콩)에 포함된 제니스타인 Genistein은 항암 활성을 띠고 있는 것으로 보고되고 있으므로 찌개나 국으로 끓여 자주 섭취하는 것이 좋습니다. 특히 나물류를 먹을 때 된장에 무치는 것도 좋은 방법입니다. 다만 된장을 과도하게 섭취하면 염분 섭취가 높아져 위암 발병의 위험성을 높이므로 지나친 섭취는 피하도록 합니다.

● 탄수화물 식품으로 에너지를 보충해 단백질을 절약합니다

탄수화물 식품은 한국인이 섭취하는 총 열량의 60% 이상을 차지하는 주된 영양소입니다. 탄수화물은 즉각적인 에너지가 필요할 때 포도당으로 쓰이고, 간과 근육에 글리코겐으로 저장되며, 그 외에 남은 에너지는 지방으로 바뀌어 지방조직에 저장됩니다. 탄수화물을 충분히 섭취하지 않으면 단백질을 에너지로 쓰게 되는데, 단백질은 고유의 중요하고 필수적인 기능을 해야 하므로 탄수화물과 지방을 충분히 섭취하여 단백질을 아끼는 것이 바람직합니다.

:: 쌀

백미보다는 현미가 좋습니다. 현미는 백미보다 비타민이나 식이섬유를 많이 함유하고 있으므로 더욱 권장됩니다. 그러나 현미는 백미보다 단단하기 때문에 하룻밤 정도 물에 불려두거나 압력솥으로 밥을 짓는 것이 좋습니다. 최근에는 발아현미가 시중에 판매되는데, 발아현미는 현미에 알맞은 온도와 수분, 산소를 공급해 싹을 틔운 것을 의미합니다. 현미가 발아되면서 기존에 있던 영양소 함량이 증가되고 또 가바GABA(뇌조절기능을 하는 아미노산의 일종), 효소, 항산화물질 등을 다량 포함하고 있어 노화방지에도 도움을 준다고 알려져 있습니다. 하지만 씹거나 삼키는 것이 어려운 환자는 다소 먹기 불편할 수 있으니 환자가 먹을 수 있는지 확인하는 것이 먼저입니다. 50회 정도 씹어 넘길 수 있는 환자라면 현미가 좋지만 그렇지 못할 경우, 그리고 소화가 어려운 경우에는 백미를 준비합니다.

현미는 8시간 이상 물에 불려야 까끌까끌한 느낌이 거의 없어집니다. 백미는 1시간 정도 물에 불렸다가 밥을 짓기 전 불린 물은 버리고 새로운 물로 밥을 합니다. 곡류에는 전분과 수용성 비타민 B군이 많이 함유되어 있으므로 너무 세게 씻거나 물에 오래 담가두면 수용성 비타민이 손실되기 쉽습니다. 쌀눈이 떨어지지 않도록 가볍게 휘저으며 씻습니다. 처음 씻은 물은 버리고 1~2회 씻은 후 쌀을 불립니다.

:: 서류(감자, 고구마 등)

감자는 단백질이 비교적 많이 포함되어 있는 탄수화물 공급원 식품이며 비타민 C의 함량도 높습니다. 또한 소화가 잘되고 조리하기 쉬

탄수화물 급원식품

식품군	주된 탄수화물 영양소	식품 종류
곡류 및 서류	전분, 섬유소	쌀, 보리, 현미, 감자 등
과일류	과당	사과, 배, 귤, 오렌지 등 각종 과일
채소류	섬유소	배추, 시금치, 무청 등 녹황색 채소
우유 및 유제품	유당	우유, 요구르트, 아이스크림 등
과자류 및 사탕류	전분, 단당류	과자, 빵, 떡 등

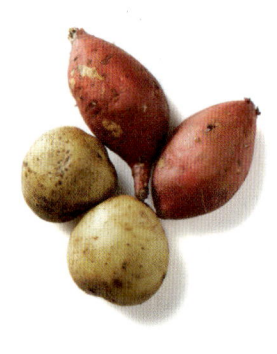

워 우리나라 사람들은 주식이나 간식으로 많이 먹습니다. 그런데 감자의 씨눈에는 솔라닌Solanine이라는 독성 물질이 있으므로 햇빛을 받아서 씨눈이 자라지 않도록 그늘진 곳에 보관하도록 합니다.

감자를 조리할 때는 솔라닌이 들어 있는 씨눈이나 녹색으로 변한 부분은 반드시 제거해야 합니다. 또한 비타민 C의 손실을 막기 위해 껍질째로 짧은 시간에 조리하는 것이 좋습니다. 주의할 점은 중간 크기(100g)의 찐 감자도 67kcal의 열량을 내므로 간식으로 2~3개를 먹으면 밥 1그릇을 먹는 것과 비슷하니 과량 섭취하지 않도록 합니다.

● 지방질 식품을 적절하게 섭취합니다

지방질 식품은 크게 동물성과 식물성으로 나뉩니다. 보통 동물성 지방은 상온에서 고체 형태로 존재하는 쇠고기나 돼지고기 등의 육류에 있는 지방Fat을 말하며, 식물성 지방은 상온에서 액체 형태인 참기름 같은 식물성 기름Oil을 말합니다. 식물성 기름에는 불포화지방산이 많이 함유되어 있습니다.

불포화지방산은 지방산에 이중결합이 2개 이상 있는 지방산을 이릅니다. 불포화지방산이 많은 대표적인 식품으로는 콩기름과 옥수수기름 등이 있습니다. 그 외에 오메가-3(EPA나 DHA) 등을 많이 함유한 참치나 고등어 같은 붉은 살 생선에도 불포화지방산이 함유되어 있는데, 혈전증을 예방하는 것으로 알려져 있습니다. 불포화지방산 중에는 체내에서 합성이 되지 않거나 충분히 합성되지 않는 필수지방산이 있어 음식으로 섭취해야 결핍증이 생기지 않습니다.

반면 포화지방산은 이중결합이 없는 지방산으로 상온에서 고체 상태인 동물성 지방에 많이 함유되어 있는데, 체내에 들어가면 혈중 콜레스테롤을 높이므로 가능한 한 제한적으로 섭취하는 것이 좋습니다.

기름류는 작은 용기에 가득 채워 밀봉한 뒤 그늘진 곳에 보관하여 빛과 공기를 차단해 산패를 막는 것이 좋습니다. 따라서 기름을 살 때는 적은 용량을 사는 것이 바람직합니다. 기름을 사용하여 만드는 튀김이나 부침, 볶음요리 등은 먹을 만큼만 요리하도록 하고 남은 음식은 공기 중에 방치하면 산화되므로 냉동실에 보관했다가 다시 프라이팬에 데워 먹되 냉동실에서도 오래 보관하지 않도록 합니다. 또한 한 번 튀김에 사용했던 기름은 다시 사용하지 않는 것이 좋습니다. 이와 같이 산패된 음식은 발암물질을 포함할 수 있으므로 기름을 구입하고 조리할 때 항상 세심한 주의가 필요합니다.

○ 칼슘 식품은 매일 일정량을 섭취합니다

여러 종류의 무기질 중에서 칼슘은 인체에 많이 필요한 영양소 가운데 하나이지만, 한국인이 항상 부족하게 섭취하고 있는 영양소이기도 합니다. 칼슘은 골격과 치아 형성에 관여하고 근육이 수축할 때에도 필요하며, 혈액응고기능도 있습니다. 칼슘을 함유한 식품으로는 우유, 치즈, 뼈째 먹는 생선, 녹황색 채소, 말린 콩 등이 있습니다. 우유 1컵에는 약 200mg의 칼슘이 함유되어 있습니다. 환자의 소화기능이 떨어지지 않는다면 하루 1잔 정도의 우유를 섭취해 칼슘과 단백질을 적절하게 공급하도록 합니다.

우유 및 유제품은 40℃ 이상에서 가열하면 유청 단백질이 응고되므로 끓이지 않는 것이 좋습니다. 환자가 차가운 것을 꺼린다면 우유를 중탕으로 미지근하게 데워 준비합니다. 우유 및 유제품의 영양소는 햇빛에 의해서도 파괴될 수 있으니 우유를 유리잔에 부어 오랜 시간 두지 않도록 합니다. 뼈째 먹는 생선인 멸치, 뱅어포는 수시로 먹는 것이 좋습니다. 멸치는 국물 맛을 내고 버리는 경우가 많은데 멸치를 통째로 쓰거나 중멸치를 건조하여 가루로 내어 사용하면 좋습니다.

○ 비타민은 체내 대사 과정에 꼭 필요한 영양소입니다

비타민과 무기질은 인체의 정상적인 기능이나 성장, 신체기능을 유지하기 위해 필요한 영양소입니다. 에너지를 내지는 않지만 체내 여러 대사 과정에 없어서는 안 되는 영양소입니다. 특히 몇몇 비타민을 제외하고는 체내에서 생성되지 않기 때문에 반드시 식품으로 섭취해야 합니다.

:: 채소

가능하면 제철 채소를 고르고 신선한 상태인지 확인합니다. 한두 번 먹을 양을 구입해 그때그때 신선한 채소를 먹는 것이 가장 좋으나 현실적으로는 쉽지 않습니다. 따라서 당근, 오이, 양파, 호박, 감자, 고구마 등의 채소는 일주일 분을 구입해두고 먹도록 합니다.

잎채소는 잔류 농약을 깨끗이 제거하는 것이 중요합니다. 잎채소는 얇고 부드러워 상처가 나기 쉬운데 씻는 과정에서 상처가 나면 양분이 물속으로 빠져나가게 됩니다. 따라서 식촛물(식초 1큰술, 물 2리터)에 앞뒤로 5분 정도 담갔다가 흐르는 물에 깨끗이 씻습니다. 채소를 데칠 때는 끓는 물에 소금을 넣고 뚜껑을 연 상태에서 푹 잠길 정도로 담가 살짝 데치면 영양소의 손실을 최소화하고 색깔 또한 먹음직스럽게 유지됩니다.

채소는 먹기 직전에 씻는 것이 좋은데 씻어놓은 채소를 보관해야 할 때는 밀폐 용기에 키친타월을 깔고 채소를 담아두면 신선함이 지속됩니다. 흙이 묻어 있는 채소는 신문지에 말아 냉장고에 보관하고, 감자와 고구마는 실온에서 그늘지고 서늘한 곳에 보관하는 것이 좋습니다.

:: 과일

과일은 제철 과일이 좋습니다. 종류를 바꿔가며 다양하게 먹는 것이 좋으니 한 번 구입할 때 색깔이 다른 다양한 과일로 고르면 됩니다. 한 번에 2~3일 분량을 구입해 신선한 상태로 먹는데 과

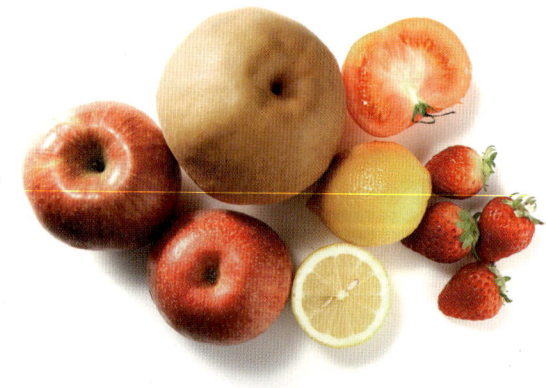

일이 얼마나 신선한 상태인지는 그 모양을 보면 알 수 있습니다.

딸기는 씨눈이 제대로 박혀 있는 것이 좋으며, 레몬은 껍질이 매끄럽고 윤기가 흐르며 묵직한 것이 신선합니다. 배는 모양이 둥글둥글하고 노란빛이 도는 것이 좋습니다. 사과는 꼭지 부분이 싱싱하고 색깔이 고르며 과육이 단단한 것을 고르고, 토마토는 색이 진하고 껍질과 과육에 탄력이 있는 것이 좋습니다. 꼭지가 녹색을 띠며 표면이 갈라지지 않은 것이 신선한 상태입니다. 복숭아는 좌우 대칭의 모양으로 불그스레하고 잔털이 고루 퍼져 있는 것이 맛이 좋습니다. 귤은 모양이 평평하고 타원형일수록 신선하고 단맛이 강합니다. 껍질이 들떠 속과 분리되어 있는 것은 신선하지 않은 상태입니다. 바나나는 꼭지에 약간의 푸른 기가 남아 있는 것을 고르면 상온에서 3~4일 정도 두고 먹을 수 있습니다.

딸기는 표면에 잔류 농약이 있을 수 있으므로 꼭지를 잘라내고 흐르는 물에 여러 번 씻습니다. 레몬은 대부분이 수입품으로 껍질 부위에 곰팡이 방지제, 살충제 등이 많이 뿌려져 있어 면역력이 떨어진 환자가 껍질째 먹는 것은 좋지 않습니다. 복숭아는 일반적으로 재배 과정에서 농약을 많이 뿌리므로 흐르는 물에 여러 번 깨끗이 씻어 껍질을 벗겨 먹습니다. 냉장고에서 너무 차게 보관하면 단맛이 떨어지고 퍼석퍼석해지므로 신문지에 싸서 서늘하고 그늘진 곳에 보관했다가 먹기 2~3시간 전에 냉장고에 넣어둡니다.

포도는 송이 속에 박힌 농약 성분을 제거하고 먹는 것이 좋습니다. 물을 세게 틀어 여러 번 씻은 다음 식촛물에 10분 정도 담가뒀다가 헹궈 먹는 것이 안전합니다. 사과는 채소 가까이 두면 채소가 황색으로 변하므로 비닐봉지에 넣어 냉장 보관하고 바나나와 파인애플은 상온에서 보관합니다.

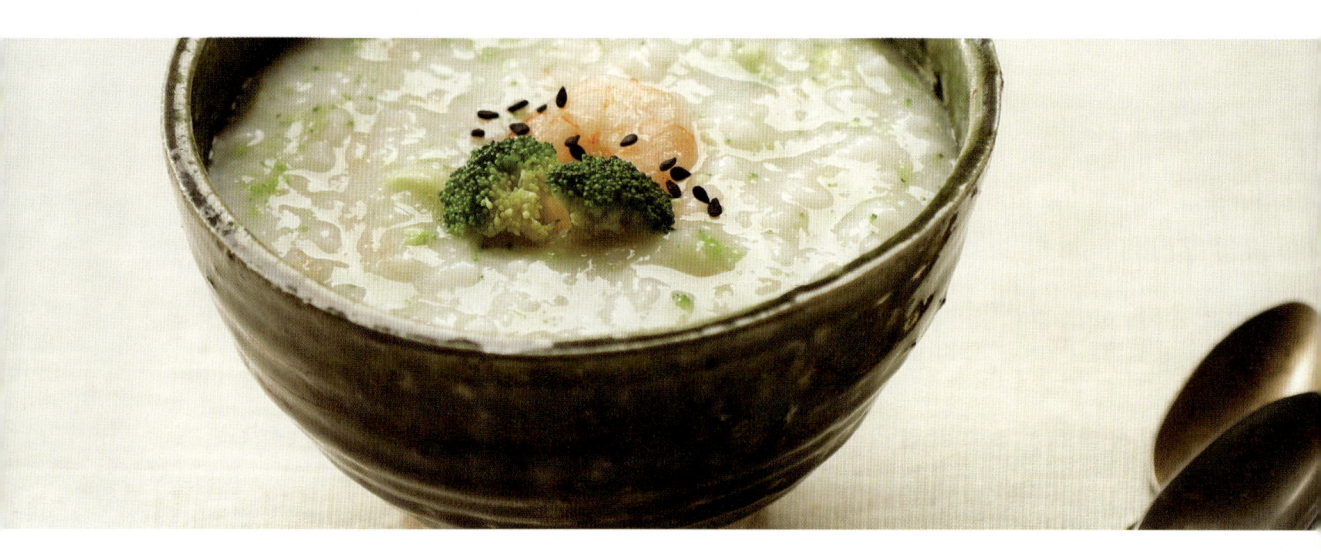

위암

위암은 대부분 위 점막의 위샘을 구성하는 세포에서 발병하는 선암입니다. 그 외에도 드물지만 림프 조직에서 기원하는 악성 림프종, 점막 아래의 조직에서 기원하는 육종 혹은 위장관 기질 종양도 일부 진단됩니다. 위암은 우리나라에서 가장 흔한 암으로 2008년 주요 암 발생 현황을 살펴보았을 때 발생률은 전체 암의 15.7%로 1위를 차지하고 있습니다. 미국과 유럽에서는 위암의 발병이 점점 감소하고 있는 추세인데 반해 우리나라에서는 아직도 높은 발병률을 보이고 있습니다.

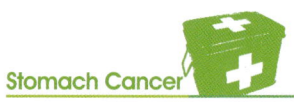

위암의
증상 및 치료 과정

위는 음식이 처음으로 도달하는 소화기관입니다. 표면으로부터 점막층, 점막하층, 근육층, 장막층의 4층으로 구성되어 있으며, 위 점막에는 소화에 필요한 여러 효소와 위산을 분비하는 위샘이 있습니다. 위암은 대부분 위 점막의 위샘을 구성하는 세포에서 발병하는 선암입니다. 그 외에도 드물지만 림프 조직에서 기원하는 악성 림프종, 점막 아래의 조직에서 기원하는 육종 혹은 위장관 기질 종양GIST이 있습니다.

위암은 우리나라에서 가장 흔한 암으로 2008년 주요 암 발생 현황을 살펴보았을 때 전체 암의 15.7%로 1위를 차지하고 있습니다. 미국과 유럽에서는 위암의 발병이 점점 감소하고 있는 추세인데 반해 우리나라에서는 아직도 높은 발생률을 보이고 있습니다.

2009년 위암 사망률은 인구 10만 명당 남자 26.9명, 여자 13.9명으로 발생률은 제일 높지만 사망률은 폐암, 간암에 이어 세번째로 나타났습니다. 위암의 병기를 보면 대학병원에서 치료받는 환자의 50% 이상이 조기 위암으로 진단됩니다. 이처럼 조기 위암으로 진단되는 경우가 점차 늘고 있고 수술 방법과 항암제 발달에 힘입어 치료 효과 또한 향상되고 있기 때문에 위암으로 인한 사망률은 계속 감소하고 있는 추세입니다.

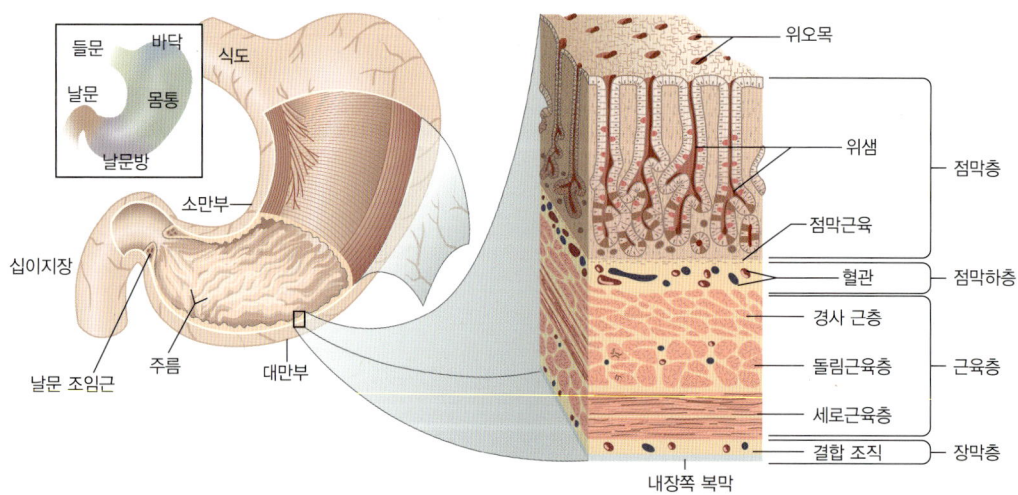

🟠 식생활은 위암의 발병과 깊은 관련이 있습니다

위암이 발생할 위험 요인은 환경적인 요인과 유전적인 요인으로 나눌 수 있습니다. 유전적인 요인은 아주 적어 전체 위암의 약 5% 미만을 차지합니다. 반드시 유전적 요인은 아니더라도 직계가족 중에 위암환자가 있을 경우 위암이 발생할 확률은 그렇지 않은 경우에 비해 3~4배 높습니다. 이는 음식을 먹거나 일상생활을 하는 습관이 비슷할 가능성이 크기 때문입니다.

짜거나 탄 음식, 음식에 생기는 곰팡이인 아플라톡신(Aflatoxin) 등을 지속적으로 섭취하는 경우 위암의 발생 위험은 높아집니다. 음식 외에 위암의 원인 중 하나로 가장 의심되는 것은 헬리코박터(Helicobocter)균에 의한 감염입니다. 헬리코박터균은 1983년 오스트레일리아의 마샬과 와렌 박사에 의해 처음 발견되었고, 1994년에 세계보건기구는 헬리코박터균을 위암의 발암인자로 규정했습니다. 하지만 헬리코박터균은 우리나라 성인의 70~80%가량 감염되어 있다고 보고되었기 때문에 헬리코박터균뿐 아니라 우리 몸속의 요인도 암의 발생과 관련이 있을 것으로 여겨집니다. 헬리코박터균은 위암뿐 아니라 소화성 궤양, MALT 림프종, 만성 위축성 위염을 일으키기도 한다고 알려져 있습니다. 헬리코박터균의 감염경로는 분명치 않으나 입을 통한 감염의 가능성이 높으며, 대개 2~3주 정도 항생제를 투약하면 80% 이상 제거할 수 있습니다. 헬리코박터균이 있다고 하여 무조건 항생제 치료를 하는 것은 아니므로 전문의와 상의가 필요합니다.

이외에 만성 위축성 위염이나 위 점막샘의 모양이 장 점막샘의 모양으로 변화하는 장상피화생, 위의 용종 등이 위암으로 변하기 전 단계의 병변이므로 이런 병변을 가진 사람의 경우 위암의 발생을 예측할 수 있습니다. 그러나 대부분은 위암이 생길 때 증상이 뚜렷하지 않기 때문에 정기적인 검진이 필요합니다.

🟠 위암은 조직 검사를 통해 확진됩니다

위암에만 나타나는 특별한 증상은 없으며, 또한 증상만으로 질병의 진행 정도를 알 수 없습니다. 따라서 정기검진을 통한 조기발견이 필수적입니다. 특히 40대 이상의 성인 남녀는 최소한 2년에 한 번씩은 꼭 위내시경 검사를 해야 합니다.

속쓰림이 잦거나 복통, 위 출혈 등의 증상이 계속되면 위암을 의심해볼 수 있지만 병의 진행 정도와는 관계가 없습니다. 또한 이러한 증상들은 위궤양, 위염, 기능성 위장 장애의 증상과 흡사하기 때문에 정확한 진단은 위 검진을 통해서만 가능합니다.

위암의 증상

조기 위암		진행성 위암	
증상 없음	80%	체중 감소	60%
속쓰림	10%	복통	50%
오심, 구토	8%	오심, 구토	30%
식욕감퇴	8%	식욕감퇴	30%
조기 포만감	5%	연하곤란	25%
복통	2%	위장관 출혈	20%

위암의 진단은 일반적으로 위내시경을 통한 조직 검사로 통해 확진을 합니다. 최근에는 위암이 위벽에 파고든 깊이를 좀더 정확히 알기 위해 내시경적 초음파Endoscopic ultrasonography를 시행하기도 합니다. 또한 위암을 진단하고 진행 정도를 확인하기 위해 복부 전산화단층촬영CT을 시행합니다. 복부 전산화단층촬영을 통해 위암이 주위의 조직과 림프절에 암세포가 퍼져 있는지를 파악할 수 있으며, 간과 복막 등에도 암세포가 있는지 확인할 수 있습니다. 위암이 많이 진행된 환자의 경우 전산화단층촬영과 더불어 양전자방출단층촬영PET CT

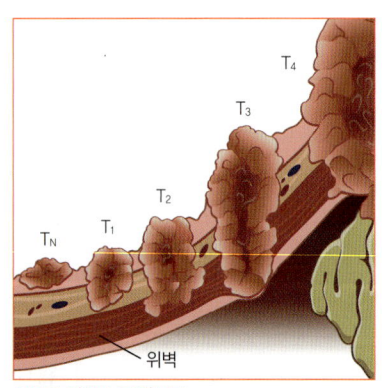

위암의 T(원발 종양)병기

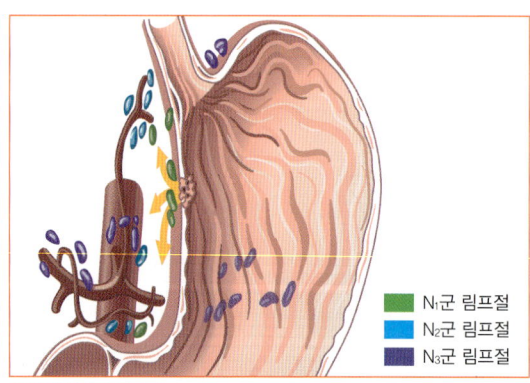

위암의 N(림프절)병기

을 통해 다른 장기에도 암세포가 있는지 확인할 수 있습니다. 그 외에 환자의 증상에 따라 필요한 경우에 흉부 전산화단층촬영, 동위원소 뼈 촬영Bone scan, 자기공명영상MRI 등을 추가로 시행합니다.

위암으로 진단되면 치료 방법을 결정하고 예후를 예측하기 위해 병기를 결정합니다. 병기는 암의 진행 정도를 숫자로 구분한 것입니다. 위암의 병기는 1기에서 4기까지 나뉘고 병기는 위암의 위벽 침윤 정도와 림프절 전이, 타 장기 전이의 3가지 인자를 종합하여 결정합니다.

조기 위암은 1기 위암으로 림프절 전이 없이 위의 점막과 점막하층까지만 암세포가 침범한 경우로 수술만으로도 90% 이상의 완치율을 보입니다.

암의 병기에 따른 치료

1기
조기 위암으로 림프절 전이 없이 암세포가 위의 점막과 점막하층까지만 침범한 단계입니다. 수술만으로도 90% 이상의 완치율을 보입니다.

2기와 3기
근육층이나 장막층에 침습이 있거나 주위 림프절에 암세포가 퍼졌지만, 다른 장기까지 암이 퍼지지는 않은 단계입니다. 수술을 통해 기본적인 치료를 하는데, 재발 확률이 높아 수술 후 보조적인 치료가 필요합니다. 최근 보조 항암제 치료가 생존율을 향상시킨 여러 임상연구를 바탕으로 보조 항암 치료가 시도되고 있습니다.

4기
암이 수술로 모두 제거되기 힘들 정도로 퍼진 상태입니다. 수술을 하는 것이 의미가 없는 경우가 많고 전신적인 치료, 즉 항암화학요법을 시행합니다. 때로는 항암화학요법도 시행하기 힘든 경우가 있습니다.

진행성 위암은 암이 근육층 이상을 침윤한 것으로 2기 이상을 말합니다. 2기의 경우 완치율은 70%, 3기의 경우 50%, 4기의 경우 15%입니다.

● 병기와 환자의 전신 상태에 따라 치료 방법이 결정됩니다

암은 정상 조직과 달리 주변의 조직으로 파고들어 조직을 파괴합니다. 더욱 위험한 것은 암세포가 림프관이나 혈관을 통해 다른 장기로 옮겨가서 자라는 것입니다. 위암 역시 초기에는 위 세포와 주변의 림프절에서 발견되지만 점차 진행이 되면 배 안으로 암세포가 떨어져 복부 내장의 장막으로 옮겨가거나 간, 뼈 혹은 폐까지 전이될 수 있습니다.

위암이 위나 근처 림프절까지 퍼져 있는 경우에는 수술을 하게 됩니다. 수술은 현재까지 위암 치료에 있어 가장 기본적인 치료 방법입니다. 암이 다른 곳으로 퍼지지 않고 위와 주위의 림프절에 전이된 경우는 수술로 모두 제거할 수 있는 범위 내에 있다고 여겨집니다. 위암 수술은 가장 일반적으로 개복을 통해 시행하는 개복 위절제수술과 개복하지 않고 복강경을 이용한 복강경 절제술이 있습니다. 개복 위절제수술은 수술의 범위에 따라 아전절제, 전절제로 나눌 수 있습니다. 위아전절제술은 위의 중간 이하 부분에 암이 생긴 경우 위 위쪽 일부를 남겨 십이지장이나 작은창자에 연결하는 것으로 소화기능이 다소 보존되는 장점이 있습니다. 전체 위암 중 3분의 2가 위의 아래쪽에 생기기 때문에 위아전절제술이 가장 흔한 위수술 방법이라 할 수 있습니다. 위전절제술은 위의 상부에 암이 있는 경우에 위 전체를 절제하여 식도와 공장을 연결하는 수술입니다.

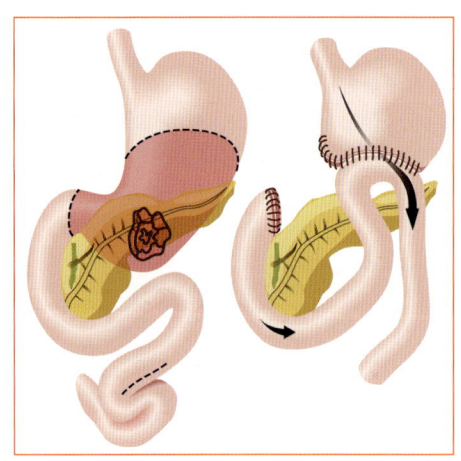
위아전절제술

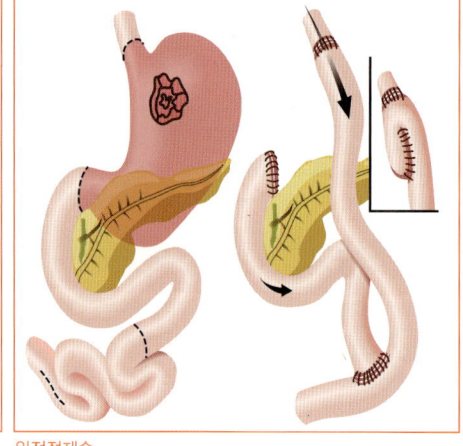
위전절제술

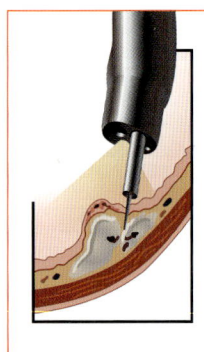
1. 내시경으로 점막 아래에 생리식염수를 주입

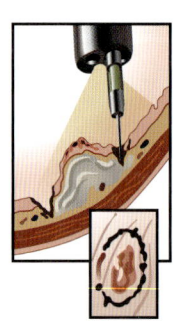
2. 내시경적 절개도로 절개

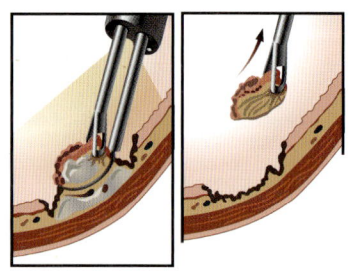
3. 올가미를 이용한 병소 절제

내시경적 점막절제술

복강경 절제술은 배를 칼로 크게 열지 않고, 몇 개의 투침관을 복강(횡격막 아래 배 부분의 빈 공간) 내로 넣은 후 복강경을 통해 내장을 모니터 화면으로 보면서, 투침관으로 복강내에 넣은 특수하게 만들어진 기구를 조작하여 수술하는 방법입니다. 따라서 기존의 개복 수술에 비해 통증이 적으며 흉터가 작고 회복이 빠르다는 장점이 있습니다. 다만 수술 시간이 다소 길고 기구에 드는 비용으로 인해 수술비용이 많이 드는 단점이 있습니다. 아직은 림프절 전이의 가능성이 적은 경우에 한해서만 선택적으로 고려할 수 있는 방법입니다.

또 다른 방법으로 내시경적 점막절제술이 있습니다. 조기 위암 중에서 암의 위치가 가장 안쪽인 점막층에 국한되고 암의 크기가 2cm 이내로 작으며 세포의 분화도가 좋은 위암은 림프절 전이가 없다고 알려져 있습니다. 이러한 경우에는 내시경으로 위암 부위만 도려내는 시술을 하여 수술을 한 것과 마찬가지로 완치될 수 있습니다.

● 항암제 치료는 여러 가지 목적으로 시행할 수 있습니다

항암제 치료는 수술로 눈에 보이는 암을 전부 제거한 다음에도 남아서 재발할 가능성이 있는 암세포를 없앨 목적으로 투여하는 보조적 항암제와, 수술을 하기 전에 암의 크기를 줄여 수술 성공률을 높이기 위해 시행하는 선행 항암제, 또 수술로는 치료가 불가능한 경우에 증상을 호전시키고 생존 기간을 연장하기 위해 이용되는 완화적 항암제 등의 치료가 있습니다. 항암제는 대부분 정맥을 통해 주사하며 치료 방법에 따라 매주 혹은 3~4주마다 주기적으로 투여합니다. 이렇게 투여 간격을 두는 것은 항암제를 투여할 때 암세포와 함께 상처를 받게 되는 정상 세포가 회복될 시간이 필요하기 때문입니다. 항암제 치료 기간은 개인에 따라 차이가 있지만 보통 6~12개월 정도 소요됩니다.

항암화학요법에 이용되는 약물로는 과거에는 5-플루오로우라실5-FU, 독소루비신Doxorubicin (= 아드리아마이신Adriamycin), 미토마이신Mitomycin, 시스플라틴Cisplatin 등이 많이 사용되었습니다. 최근에는 새로 개발된 파클리탁셀Paclitaxel, 도세탁셀Docetaxel, 이리노테칸Irinotecan, 카페시타빈Capecitabine, 옥살리플라틴

Oxaliplatin, 에스 원S-1 등도 위암에 효과적인 것으로 보고되고 있습니다. 또 허셉틴Herceptin(=Trastuzumab)과 같은 분자표적 치료제도 위암 치료에 도움이 된다는 보고가 나오고 있습니다.

수술 당시 암이 진행된 정도가 심할수록 재발의 위험은 높습니다. 1기 위암의 경우 5년 생존률은 약 90%, 2기의 경우 70%, 3기의 경우 50% 미만, 4기는 10%입니다. 전체 위암환자의 55% 정도는 재발로 인해 생명을 잃을 수도 있습니다.

암의 재발은 진단 당시 암의 병기와 밀접한 관련을 맺는데 조기 위암의 경우 재발률은 10% 미만입니다. 반면 진행성 3기 위암은 약 60% 전후의 재발률을 보입니다. 수술 후 재발을 막기 위해 보조적 항암제 치료나 방사선 치료가 시도되고 있으나 이들 치료법의 효과는 아직 분명하지 않은 것이 사실입니다. 또한 재발한 경우의 90%는 수술로 암세포를 완전히 제거할 수 없으며, 이런 경우는 완치를 기대하기 어렵습니다. 수술 후 재발하는 경우는 전체 재발 중 2년 내에 50%, 3년 내에 70%, 5년 내에 90%가 발생합니다. 따라서 수술 후 적어도 5년간은 병원에서 주기적으로 검진을 받아야 합니다.

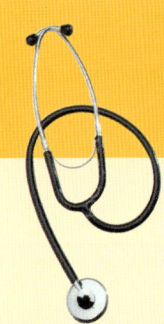

암 진단 후, 몇 기인지…

조직 검사에서 암세포가 확인되어 암 진단이 되면 다음 순서는 '몇 기인지'입니다. 일부 혈액암을 제외하고는 몇 기인지에 따라 치료 방법과 예후가 달라지기 때문입니다. 가장 흔히 사용되는 병기는 TNM 병기에 따른 분류입니다. 주로 미국을 비롯한 세계의 여러 나라 학자들이 모여 만든 것으로, 약 6~8년마다 각국의 암 통계 및 여러 문헌을 바탕으로 개정합니다. 이 TNM의 T^{Tumor}는 각 장기의 기원이 되는 암의 크기에 따라 구분됩니다. N^{Node}은 주변 림프절에 암세포가 있는지를 의미합니다. 대개 암세포가 있는 림프절의 수에 따라 N1, N2, N3 등으로 구분되며 전체 병기는 일반적으로 2~3기가 됩니다. 또한 마지막으로 M^{Metastsis}은 다른 장기로의 전이에 대한 확인입니다. 전이가 된 경우는 M1 그러하지 않은 경우는 M0로 합니다. 대개 다른 장기로 전이된 경우는 4기로 고형암에 있어서는 수술의 적응증에 해당되지 않으나, 최근에는 대장암의 간 전이처럼 수술이 가능한 경우도 있습니다. 이렇게 T, N, M 병기를 조합하여 암환자의 병기가 결정됩니다. 이러한 병기는 수술 등으로 암세포가 조직에서 확인이 된 경우 병리학적 병기라 하여 최종 병기로 확인이 되지만, 수술 전 영상학적 검사로 확인된 병기는 검사의 민감도에 따라 병리학적 병기와 차이가 날 수 있기 때문에 임상 병기라고 하고 병리학적 병기와는 차이가 있을 수 있습니다.

모든 암에는 TNM 병기가 분류되어 있지만, 간혹 암에 따라서는 TNM 병기 외에 다른 병기를 사용하기도 합니다. 예를 들면 대장암은 듀크Duke 병기를 사용한다든가 자궁경부암이나 난소암은 FIGO 병기를 사용하는 경우 등입니다. 이러한 병기는 TNM 병기가 만들어지기 이전부터 사용된 경우도 있고, FIGO 병기처럼 임상에서 TNM보다 익숙해서 사용하는 경우도 있습니다.

위암의 병기

병기	T	N	M
1A기	T1	N0	M0
1B기	T2	N0	M0
	T1	N1	M0
2A기	T3	N0	M0
	T2	N1	M0
	T1	N2	M0
2B기	T4a	N0	M0
	T3	N1	M0
	T2	N2	M0
	T1	N3	M0
3A기	T4a	N1	M0
	T3	N2	M0
	T2	N3	M0
3B기	T4b	N0	M0
	T4b	N1	M0
	T4a	N2	M0
	T3	N3	M0
3C기	T4b	N2	M0
	T4b	N3	M0
	T4a	N3	M0
4기	any T	any N	M1

T1 암세포가 위 점막 아래까지 침습한 경우
T2 암세포가 위 근육층까지 침습한 경우
T3 암세포가 위 전층을 침범했으나 주변 장기까지 이르지 못한 경우
T4 암세포가 위 전층을 침범한 이후 주변장기까지 침습하거나 복막을 침습한 경우

N0 림프절 전이가 없는 경우
N1 주변 림프절 전이가 1-2개
N2 주변 림프절 전이가 3-6개
N3 주변 림프절 전이가 7개 이상

M0 타 장기 전이가 없는 경우
M1 타 장기 전이가 있는 경우

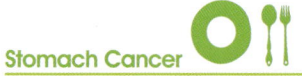

위암환자를 위한
식생활

위절제수술을 받은 환자는 위의 크기가 작아져 음식을 많이 먹지 못하고, 먹더라도 소화력이 크게 떨어집니다. 때문에 환자의 대부분이 영양 결핍이 생길 위험이 높습니다. 위를 절제하고 난 후에는 위 절제 후 식사지침을 따르며 단계별로 식사를 개선해나가야 합니다. 위절제수술 후 방귀가 나오면 소량의 물부터 시작하여 미음, 죽으로 식사를 늘려갑니다. 각 단계별로 처음에는 소량씩만 섭취하고 환자가 어느 정도 적응을 하게 되면 의사의 처방에 따라 조금씩 양을 늘립니다.

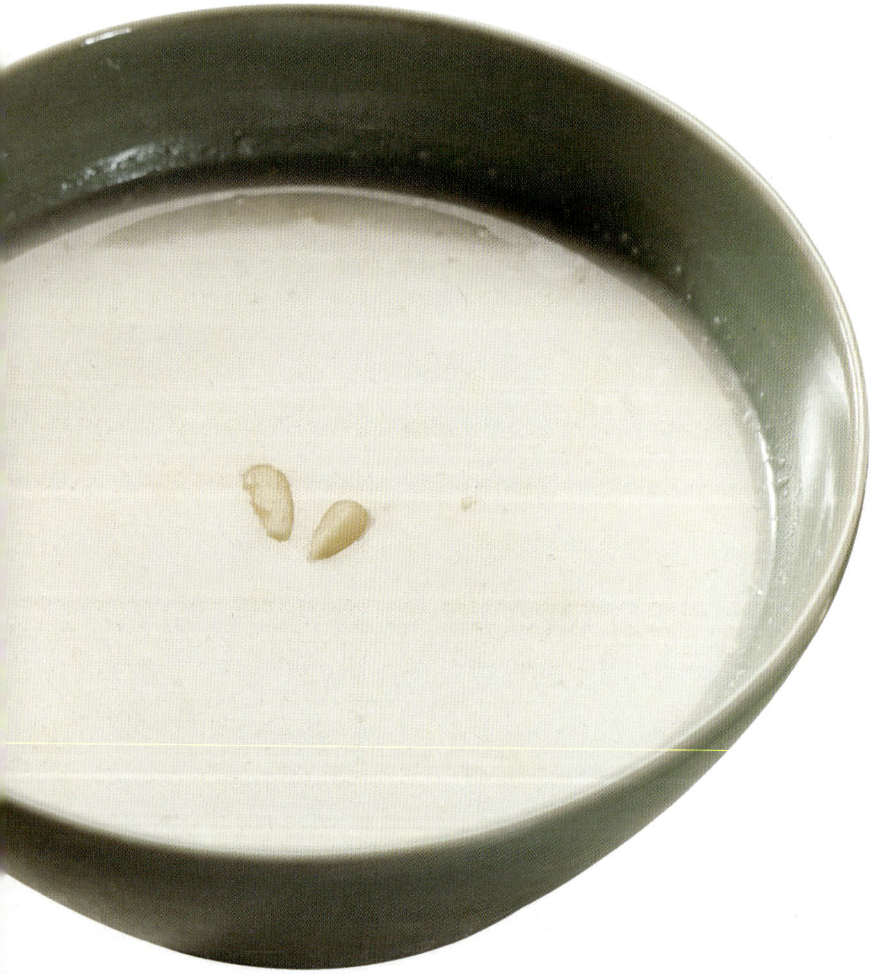

○ 위암환자의 위 절제 후 식사 방법

◆ 수술 후 방귀가 나오면 물을 한두 숟가락을 마신 후 점차 소화하기 쉬운 묽은 미음에서 죽, 수프 등으로 식사를 늘려갑니다. 이들 음식에 어느 정도 적응이 되면 일반 식사 중에서도 부드러운 음식 위주로 먹다가 점차 일반식으로 먹도록 합니다.

◆ 물을 마실 때도 입안에서 살살 굴려서 목으로 자연스럽게 흘러들어갈 수 있도록 합니다.

◆ 미음은 한 번에 100cc, 즉 종이컵으로 반 컵 정도 되는 양을 하루 6회 정도 섭취합니다.

◆ 한 끼에 먹는 식사량이 제한되므로 소량씩 자주 먹는 것이 중요합니다.

수술 후 권장식품과 주의식품

식품군	권장식품	주의식품
곡류	쌀, 설탕이 없는 시리얼, 식빵, 롤빵, 크래커, 전분류, 보리, 마카로니, 감자, 고구마, 국수, 스파게티	설탕이 든 시리얼, 팝콘, 튀긴 감자, 말린 콩, 현미, 수수, 팥 등의 잡곡
어육류	육류, 생선, 두부, 달걀	조미하거나 저장한 것, 훈제육류, 햄, 소시지, 핫도그, 멸치, 뱅어포
지방류	버터, 마가린, 마요네즈, 식용유	샐러드드레싱, 견과류
채소류	익힌 채소(당근, 호박, 시금치, 껍질 벗긴 가지, 오이), 양송이버섯	섬유질이 많은 채소(도라지, 더덕, 콩나물, 우엉, 연근 등), 가스를 만드는 채소(양파, 브로콜리, 피망, 콜리플라워, 양배추), 말린 채소(건고춧잎, 무말랭이 등), 모든 생채소(양상추 제외), 해조류(미역, 다시마, 김 등)
과일류	과일주스, 바나나, 잘 익은 무른 과일(복숭아, 파인애플, 그레이프프루트)	당이 첨가된 과일통조림, 단단한 생과일(바나나 제외), 건조시킨 과일(대추, 건포도, 곶감) 등
우유 및 유제품	우유, 저지방 우유, 탈지우유, 부드러운 치즈	당이 첨가된 유제품, 아이스크림, 강한 향의 치즈
후식	카페인이 제거된 커피	설탕이나 카페인이 든 탄산음료(콜라, 사이다), 커피, 홍차, 식혜, 수정과, 초콜릿, 커스터드, 케이크, 쿠키, 파이, 셔벗, 설탕 시럽을 입힌 도넛과 롤빵
기타	간장, 된장, 소금, 맑은 수프, 인공감미료, 맑은 육수	술, 꿀, 잼, 설탕, 젤리, 시럽, 올리브, 피클, 고춧가루, 파, 마늘, 후추, 겨자 등

- 식사는 30분 정도 시간을 가지고 천천히 먹되, 식사 후에는 바로 눕지 말고 15~30분 정도 비스듬히 기대고 있는 것이 좋습니다.
- 물은 식사 후 바로 마시지 말고 30분 정도 지난 후에 마시도록 합니다. 왜냐하면 물과 같이 먹으면 잘 씹지 않고 삼키기 쉬우며, 씹지 않은 음식이 들어가면 덩어리가 되어 음식이 내려가는 길을 막을 수 있기 때문입니다.
- 단 음식(과일통조림, 꿀물 등)은 덤핑증후군을 일으킬 수 있으므로 피하는 것이 좋습니다.
- 지방을 함유한 음식은 음식이 원활하게 넘어가도록 하기 때문에 양을 특별히 제한하지 않습니다.
- 식사량이 부족할 경우에는 영양보충음료를 간식으로 먹도록 합니다.

● 항암 치료 중에는 환자의 적응 정도에 맞추어 균형 있는 식사를 합니다

항암 치료 초기에는 음식을 먹는 것이 힘들고 소화가 어려워 식생활에 여러 가지 문제가 생길 수 있습니다. 적응 기간 동안 적절하게 식사를 하지 못하면 체중이 줄고, 빈혈 등의 문제가 생깁니다. 하지만 시간이 지나면 점차 소화와 저장기능이 회복됩니다. 따라서 수술 후 여러 가지 문제점을 예방하고 적절한 회복을 위해서는 개인의 적응 정도에 따라 식사량을 늘려가고 균형 있게 영양소를 섭취해야 합니다.

자극적인 음식을 제한한다고 해서 고춧가루 등을 전혀 먹지 않을 경우 자칫 입맛을 잃을 수 있으므로 소량이라도 약하게 맛을 내는 것이 도움이 됩니다. 어느 정도 식사가 가능하다 하더라도 위장기능은 여전히 미숙한 상태이므로 소화되기 어려운 음식, 섬유소가 많아 질긴 식품 그리고 말린 식품은 삼가는 것이 좋습니다.

수술 후 체중 감소가 지속되는 이

- **섬유소가 많아 질긴 식품**
  채소류 : 더덕, 도라지, 미나리, 고구마순, 토란대 등
  과일류 : 감, 대추, 파인애플, 과일 껍질 등
  잡곡류 : 현미, 보리, 콩 껍질, 팥 등

- **말린 식품**
  말린 채소류 : 무말랭이, 건고사리 등
  말린 과일류 : 곶감, 대추, 무화과 등
  말린 어육류 : 육포, 건오징어, 멸치 등

- **기타 피해야 할 식품**
  짠 음식 : 젓갈, 장아찌, 매운탕 등
  기타 : 술, 담배, 카페인 음료(커피, 홍차 등)

유는 전체적으로 먹는 양이 부족한 경우가 대부분입니다. 따라서 식사 횟수를 늘려서 하루에 먹는 양을 늘리는 것이 좋습니다. 식사만으로 부족할 경우에는 두유, 우유, 영양보충음료, 치즈, 달걀, 두부, 수프, 달지 않고 부드러운 빵, 떡, 과자 등의 간식을 환자의 기호 및 적응 정도에 따라 다양하게 이용하는 것도 도움이 됩니다.

음식을 너무 많이 먹거나 빨리 먹는 것은 피해야 합니다. 또한 설탕 같은 단순당이 많은 식품, 기름기가 많이 함유된 음식, 맵고 짠 음식, 찬 음식 등을 먹으면 설사가 생기기 쉬우니 주의해야 합니다. 차츰 시간이 지나면서 식사량이 늘고, 하루 식사 횟수도 줄게 되어 수술 후 1년 이상 경과하면 거의 정상적인 식생활이 가능해집니다. 건강보조식품, 민간요법, 한약재 등을 사용할 때는 효과가 채 증명되지 않은 경우도 있으니 전문의와 상의해야 합니다.

Stomach Cancer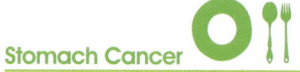

위암 예방을 위한 식생활

위암의 경우에는 유전적인 요인보다 환경적인 요인이 더 중요합니다. 특히 우리가 섭취하는 음식과 깊은 관계가 있는 것으로 보고되고 있습니다. 음식을 맵고 짜게 먹는 습관, 혹은 헬리코박터균에 의한 감염 등은 위암 발병의 큰 원인이 됩니다.

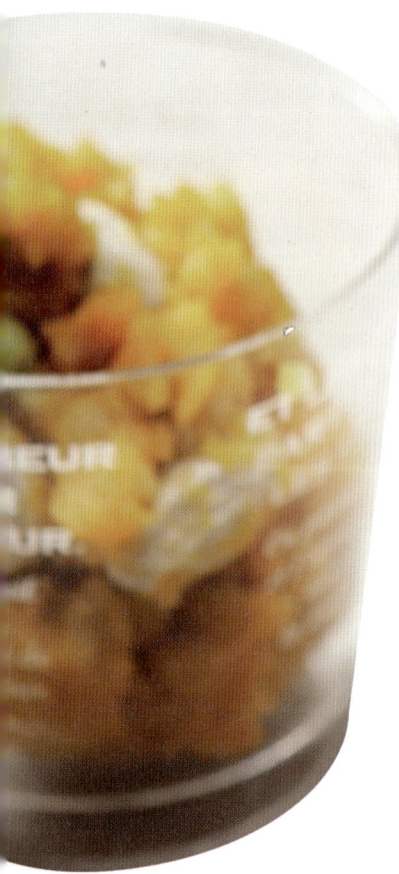
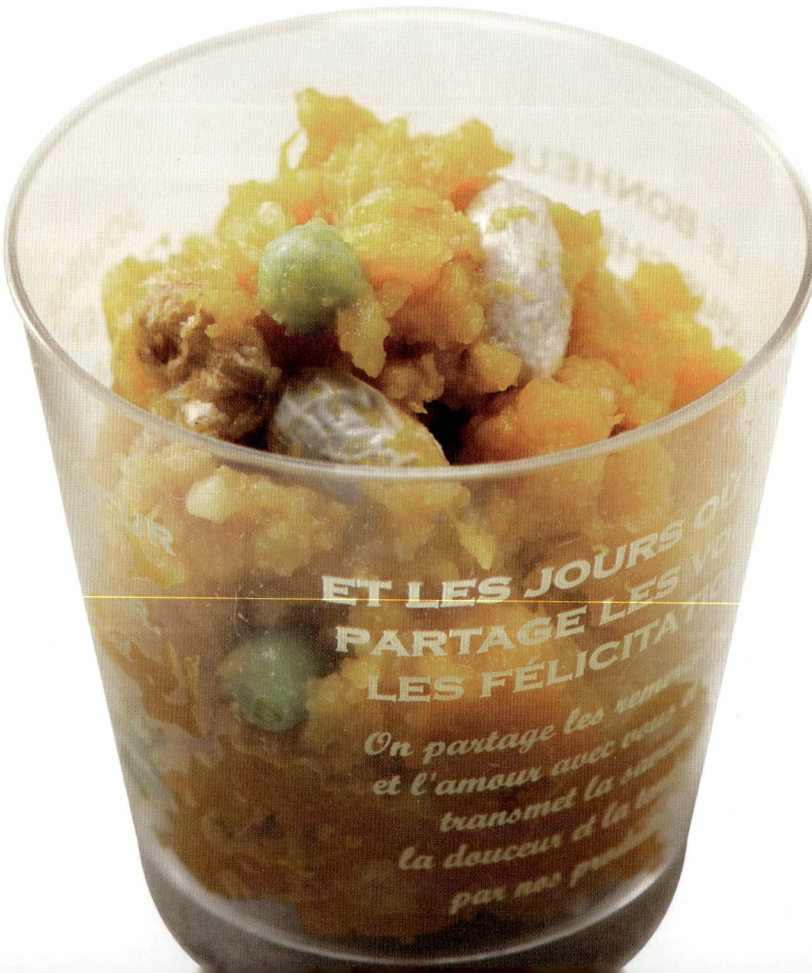

⬤ 소금 속에 있는 나트륨은 위암을 발생시킬 수 있습니다

우리가 흔히 섭취하는 소금^{NaCl}은 나트륨^{Na}과 염분^{Cl}으로 이루어져 있습니다. 그중 나트륨은 체액 유지, 전해질 평형에 관여하고 위액의 중요한 구성성분으로 몸에 없어서는 안 되는 중요한 영양소입니다. 그러나 나트륨은 대부분의 식품에 약간씩 함유되어 있으므로 나트륨 결핍증이 나타나는 일은 매우 드뭅니다. 오히려 소금 섭취량이 너무 높은 것이 문제입니다. 나트륨을 과다하게 섭취하는 것은 혈관 질환의 원인이 됩니다. 최근에는 짠 음식이 위 점막에 자극을 주어 위암 발생을 높이는 것으로 알려져 있습니다.

이외에도 나트륨이 발암물질을 만들어낸다는 보고가 있습니다. 여러 연구를 종합해본 결과 위암을 포함한 소화기 계통의 암 예방을 위해서는 소금을 덜 사용하여 싱겁게 먹는 것이 바람직합니다. 젓갈, 장아찌와 같은 염장식품은 일주일에 1회 이하로 제한해야 합니다. 실제로 우리나라와 식습관이 비슷한 일본에서는 젓갈류 등 소금에 절인 식품을 3년간 섭취한 사람들의 위암 발생률이 10배 높다는 연구 결과가 주목을 받은 바 있습니다. 최근에 보고된 서울대 및 서울아산병원 교수팀의 조사 결과에서는 헬리코박터균에 감염되고 맑은 국을 상대적으로 덜 먹는 사람은 맑은 국을 즐겨 먹는 사람에 비해 위암 발생 위험도가 5.3배 높은 것으로 나타났습니다. 미국의 대규모 역학연구 결과에도 나트륨 섭취량이 1g 증가될 때 위암 발병률이 18% 증가한다는 보고가 있습니다.

건강한 성인이 정상적인 몸의 기능을 유지하기 위해 하루에 필요한 충분섭취량(영양섭취기준)은 나트륨 1.5g, 소금으로는 약 3.75g입니다. 그러나 최근 식품의약품안전청에서 보고한 자료에 따르면 우리나라 사람들은 하루에 약 12.5g을 섭

짜지 않게 먹는 법

세계보건기구에서는 하루 소금 섭취량을 5g 이하로 권장합니다. 그러나 나트륨의 섭취량을 무조건 줄이는 것은 어려울 수 있습니다. 짠맛은 음식에 풍미를 더하기 때문입니다.

하지만 소금의 짠맛 대신 맛있게 먹을 수 있는 방법은 많습니다. 짠맛을 내는 양념 대신 설탕, 식초, 레몬즙, 생강, 후추, 겨자, 파, 마늘, 양파, 참깨, 카레가루 등의 향신료를 넣어 음식의 맛을 낼 수 있습니다.

예를 들어 탕 종류를 먹을 때는 소금보다는 후춧가루나 파 등을 먼저 넣어 맛을 냅니다. 조리할 때 간을 하지 않고 양념장을 만들어 먹기 직전에 간을 하는 것도 좋습니다. 국이나 찌개를 끓인 후 먹기 전에 간장 1작은술을 넣으면 간이 적절해집니다.

취하고 있습니다. 과연 어떤 식품에서 나트륨을 가장 많이 섭취하고 있을까요? 어떤 식품에 나트륨이 많은지 알아야 나트륨 섭취를 줄일 수 있습니다. 다음은 한국인 상용 식품 중 나트륨 함량을 나타낸 표입니다.

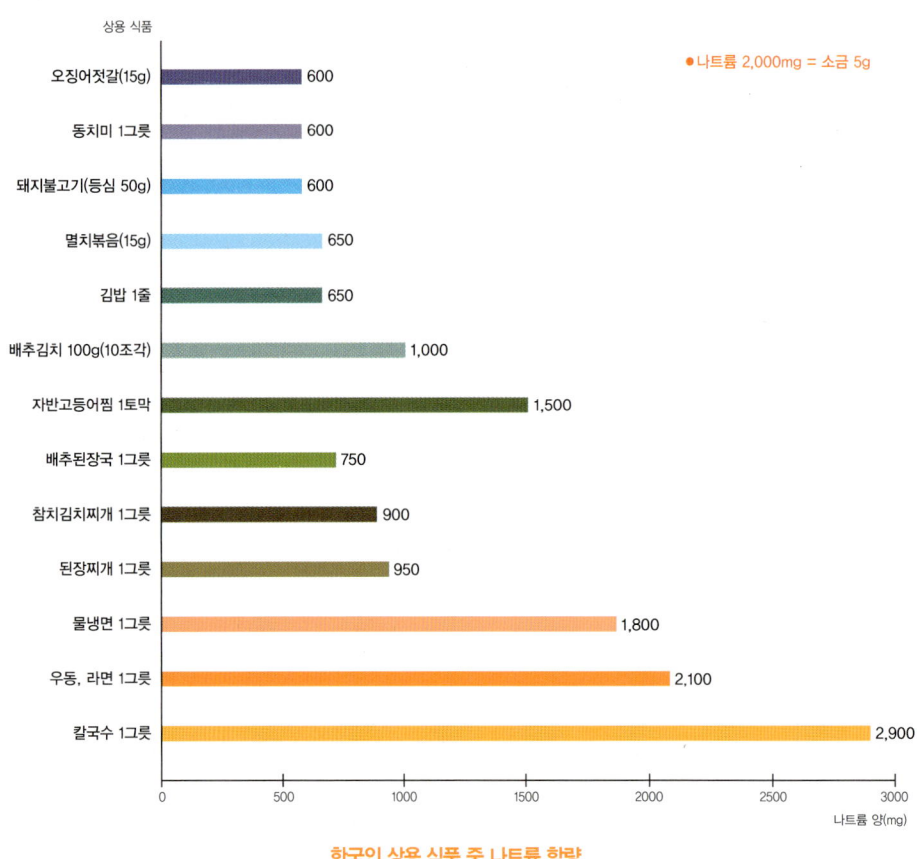

한국인 상용 식품 중 나트륨 함량

● 훈제 및 직화구이를 가급적 적게 먹습니다

고기나 생선 등의 훈제식품은 염분이 첨가되어 있기 때문에 훈제식품을 자주 섭취하는 북유럽 사람들은 위암 발병률이 높습니다. 이러한 훈제식품은 조리과정 중에 발암물질인 다환방향족수소화합물Polycyclic aromatic hydrocarbons이 생성될 수 있고 섭취 시 체내에서 또 다른 발암물질인 니트로소화합물N-nitroso Compounds이 생겨날 수 있습니다. 그 외 가공육 섭취와 위암 발병에 대한 연구 결과는 아직 분명하지 않으나 고기를 높은 온도에서 조리하면 발암물질Heterocyclic amine, Polycyclic aromatic hydrocarbon이 생성될 수 있으니 가급적이면 적게 먹는 것이 좋습니다.

◎ 채소와 과일은 항암 치료와 암 예방에 큰 도움을 줍니다

채소와 과일을 많이 먹을수록 위암의 발병률은 줄어듭니다. 따라서 소금이 많은 김치를 제외하고 채소는 많이 먹는 것이 좋습니다. 미국 WCRF의 채소 및 과일에 대한 실천 지침에 따르면 채소 및 과일을 하루 600g 이상 섭취하도록 권고합니다. 2005년 국민영양조사 결과를 보면 우리나라 성인의 평균 채소 섭취량은 327g으로 미국의 채소 권장량에 미치지 못하며, 더욱이 그중 김치의 섭취량이 전체 채소 섭취량의 37.9%(123.9g)를 차지하여 신선한 날것 그대로의 채소 섭취량은 절대적으로 부족합니다.

위암을 예방하기 위해 권장되는 채소는 감자와 고구마처럼 전분을 포함하지 않는 채소입니다. 또한 채소라고 해도 소금에 절인 채소는 제외되므로 주의해야 합니다. 채소 중에서도 항암 효과가 가장 큰 것으로 파, 마늘을 꼽습니다. 마늘은 헬리코박터균에 대한 항염기능이 있어 위암에 대해서 특히 예방 효과가 높습니다. 따라서 마늘을 포함하여 신선한 채소를 가급적이면 끼니마다 먹도록 노력하는 것이 좋습니다.

과일에는 비타민 C 및 카로티노이드Carotenoid, 플라보노이드Flavonoid 등과 같은 항산화 영양소가 많이 들어 있습니다. 따라서 직접적으로 자유 유리기(단백질 분자, 모든 세포, 효소들을 파괴할 수 있는 신체 내의 고도의 반응성 분자)를 제거하는 항산화 역할을 할 수 있어 위암 이외에도 암을 예방하는 역할을 하는 것으로 알려져 있습니다.

◎ 적당히 매운 음식은 꼭 피할 필요는 없습니다

김치와 고추장의 주원료인 고추는 우리 식생활에서 빼놓을 수 없는 향신료입니다. 흔히 매운 음식은 자극적이어서 위 점막을 손상시키고 만성 위염의 원인이 되어 결과적으로 위암 발생률을 높이지 않을까 걱정하는 분들이 많습니다. 그러나 현재까지는 이에 대한 직접적인 근거는 없습니다. 실제로 발표된 연구 결과를 보면 속설과는 달리 통상적인 고추의 섭취량으로는 위 점막을 손상시키지 않습니다. 오히려 고추가 위궤양의 발생을 억제하는 효과가 있다는 연구 결과가 나와 이에 대한 의견이 분분합니다.

우리나라는 세계에서 고추를 가장 많이 소비하는 국가 중의 하나로 국민 1인당 하루 5.1g, 연간 2~4kg에 이른다고 합니다. 단순히 음식에 맛과 향을 더하고 미각을 돋우는 기능 외에도 고추는 한방에서 발한, 건위, 구충제로 이용되어왔고 한국인의 식단에서 빠뜨릴 수 없는 식품입니다. 실제로 고추에는 오렌지나 레몬보다 많은 양의 비타민 C가 함유되어 있으며, 당근만큼이나 풍부한 양의 베타카로틴이 들어 있습니다. 특히 고추의 독특한 매운맛을 내는 캡사이신Capsaicin은 발암억제제 또는 항암제로 작용할 수 있다고 보고되고 있습니다. 따라서 매운 음식의 섭취와 한국인의 높은 위암 발생률이 관계가 깊다는 속설은 재고되어야 하며, 오히려 캡사이신의 위장관 보호 효과에 대한 좀더 과학적인 연구가 지속되어야 할 것입니다.

● 생활 습관 전반을 돌아봐야 합니다

외국의 연구 결과들을 살펴보면 흡연이나 알코올 섭취 등은 암 발병과 관련이 있지만 위암에 대해서는 큰 관련이 없는 것으로 나타났습니다. 최근에 발표된 국내 연구 결과 '100세인과 위암인의 생활요인 비교조사'라는 논문에서 흡연율은 100세인이 32%, 위암환자는 64%로 나타났습니다. 그런데 음주량 조사에서는 100세인의 비율이 28.4%, 위암환자는 39%로 큰 통계적 차이가 없었습니다.

위암 관련 권고사항

구분	위험 감소(암 예방)	위험 증가
확실한 근거가 있는 사항	-	-
가능성 있는 근거가 있는 사항	비전분성 채소 (감자, 고구마를 제외한 잎채소 등) 마늘, 양파 등의 채소	소금, 피클, 염장식품
근거는 미약하지만 가능성이 있는 사항	콩 및 콩 제품 셀레늄 함유 식품들	고추, 가공 혹은 훈제육, 직화 혹은 바비큐된 동물성 식품

반면 식사 후의 행동 습관과 위암의 관계는 눈여겨볼 필요가 있습니다. 무엇보다 식사 후 바로 눕거나 잠자는 습관은 좋지 않은 것으로 여겨집니다. 이는 음식물의 위 배출 시간을 지연시켜 포만감, 더부룩함, 명치 통증 등의 각종 소화기 증상을 유발할 수 있습니다. 또한 위암의 원인이 되는 만성 위축성 위염의 요인이 되기도 합니다. 실제로 국내의 한 대학병원 연구팀이 건강검진센터를 방문한 사람 1,030명 중 식후 2시간 이내에 눕는 습관을 가진 594명의 위를 내시경으로 검사해본 결과, 위암의 원인이 될 수 있는 위축성 위염을 가진 사람이 62%로 조사되었습니다. 식사 후의 행동 습관은 약간의 의지만으로 개선할 수 있으므로 평소 주의를 기울이는 것이 좋겠습니다.

　　과식과 폭식 또한 좋지 않은 식습관입니다. 끼니 때마다 한 공기로 만족하는 절제식이를 하는 사람에 비해 그렇지 않은 사람은 위암 발병률이 2.3배나 높습니다. 적당히 먹고 포만감을 느낄 수 있도록 천천히 식사하는 습관을 들이도록 합니다.

위암환자의
수술 후 및 퇴원 후 식단

위절제술을 시행한 경우 서서히 식사량을 늘려야 하므로 1~2일 간격으로 1수저씩 늘려나가며 조금씩 다양한 음식을 시도하는 것이 좋습니다.

● 위암 수술 후 식사 진행 일정

물(1일) → 미음(1~2일) → 죽(2~3일) → 퇴원 → 죽(2~4주) → 진밥

● 위암 수술 직후 식단

	식사 1일차	식사 2일차	식사 3일차	식사 4일차
8시	쌀미음 ⅓공기	흰죽 ⅓공기 물김치 1종지	흰죽 ⅓공기 물김치 1종지	잣죽 ⅓공기 물김치 1종지
10시	쌀미음 ⅓공기	감자으깸 1수저	감자으깸 1수저	감자으깸 1수저
13시	잣미음 ⅓공기	흰죽 ⅓공기 물김치 1종지	잣죽 ⅓공기 물김치 1종지	잣죽 ⅓공기 물김치 1종지
15시	오렌지주스 ½컵	다진채소죽 ⅓공기 물김치 1종지	다진채소죽 ⅓공기 물김치 1종지	다진채소죽 ⅓공기 물김치 1종지
18시	쌀미음 ⅓공기	흰죽 ⅓공기 물김치 1종지	흰죽 ⅓공기 물김치 1종지	쇠고기죽 ⅓공기 물김치 1종지
20시	유당분해우유 (락토우유) ½컵	흰죽 ⅓공기 물김치 1종지	다진채소죽 ⅓공기 물김치 1종지	토스트 1쪽 유당분해우유 (락토우유) ½컵

퇴원 후 식사 요령

- 퇴원 후에도 소량씩 자주 먹는 식습관을 유지합니다. 입원했을 때처럼 식사는 당분간 하루에 6번으로 나눠서 하는 것이 좋습니다.
- 식사량은 천천히 늘려가도록 합니다. 1~2일마다 1수저 정도씩 늘려가는 것이 바람직하지만 식사량이 부담스럽게 느껴지면 기간을 조금 더 두고 늘려가는 것이 좋습니다.
- 물은 음식이 내려가는 속도를 빠르게 하고 섭취를 방해할 수 있으므로 식사를 하면서 물을 마시는 것은 좋지 않습니다.
- 장 운동을 위해 규칙적으로 가벼운 운동을 하는 것이 좋습니다.

음식을 선택할 때 고려할 사항

- 잡곡밥은 섬유소가 많아 소화가 잘 안 될 수 있습니다. 수술 후 회복기에는 가급적 삼갑니다.
- 수술 후 회복을 도와주는 단백질의 보충을 위해 식사할 때 고기, 생선, 두부, 달걀 중 1가지는 꼭 포함하도록 합니다.
- 채소는 부드럽게 푹 익혀 먹는 것이 좋으며, 섬유소가 많은 채소나 생채소는 1개월 정도 피하는 것이 좋습니다.
- 미역, 다시마 같은 해조류는 섬유소가 많아 소화가 잘 안 될 수 있으므로 제한하는 것이 좋습니다. 다만 소량의 국물 섭취는 가능합니다.
- 기름은 무침이나 간단한 볶음 반찬을 만들기 위해 사용하는 정도는 괜찮습니다. 다만 튀김처럼 기름이 많이 들어간 음식은 소화가 잘 안 될 수 있으므로 주의합니다.
- 우유에는 여러 가지 영양소가 골고루 들어 있고, 특히 흡수가 잘되는 칼슘이 많이 들어 있어 환자에게 도움이 됩니다. 퇴원 초기에 소화가 안 될 때는

> **수술 후 환자의 식사지침**
>
> 수술 후 특별한 부작용이 없으면 특정한 식품을 제한하지 않습니다. 다만 환자가 잘 먹을 수 있는 음식으로 소량씩 나누어 자주 먹는 것이 좋습니다. 아무리 위에 좋은 음식이라 하더라도 식사 후 불편감이나 좋지 않은 증상이 나타나는 경우에는 피하도록 합니다.

유당을 분해시킨 락토우유(시중 제품명 : 소화가 잘되는 우유, 속편한 우유)를 조금씩 마시는 것이 좋으며 이후 저지방 우유, 일반 우유 순으로 변경하는 것이 좋습니다.

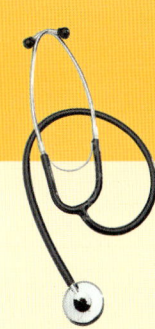

위암 수술 후 적응 정도에 따른
식사요법

▶ **1개월 이후**
- 식사 적응도에 따라 진밥 또는 밥의 섭취가 가능합니다.
- 고춧가루, 후추, 겨자 등을 이용한 매운 음식의 섭취는 피합니다.
- 맛이 강한 찌개류나 젓갈, 장아찌 등의 절임 음식의 섭취는 주의합니다.
- 설탕, 꿀 등을 사용한 음식은 제한합니다.
- 소화하기 쉬운 음식 위주로 선택하는 것이 바람직하며 섬유소가 많은 질긴 음식(잡곡, 억센 채소류)과 말린 음식(오징어, 멸치 등)은 피합니다.
- 식사량은 서서히 늘려가도록 하며 천천히 식사합니다.
- 간식으로 영양보충음료(그린비아, 뉴케어 등)를 권장합니다.

▶ **3개월 이후**
- 대부분의 음식을 섭취할 수 있습니다. 그러나 단단하고 질긴 음식은 아직 제한하는 것이 좋습니다.
- 위장에 자극을 줄 수 있는 아주 매운 음식이나 짠 음식은 피하는 것이 좋습니다.
- 술, 커피, 홍차 등의 음료는 계속 제한하는 것이 좋습니다.
- 체중이 많이 감소한 경우 간식 등을 통해 열량을 보충하는 것이 바람직하며, 간식으로 영양보충음료(그린비아, 뉴케어 등)를 권장합니다.
- 무엇보다 음식을 골고루 먹는 것이 균형 잡힌 영양 상태를 유지하는 데 도움이 됩니다.

▶ **6개월 ~ 1년**
- 적응 정도에 따라 잡곡 등의 섭취가 가능합니다.
- 아주 매운 음식이나 짠 음식은 피하는 것이 좋습니다.
- 술, 커피, 홍차 등의 음료는 계속 제한하는 것이 좋습니다.
- 규칙적인 식사와 운동 습관이 몸에 배도록 노력합니다.

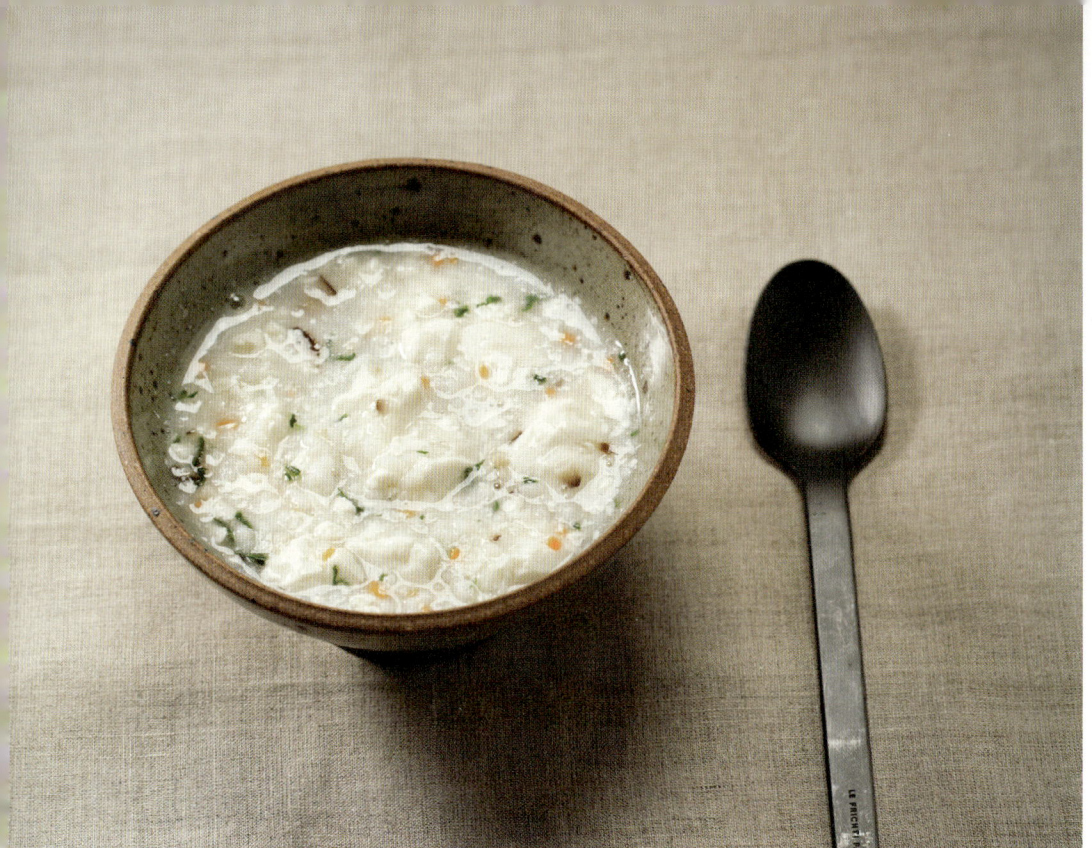

다진채소죽

시금치에 많이 함유되어 있는 엽산은 손상된 DNA를 복구시키고 유전자의 이상을 예방하는 효과가 있습니다. 버섯에 함유된 베타글루칸은 인체 고유의 면역력을 증진시켜 암을 예방하고 암세포가 자라는 것을 억제합니다. 수술 직후 환자가 먹을 채소죽을 만들 때는 채소를 밥알 크기로 곱게 다져 환자가 먹기 편하도록 준비하며, 간은 마지막에 하여 소금의 양이 과하지 않도록 합니다.

재료

쌀 ½컵, 시금치 3뿌리, 양송이버섯 2개, 당근 ¼개, 양파 ¼개, 물 3컵, 참기름·소금 약간

만드는 법

1. 쌀은 죽 끓이기 1시간 전에 미리 물에 불린 후 체에 건져서 물을 뺀다.
2. 시금치는 다듬어서 끓는 물에 소금을 넣고 데친 후 곱게 다진다. 양파와 당근은 밥알 크기로 다져놓는다.
3. 양송이버섯은 껍질을 벗긴 후 얇게 썰어 곱게 다진다.
4. 팬에 참기름을 살짝 두르고 불린 쌀을 넣어 볶는다. 쌀알이 맑아지면 물을 넣고 쌀이 어느 정도 익을 때까지 끓이다가 준비한 시금치, 양송이버섯, 당근, 양파를 넣고 재료가 완전히 물러질 때까지 끓인다. 소금으로 간한다.

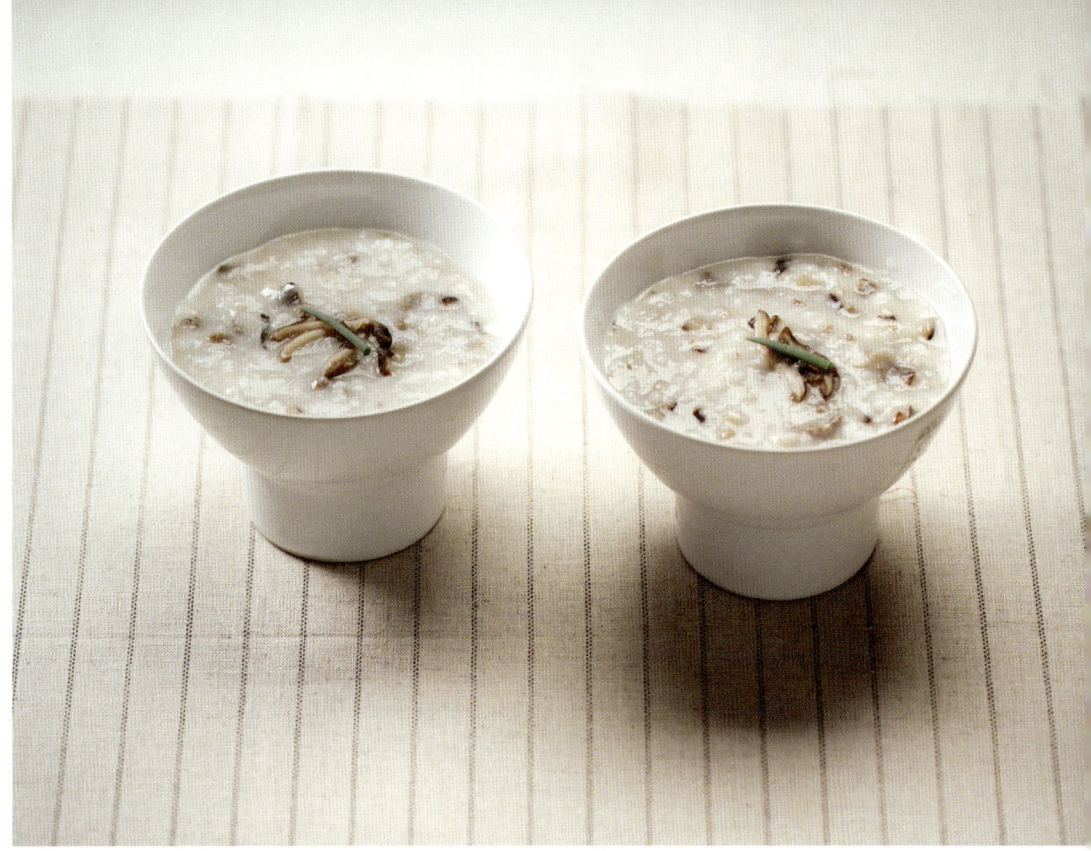

쇠고기버섯죽

쇠고기에는 필수아미노산이 많이 함유되어 있습니다. 필수아미노산은 신체 세포의 원료가 되며 면역력 증강에 필요하므로 환자가 충분히 섭취하는 것이 좋습니다. 다만 수술 직후의 환자에게는 소화되기 쉬운 형태로 조리하는 것이 중요하므로 죽의 재료로 사용하면 좋습니다. 이때 쇠고기와 잘 어울리는 버섯을 함께 사용하면 환자의 입맛을 돋우는 데 도움이 됩니다.

재료

쌀 1컵, 다진 쇠고기 ⅓컵, 표고버섯 2장, 물 6컵, 소금·참기름 약간, 쇠고기표고양념(간장 ½큰술, 설탕 ½작은술, 다진 파와 마늘 ½작은술씩, 참기름·후춧가루 약간)

만드는 법

1. 물에 1시간 정도 불린 쌀을 믹서에 간다.
2. 표고버섯은 미지근한 물에 불린 후 얇게 썰고, 쇠고기는 칼로 곱게 다진다. 쇠고기와 표고버섯은 분량의 쇠고기표고양념을 넣어 간을 한다.
3. 바닥이 두꺼운 냄비에 참기름을 두르고 양념한 쇠고기와 표고버섯을 볶다가 갈아둔 쌀을 넣어 함께 볶는다.
4. 쌀알이 익어 투명해지면 물을 붓고 저으면서 끓여준다.

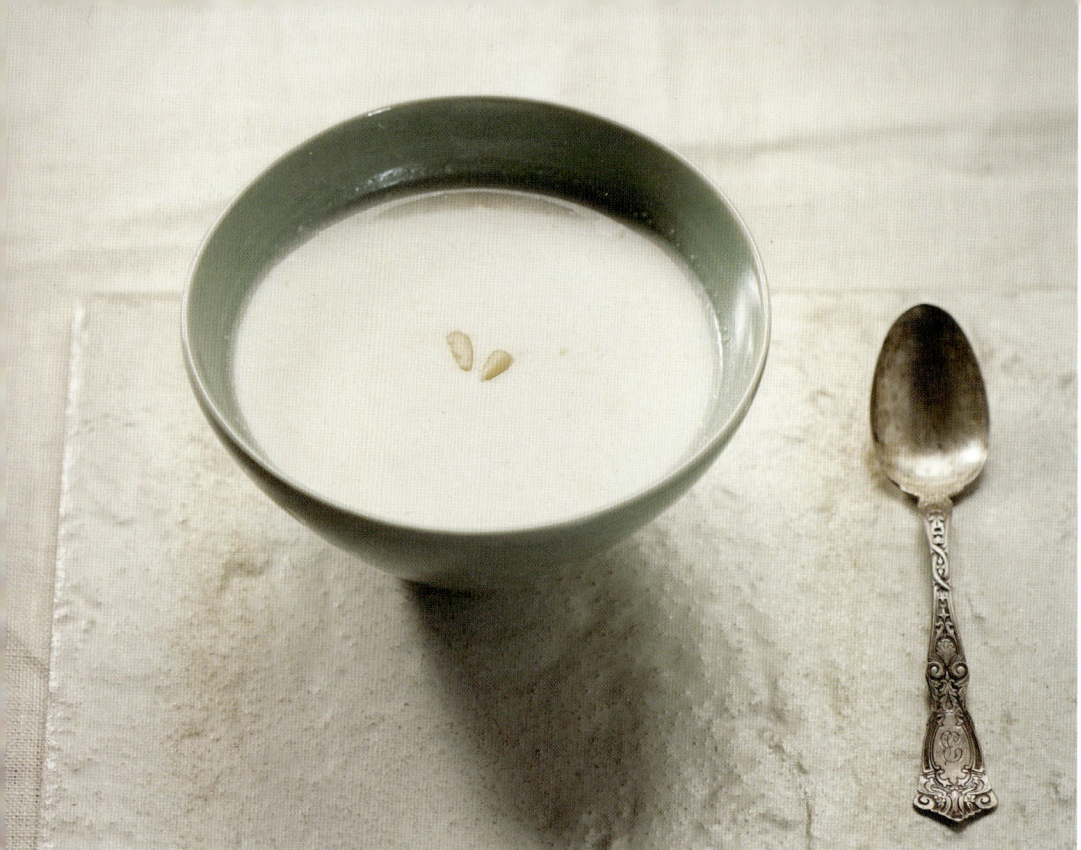

잣죽

잣은 식물성 지방이 풍부하여 환자의 기력을 높여줄 수 있는 재료입니다. 오메가-3 지방산이 들어 있어 뇌세포의 퇴화를 막아주고 콜레스테롤 수치를 낮춰주는 효과가 있습니다. 암의 촉진과 진행을 억제하는 엘라그산, 노화 예방과 항암 효과가 있는 비타민 E도 풍부합니다. 다만 소화력이 약한 환자가 지방을 과하게 섭취하면 불편함을 느낄 수 있으므로 평소 잣죽을 만들 때보다는 잣의 양을 적게 넣는 것이 바람직합니다.

재료

쌀 ½컵, 잣 ⅛컵, 물 3컵, 소금 약간

만드는 법

1. 쌀은 죽 끓이기 1시간 전에 미리 물에 불린 후 체에 건져서 물을 뺀다.
2. 잣은 믹서에 갈고 불린 쌀도 따로 갈아둔다.
3. 냄비에 물을 붓고 갈아놓은 잣을 먼저 넣고 끓인다. 잣이 끓어오르면 갈아둔 쌀을 넣어 함께 끓인다. 잣을 먼저 넣고 끓여야 죽이 분리되지 않고 삭지 않게 끓일 수 있다.
4. 죽이 완성되면 5분 정도 뚜껑을 덮어 뜸을 들인 뒤 먹기 직전에 소금으로 간을 한다.

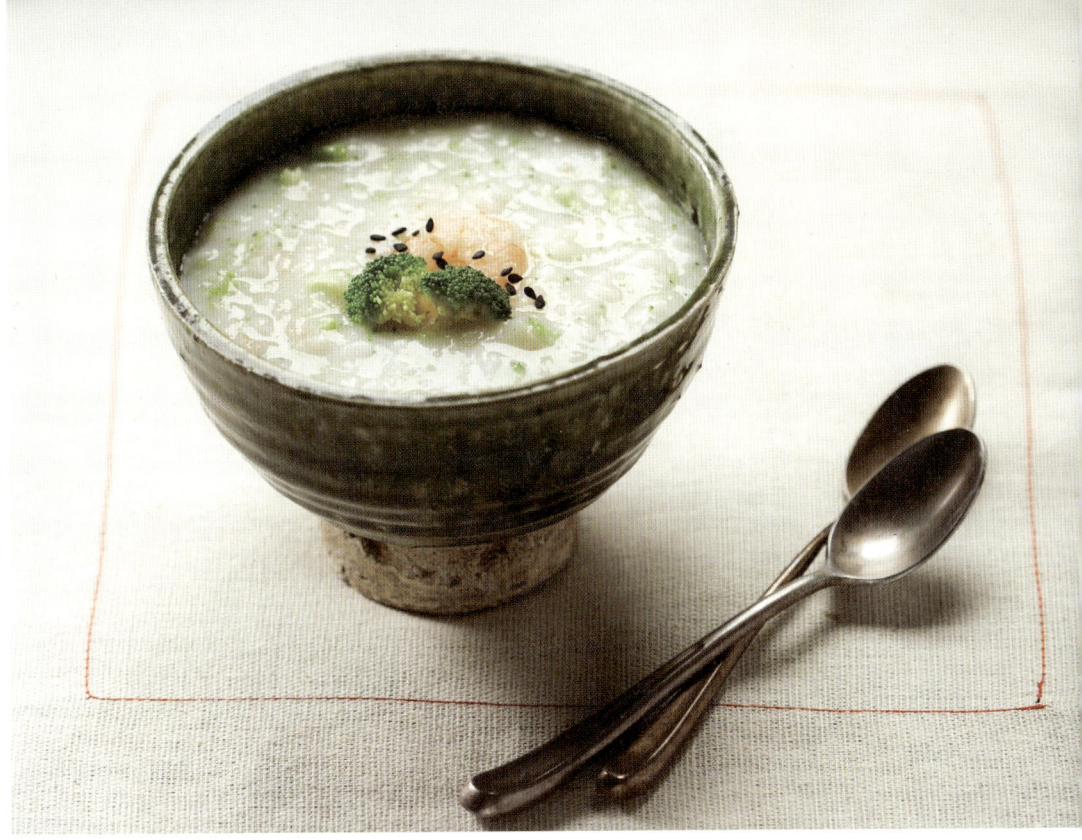

브로콜리새우죽

브로콜리에는 인돌-3-카비놀이라는 성분이 함유되어 있고 새우꼬리와 껍질에는 동물성 섬유소로 알려져 있는 키틴 성분이 있어 암세포의 생성과 성장을 억제하는 기능을 할 수 있습니다. 하지만 새우의 꼬리 부분을 요리에 이용할 경우 다소 딱딱하고 먹기 불편할 수 있으므로 죽을 끓일 때는 믹서에 곱게 갈아 넣도록 합니다.

재 료
쌀 ½컵, 브로콜리 ⅛개, 새우(중하) 5마리, 양파 ⅛개, 물 3컵, 참기름·소금·검은깨 약간

만드는 법
1. 쌀은 물에 1시간 정도 불린 후 체에 건져서 물을 뺀다.
2. 브로콜리는 손질하여 소금물에 살짝 데친 다음 잘게 썰어준다.
3. 새우는 씻어 껍질을 제거하여 잘게 다지고, 양파도 손질한 후 씻어서 잘게 다진다.
4. 냄비에 참기름을 두르고 양파와 새우를 넣어 살짝 볶다가 새우가 익으면 불린 쌀을 넣고 볶아준다. 쌀알이 퍼지면 물을 붓고 저어가며 끓인다.
5. 쌀알이 거의 퍼졌을 때 브로콜리를 넣어 한소끔 더 끓인 후 소금으로 간을 한다.

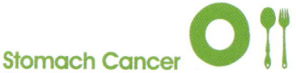

위암 치료 종료 후 식사요법

수술 후 6개월에서 1년 이후부터는 환자의 늘어난 식사량에 따라 적절한 양을 꾸준히 섭취합니다. 섭취량이 부족할 때는 간식으로 보충합니다. 잡곡은 위암 수술 후 경과 기간에 따라 환자의 적응도를 고려하여 시작합니다. 수술 후 바로 시작하면 오히려 소화가 안 되고 위에 부담을 줄 수 있으니 주의합니다.

○ 위암 치료 종료 후 식단

	월	화	수	목	금	토	일
아침	현미밥 모시조개탕 두부구이 김무침 속음깻잎볶음 배추김치	차조밥 냉이된장국 닭살채소볶음 숙주나물 시금치나물 배추김치	완두콩밥 사골우거짓국 삼치구이 애호박나물 느타리볶음 열무김치	오곡밥 북어콩나물국 돼지고기 청경채볶음 우엉조림 미역초무침 백김치	채소수프 토스트 양상추샐러드 방울토마토	누룽지 쇠고기장조림 새송이구이 깍두기	보리밥 팽이미소된장국 불고기 호박가지구이 유채무침 물김치
점심	보리밥 시래기된장국 쇠고기부추볶음 양송이버섯볶음 참나물무침 깍두기	현미밥 콩비지찌개 돼지고기피망볶음 채소쌈과 쌈장 백김치	흑미밥 오이냉국 동태전 호박잎무침 무나물 배추김치	잔치국수 깍두기 사과	쌀밥 감자된장국 코다리조림 양배추찜 도라지오이생채 열무김치	보리밥 건새우미역국 오징어볶음 마늘견과류조림 고구마순나물 백김치	떡만둣국 알타리김치
저녁	검정콩밥 버섯전골 고등어구이 도라지생채 열무김치 양상추샐러드	보리밥 쇠고기미역국 달걀말이 가지구이 배추김치 단호박고구마샐러드	수수밥 김치찌개 두부조림 브로콜리볶음 파김치 양배추샐러드	보리밥 아욱된장국 등심구이 통마늘구이 그린샐러드 오이피클	흑미밥 바지락순두붓국 닭도리탕 호박나물 콩조림 배추김치	현미밥 된장찌개 병어조림 청포묵무침 배추김치 양상추샐러드	오곡밥 해물탕 채소달걀찜 취나물무침 배추김치 그린샐러드
간식	사과 우유	포도 두유	토마토 요구르트	요구르트	우유	오렌지 요구르트	딸기 두유

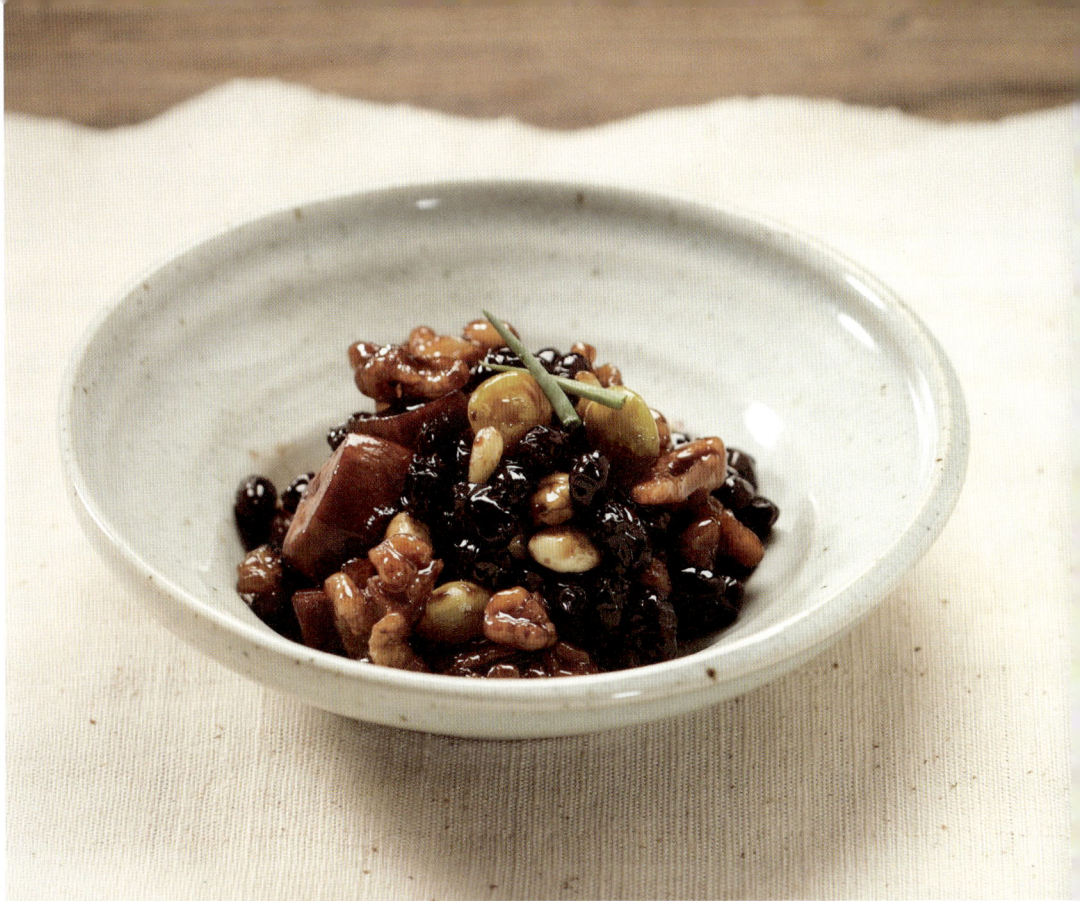

콩조림

식물성 지방이 풍부한 견과류와 단백질이 풍부한 콩을 함께 조리한 조림요리는 밑반찬으로 든든한 메뉴입니다. 특히 비타민 $B_1 \cdot B_2 \cdot B_3$ 등이 풍부한 호두는 노화를 방지하고 암 유발 물질을 억제하는 효능이 있습니다. 다만 견과류나 콩은 환자가 먹기에 다소 딱딱하다 여길 수 있으므로 오랜 시간 불리거나 조리하기 전에 한 번 데쳐내어 부드럽게 하는 것이 좋습니다.

재료

검은콩(서리태) 1컵, 호두 2큰술, 잣 2큰술, 은행 ⅓컵, 참기름 1큰술, 조림장(콩 삶은 물 2컵, 간장 3큰술, 설탕 1큰술, 조청 1큰술)

만드는 법

1. 검은콩은 깨끗이 씻어 따뜻한 물에서 4~5시간 정도 불린다. 부드럽게 먹으려면 8시간 이상 불리는 것이 좋다.
2. 호두는 끓는 물에 담갔다가 꼬치를 이용하여 속껍질을 벗긴다. 은행과 잣은 고깔을 제거하고 뜨거운 물에 데친 뒤 껍질을 비벼 없앤다.
3. 불린 콩을 약한 불에서 20분 정도 삶아낸다. 삶아낸 콩물은 버리지 말고 따로 준비해둔다.
4. 냄비에 조림장 재료를 넣고 준비해둔 콩물을 넣어 끓인다. 설탕이 녹으면 바글바글 끓인 뒤 불을 약하게 한다.
5. 냄비에 익힌 콩을 넣어 10분 정도 약한 불에서 조리다가 호두와 잣, 은행을 넣어 바닥의 국물을 끼얹어가며 조린다.
6. 콩이 무르게 익고 국물이 졸아들면 참기름을 넣고 불을 끈다.

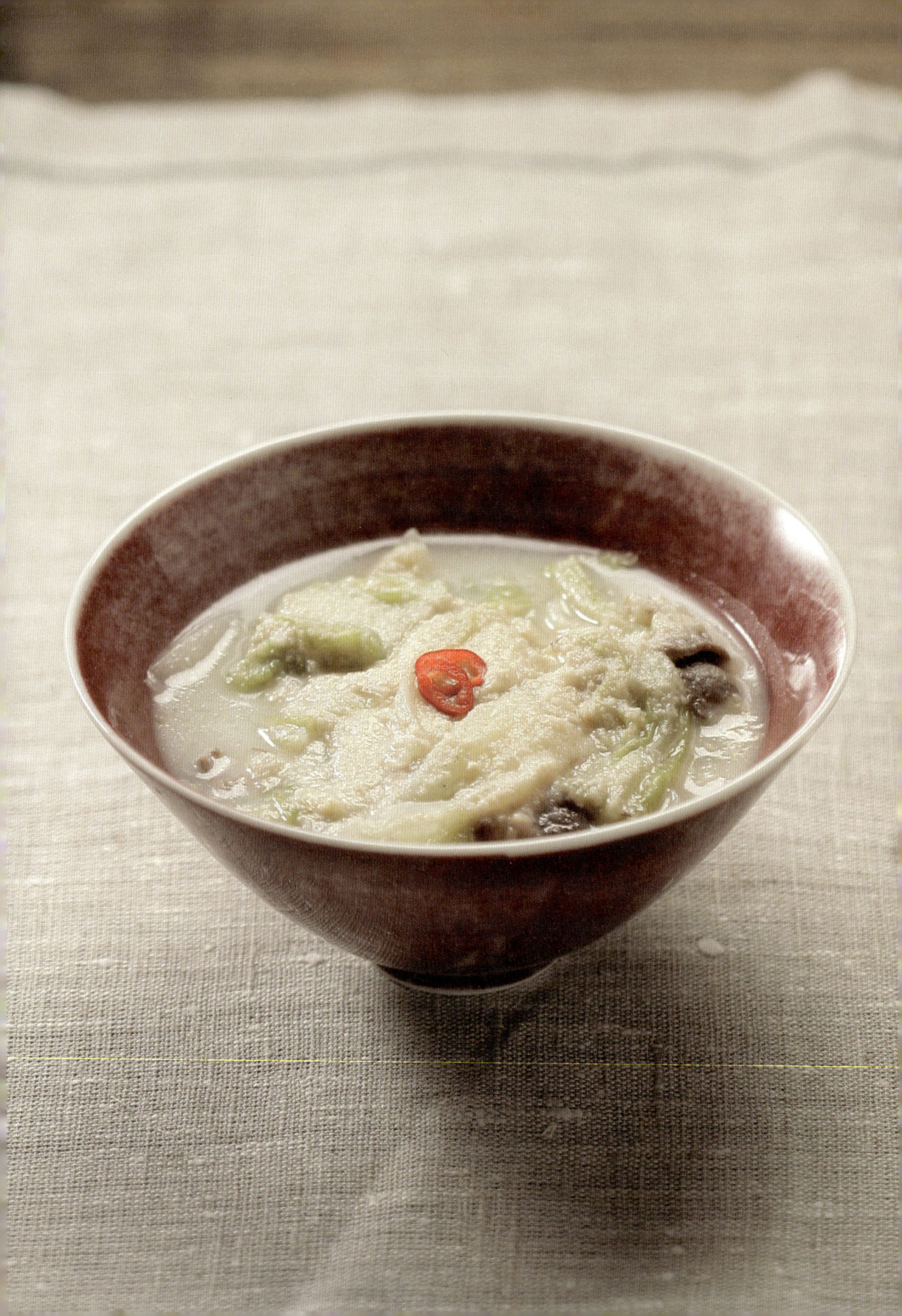

콩비지찌개

콩에 함유된 플라본화합물, 사포닌, 펩타이드 등은 암 예방성분으로 보고되어 있습니다. 콩비지는 두부를 만든 뒤 남은 콩 건더기로 식이섬유가 풍부해 변비를 해소하는 데 도움이 되며 위 조직의 재생에 도움을 줍니다. 콩비지찌개는 밥 없이 찌개만으로도 든든한 한 끼 식사가 되는 메뉴로 환자가 밥을 먹기 힘들어할 때 준비하면 좋습니다.

재 료

노란콩 2컵, 얼갈이배추 5뿌리, 두께 2cm 무 1토막, 대파 ½대, 붉은 고추 1개, 물 3컵, 참기름 1큰술, 소금 약간, 양념간장(간장 4큰술, 고춧가루 1큰술, 참기름 ½큰술, 다진 파와 다진 마늘 1작은술씩, 다진 풋고추 1작은술, 통깨 약간)

만드는 법

1. 노란콩은 깨끗이 씻어 불순물을 없앤 다음 5시간 정도 물에 담가 불린다.
2. 불린 콩은 손으로 비벼 껍질을 벗기고 헹궈놓는다. 껍질이 남아 있으면 갈아서 찌개를 끓일 때 식감이 좋지 않다.
3. 믹서에 불린 콩과 물을 넣고 간다. 이때 불린 콩과 물의 비율은 1:1로 하는 것이 적당하다.
4. 얼갈이배추는 뿌리 부분을 잘라내고 씻는다. 끓는 물에 소금을 넣고 데친 후 찬물에 헹궈 물기를 꼭 짠 다음 3cm 길이로 자른다.
5. 무는 납작납작하게 썰고 대파는 송송 썬다. 붉은 고추는 어슷 썬다.
6. 달궈진 냄비에 참기름을 두르고 무와 얼갈이배추를 넣고 함께 볶는다.
7. 채소가 어느 정도 익으면 갈아놓은 콩과 썰어놓은 대파와 붉은 고추를 넣어 젓지 말고 약한 불에서 은근히 끓인다. 처음부터 저으면 콩이 삭게 된다.
8. 양념간장을 만들어 곁들여낸다.

➡ cooking tip

콩비지찌개를 끓일 때는 넘치거나 눌러붙지 않도록 주의해야 합니다. 내용물이 너무 빡빡하지 않도록 물을 알맞게 넣고 약한 불에서 뚜껑을 연 채 뭉근하게 끓여야 구수하면서도 담백한 콩비지의 맛을 낼 수 있습니다.

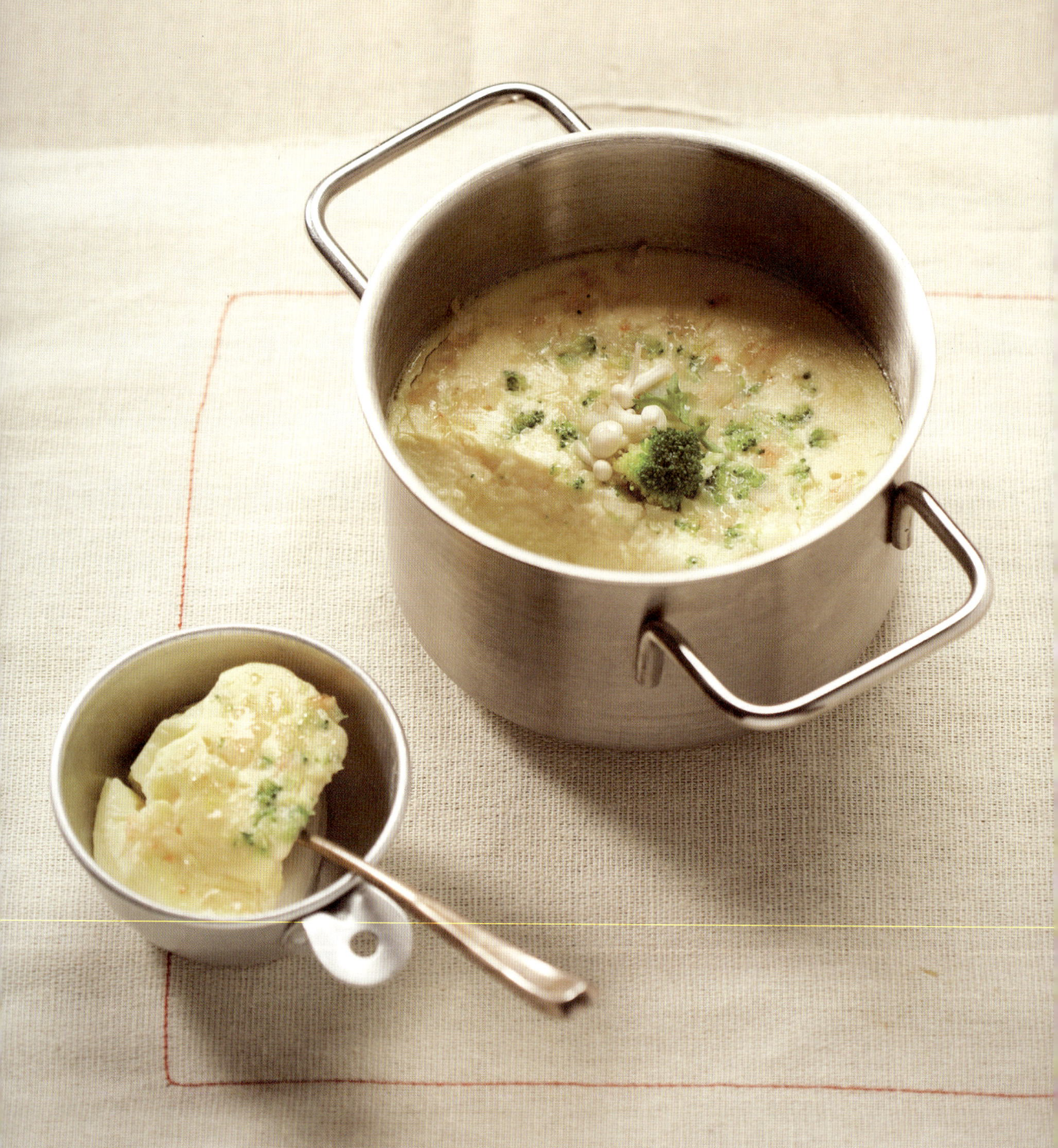

채소달걀찜

재료를 충분히 익혀 부드러운 상태로 만들어주는 찜요리는 먹기 편하고 부드러워 병원식의 단골 메뉴이기도 합니다. 달걀은 간편하면서도 질 좋은 단백질 급원식품으로 일반적인 찜 조리 시에 채소, 새우 등의 다양한 재료를 넣어주면 좀더 좋은 영양공급원이 됩니다. 찜요리는 소화가 쉬워 수술 후 얼마 되지 않은 환자들도 충분히 먹을 수 있는 조리방법입니다.

재료

달걀 3개, 다시마 우린 물 1½컵(사방 5cm 다시마 1장, 물 1½컵), 양파 ⅛개, 브로콜리 ⅛개, 소금 ⅓작은술

만드는 법

1. 찬물에 다시마를 넣고 30분 정도 우려낸다.
2. 달걀을 적당히 풀어서 다시마 우린 물과 섞어 소금으로 간을 한다.
3. 풀어놓은 달걀은 체에 한 번 내린다.
4. 브로콜리는 끓는 물에 소금을 넣고 살짝 데친 후 다지고, 양파도 다져둔다.
5. 그릇에 풀어놓은 달걀과 양파, 브로콜리를 넣고 잘 섞은 후 그릇에 호일을 씌운다.
6. 열이 살짝 오르기 시작한 찜통에 넣고 15분 정도 찐 후 불을 끄고 1분 정도 뜸을 들인다. 센 불에 익히면 공기구멍이 생기므로 중약 불에서 찐다.

> ➡ **cooking tip**
> 달걀을 풀 때 달걀을 너무 많이 저으면 거품이 생겨 익은 후에 공기구멍이 생기기 쉬우므로 적당히 저어서 풀어줍니다. 풀어놓은 달걀은 체에 한 번 내리면 힘줄처럼 늘어지는 달걀의 단백질 끈이 풀어져 부드러운 달걀찜을 만들 수 있습니다.

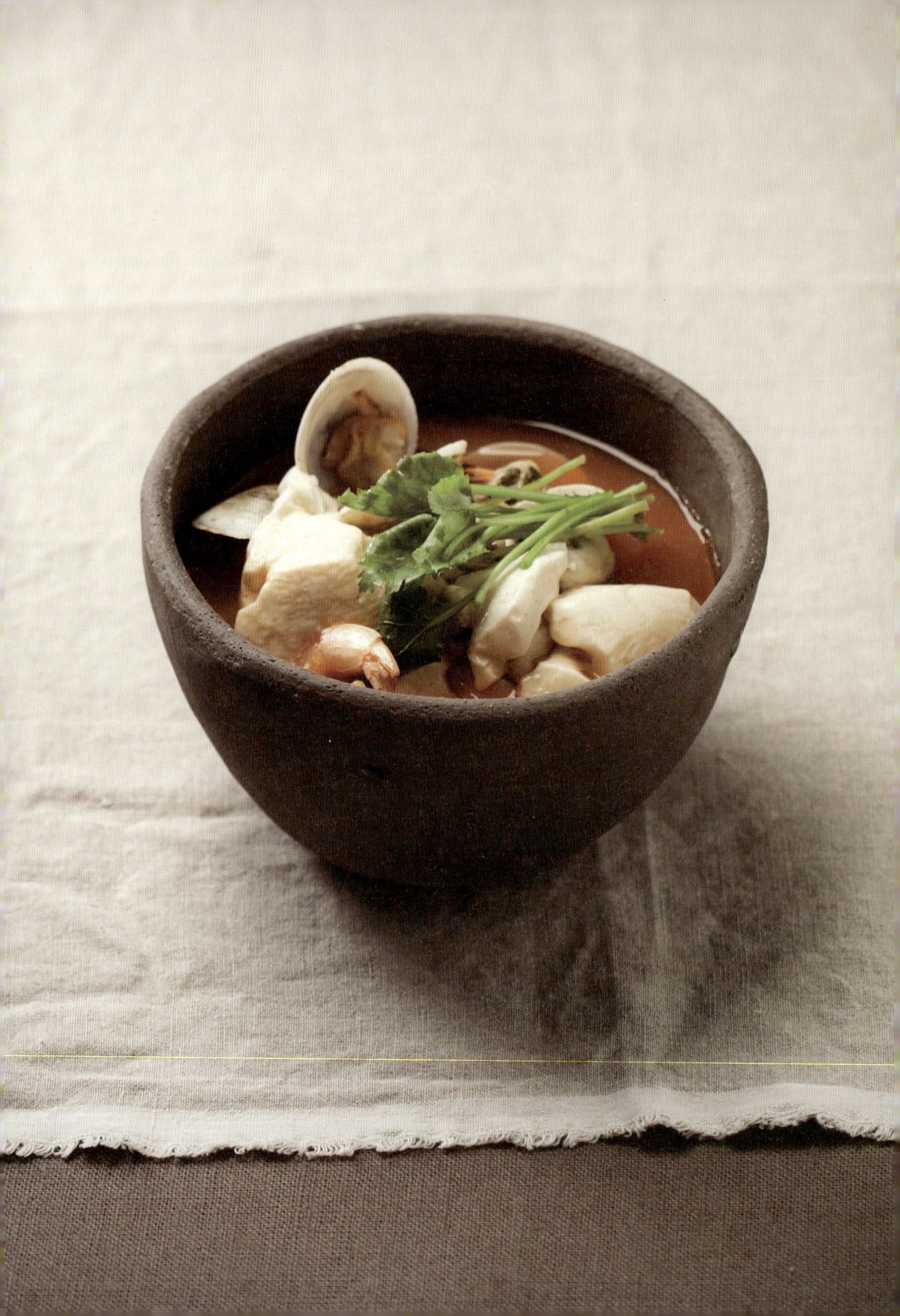

해물순두부찌개

해산물은 입맛을 돋우는 별미 요리의 재료로 좋습니다. 양념을 과하게 사용하지 않고 해산물의 맛으로 국물을 내어 깔끔하게 조리하면 좋은데, 이때 소화하기 쉬운 순두부는 재료의 맛을 더욱 풍부하게 만들어줍니다.

재료

순두부 1½컵, 모시조개 10개, 굴 ⅓컵, 새우 3마리, 풋고추 ½개, 붉은 고추 ½개, 대파 ¼대, 참나물 10대(또는 쑥갓 3대), 고추기름 약간, 물 2컵, 양념장(고춧가루 2큰술, 일본된장 1큰술, 새우젓 국물 ½큰술, 다진 마늘 ½큰술, 생강즙 ½작은술, 소금·후춧가루 약간)

만드는 법

1. 모시조개는 소금으로 박박 문질러 씻고, 다시 옅은 소금물에 담가 해감시킨다.
2. 굴은 옅은 소금물에 살살 흔들어 씻은 뒤 체에 건진다.
3. 새우는 흐르는 물에 씻은 후 꼬치를 이용하여 등쪽에서 내장을 제거한다.
4. 냄비에 물을 붓고 모시조개를 넣어 끓인다. 한소끔 끓어 조개가 입을 벌리면 체에 면보를 깔고 쏟아 모시조개는 따로 건져두고 맑은 국물만 준비한다.
5. 풋고추와 붉은 고추는 동글동글하게 썬 다음 물에 헹궈 씨를 뺀다. 대파는 어슷하게 썰고, 참나물은 씻어 한 입 크기로 썰어놓는다.
6. 분량의 재료를 섞어 양념장을 미리 만들어놓는다.
7. 냄비에 준비해둔 맑은 조갯국물을 붓고 양념장을 넣어 끓인다. 국물이 끓기 시작하면 씻어놓은 해물을 넣어 끓인다.
8. 새우가 빨갛게 익으면 손질한 고추와 대파를 넣어 끓이다 순두부를 숟가락으로 떠서 넣는다.
9. 소금으로 간을 한 다음 썰어놓은 참나물을 넣고 불을 끈다. 먹기 전에 기호에 따라 고추기름을 한 방울 떨어뜨린다.

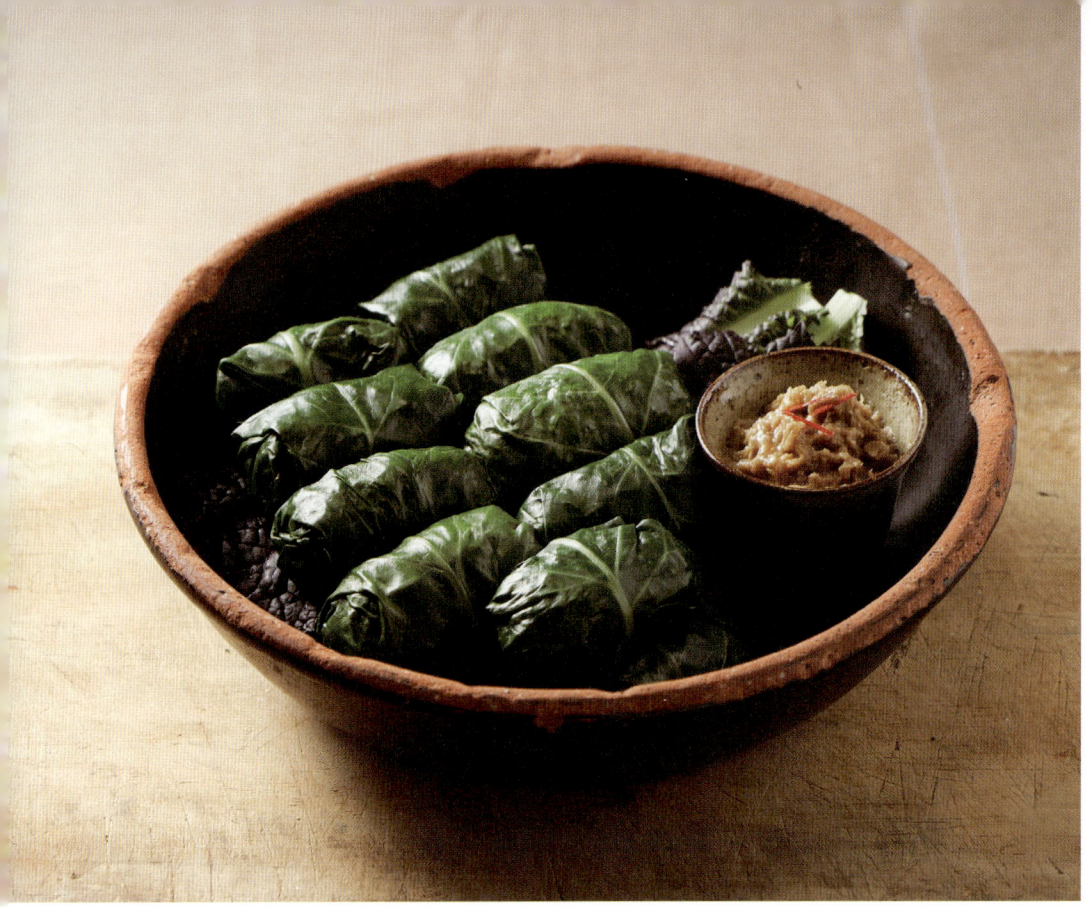

숙쌈과 쌈장

채소쌈은 입맛을 잃었을 때 별미로 준비하면 좋은 메뉴입니다. 쌈을 싸서 먹는 과정 자체가 평소와는 다른 식사가 될 수 있기 때문입니다. 생으로 채소를 준비해도 좋지만 한 번 데쳐낸 채소는 소화하기 쉬워 환자의 부담을 덜어줍니다. 근대, 호박잎, 양배추 등의 데쳐낸 쌈 재료에 직접 만든 풍부한 맛의 장을 곁들이면 좋습니다. 삶은 채소를 다른 반찬에 곁들이거나 한 개씩 먹기 좋은 크기로 말아서 준비해도 좋습니다.

재료

케일 15장(또는 근대 15장), 잡곡밥 2공기, 참기름 약간, 쌈장(된장 ⅓컵, 조갯살(대합) 1마리, 다진 양파 2큰술, 다진 마늘 1큰술, 물 또는 육수 ⅓컵, 참기름 1½큰술, 들깻가루 1큰술)

만드는 법

1. 케일 잎은 줄기를 꺾어 줄기 부분의 겉껍질을 제거하여 씻은 후 켜켜이 가지런히 쌓아 열이 오른 찜통에 살짝 쪄낸다.
2. 고슬하게 지어진 밥은 뜨거울 때 참기름을 살짝 넣어 한입 크기로 뭉친 후 쪄둔 케일 잎에 돌돌 말아 싸놓는다.
3. 뚝배기에 참기름을 둘러 바글바글 끓으면 다진 양파와 다진 마늘을 넣고 볶다가 된장과 손질한 조갯살을 넣는다.
4. 김이 오르면 물 또는 육수를 붓고 약한 불에서 은근하게 끓이다 걸쭉해지면 들깻가루를 넣은 뒤 불을 끄고 쌈밥에 곁들여낸다.

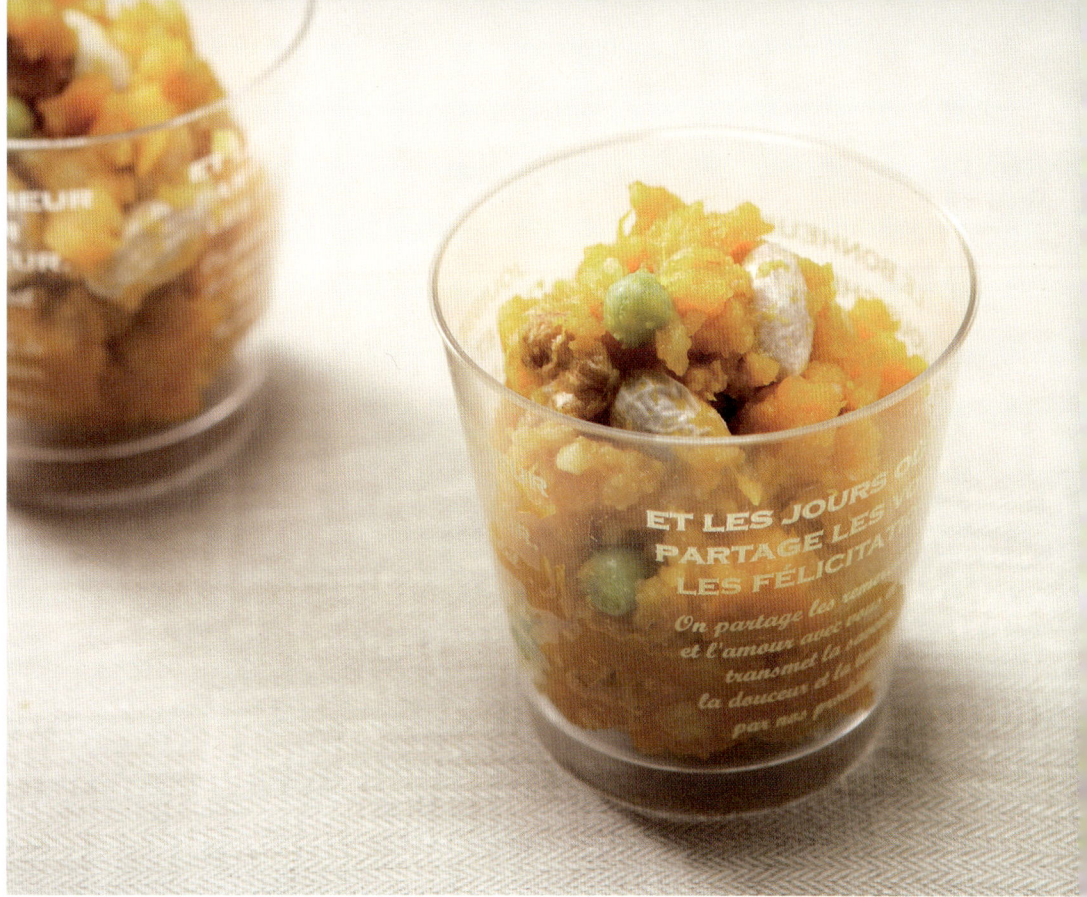

단호박고구마샐러드

채소에는 비타민과 각종 미네랄, 식이섬유가 많이 함유되어 있어 체내 대사기능이 원활하도록 도와주므로 평소 자주 먹을 수 있도록 준비합니다. 생으로 먹는 것도 좋지만 단호박, 고구마를 쪄서 으깬 샐러드를 만들면 먹기에도 부드럽고 소화가 쉬워 환자의 간식용으로도 좋으며, 입맛이 없을 때 열량을 보충할 수 있습니다.

재료

단호박 ½개, 고구마 2개, 완두콩 2큰술, 덩굴콩 3큰술, 생크림 3~4큰술, 소금 약간

만드는 법

1. 단호박은 반으로 갈라 숟가락으로 섬유질과 씨를 긁어 제거한다.
2. 덩굴콩과 완두콩은 씻어 체에 밭쳐두고, 고구마는 씻어 껍질을 벗긴다.
3. 찜통에 단호박과 고구마, 콩을 넣어 같이 찐다. 젓가락으로 찔러보아 푹 들어가면 익은 것이므로 먼저 익는 순서대로 꺼낸다.
4. 단호박과 고구마는 뜨거울 때 으깬 후 생크림과 소금으로 간을 한다.
5. 익힌 콩을 넣어 잘 섞어 그릇에 담아낸다.

> ► cooking tip
> 생크림과 소금으로 간을 할 때 기호에 따라 파르메산 치즈가루를 넣으면 풍미가 더해져 입맛을 돋우는 간식이 됩니다.

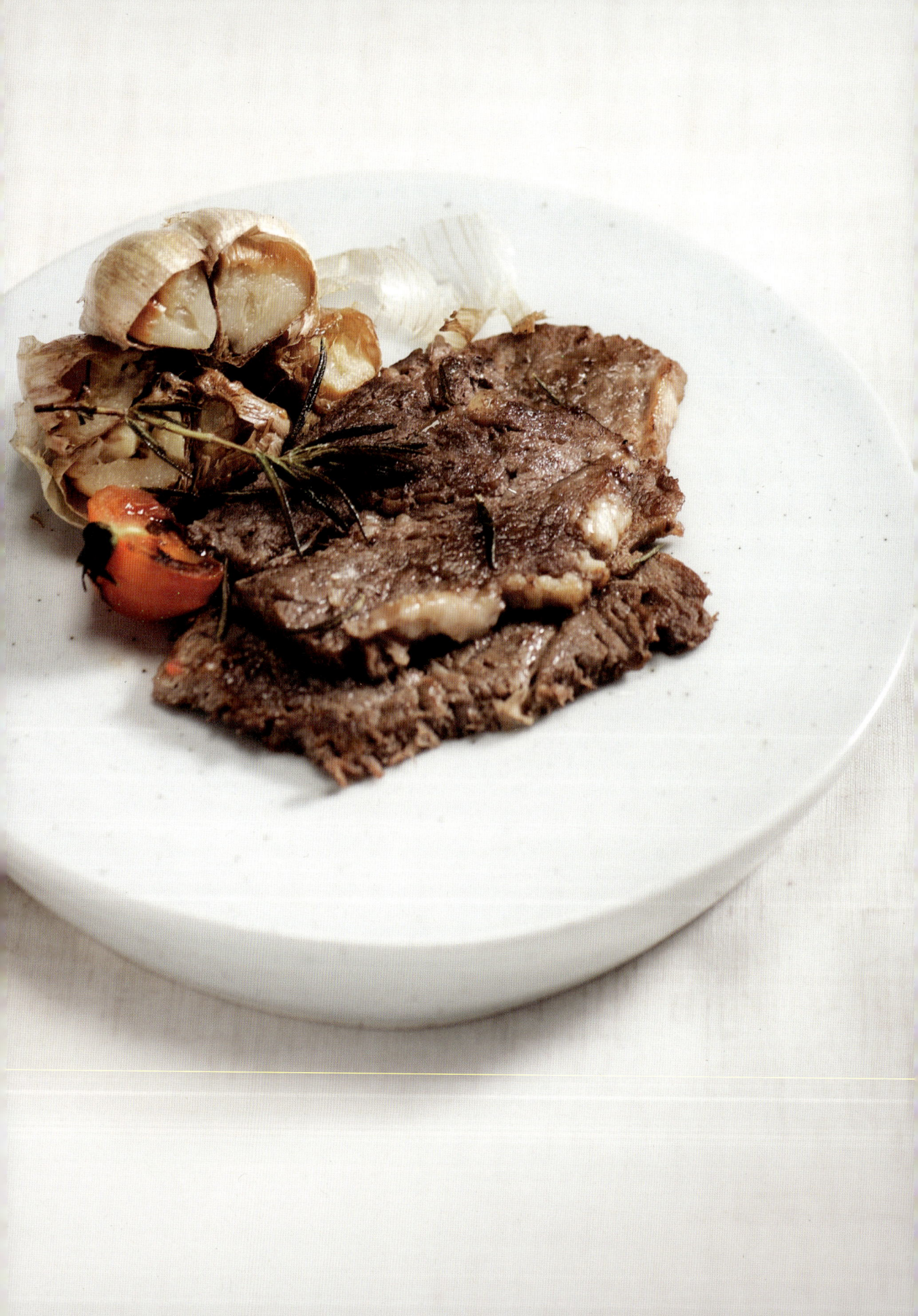

등심구이와 통마늘구이

육류를 조리할 때는 직화구이는 피하고 팬에 굽는 것이 좋은데 육류만 섭취하는 것보다 위암 예방에 근거가 있는 식품과 함께 먹을 것을 권장합니다. 마늘의 성분 중 알리신과 유황 화합물, 셀레늄 등이 항암 효과가 있어 육류와 함께 먹으면 좋습니다. 알리신은 헬리코박터균과 식중독을 유발하는 균을 사멸하여 항암 작용과 항균 작용을 하고, 유황 화합물인 디아릴펜타설피드는 발암물질의 독성을 제거하는 효소를 활성화하여 세포를 손상시키는 활성 산소를 제거합니다. 이러한 마늘은 생으로 먹으면 위에 자극이 될 수 있는데 오븐에 통으로 구우면 매운맛은 날아가고 감자와 같은 담백한 맛이 납니다.

재료

쇠고기 등심 2장, 올리브오일 1큰술, 마늘 ½개, 소금·후춧가루 약간, 브랜디 1큰술

만드는 법

1. 쇠고기 등심은 올리브오일을 뿌리고 20분 정도 재워 부드럽게 밑간을 한다.
2. 밑간 한 등심을 뜨겁게 달군 팬에서 소금과 후춧가루를 뿌려 앞뒤로 굽는다.
3. 마늘은 껍질째 대강 씻은 후 올리브오일을 살짝 뿌린 다음 220℃로 예열한 오븐에 15~20분 구워낸다.
4. 고기의 앞면이 색이 나도록 구워지면 뒷면도 적당히 구워낸다. 앞면이 익으면 뒤집어 브랜디를 1큰술 정도 붓고 고기의 잡냄새가 날아가도록 구워낸다.

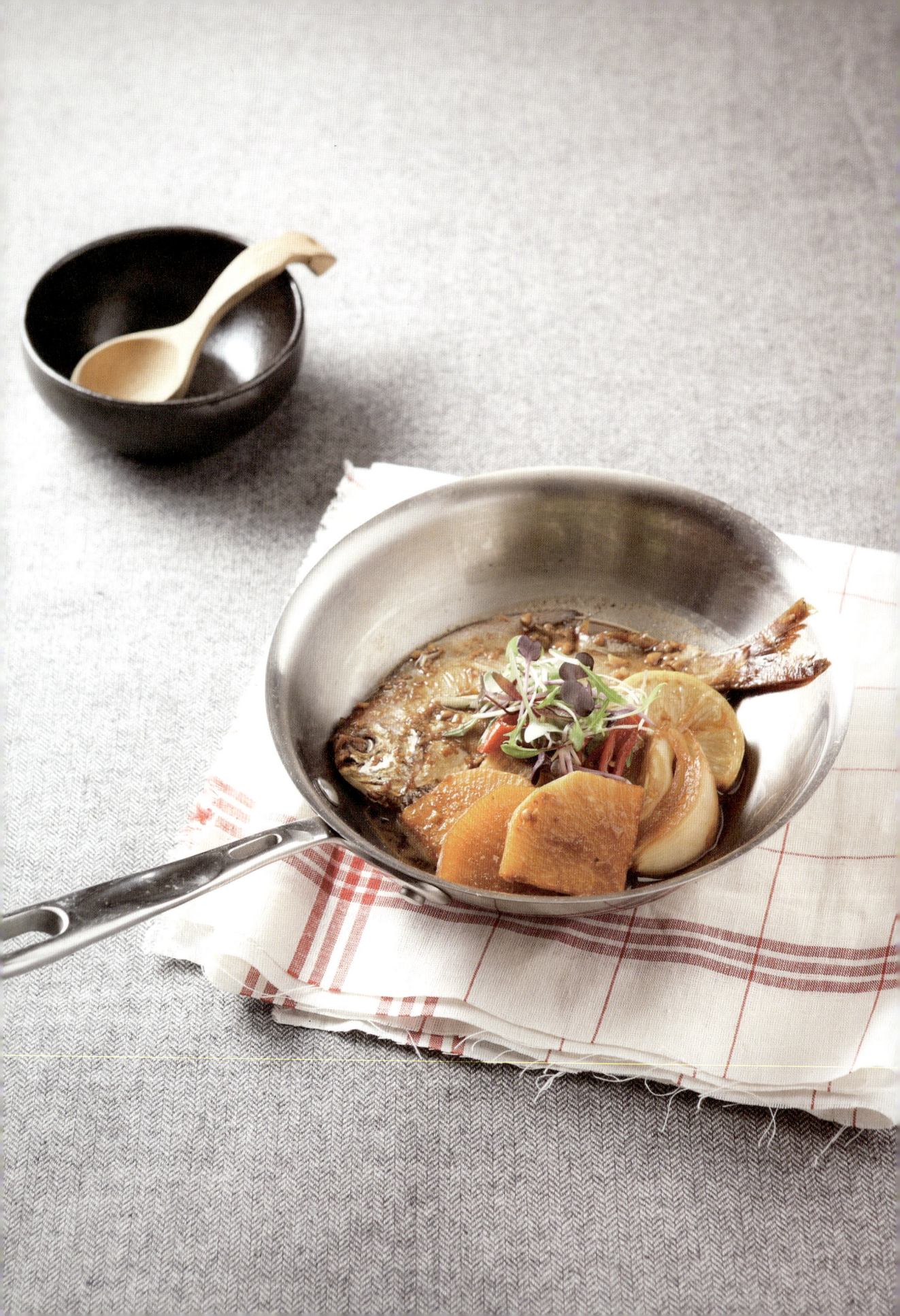

병어조림

생선은 단백질이 풍부하고 살이 부드러워 환자에게 좋은 식재료입니다. 하지만 생선 특유의 비린내가 입맛을 잃게 하는 경우가 많아 준비할 때 조심스럽기도 합니다. 흰살 생선은 비린내가 적고 맛이 담백해 항암 치료 중인 환자들에게도 권할 만합니다. 냉동 생선은 살이 단단하고 푸석한 식감을 주므로 가급적 싱싱한 상태의 생물을 준비해 깨끗하게 손질한 후 조리하도록 합니다.

재료

병어 1마리, 양파 ½개, 대파 ½개, 무 1토막, 조림장(간장 3큰술, 청주 2큰술, 다진 마늘 ⅔큰술, 생강즙 1작은술, 물 ⅓컵, 후춧가루 약간)

만드는 법

1. 병어는 비늘을 긁어내고 흐르는 물에 씻은 후, 칼끝으로 지느러미를 제거하고 배 안쪽에 칼집을 내어 내장을 제거한다.
2. 내장을 제거한 병어는 배쪽으로 X자 모양의 칼집을 넣어 소금을 살짝 뿌려놓는다.
3. 무는 도톰하게 썰고 양파는 굵직하게 썬다. 대파는 큼직하게 어슷 썬다.
4. 분량의 재료를 섞어 조림장을 미리 만들어놓는다.
5. 냄비에 썰어둔 무와 대파를 깔고 무가 투명하게 익기 시작하면 조림장을 넣어 끓인다.
6. 조림장이 끓으면 손질한 병어를 넣어 조림장을 끼얹어가며 조려낸다.

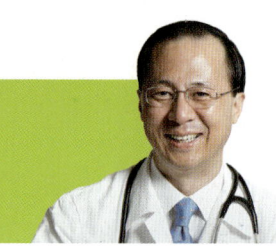

홍영선 박사의
채식 위주의 소식 밥상

직책상 오전 6시면 출근을 하기 때문에 집에서 아침 식사를 하는 경우는 드뭅니다. 아침에는 보통 출근 후 샌드위치를 먹고 점심은 병원 식당에서 먹거나 손님들과 외식을 합니다. 저녁 시간에도 외식을 하는 일이 많아요. 이렇게 주로 밖에서 식사하는 일이 잦다 보니 집에서 식사를 할 때에는 가능한 한 기름기 없는 담백한 식사를 하려고 노력합니다.

주식은 흰쌀밥보다는 잡곡밥을 먹습니다. 흰쌀밥은 단순당이 높아 칼로리가 높고 잡곡밥에 비해 포만감이 적어 식사량이 많아지기 쉽지요. 그래서 여러 가지 곡물을 섞은 잡곡밥을 먹는데 반 공기 정도만 먹어도 포만감이 큽니다. 반찬은 신선한 채소를 많이 먹으려고 노력합니다. 오이, 양배추, 당근 등 생으로 먹어도 좋은 채소를 샐러드로 해서 곁들입니다. 나물 반찬 한두 가지는 빠지지 않고 식탁에 올라오는 메뉴예요. 국은 된장에 배추나 우거지를 넣은 맑은국으로 즐겨 먹습니다.

단백질을 보충하는 데는 육류보다 생선, 그중에서도 고등어나 삼치, 참치 같은 등푸른 생선을 즐겨 먹어요. 육류를 먹을 때는 기름기가 적은 부위, 혹은 요리를 하더라도 기름기를 제거한 것으로 소량 먹습니다.

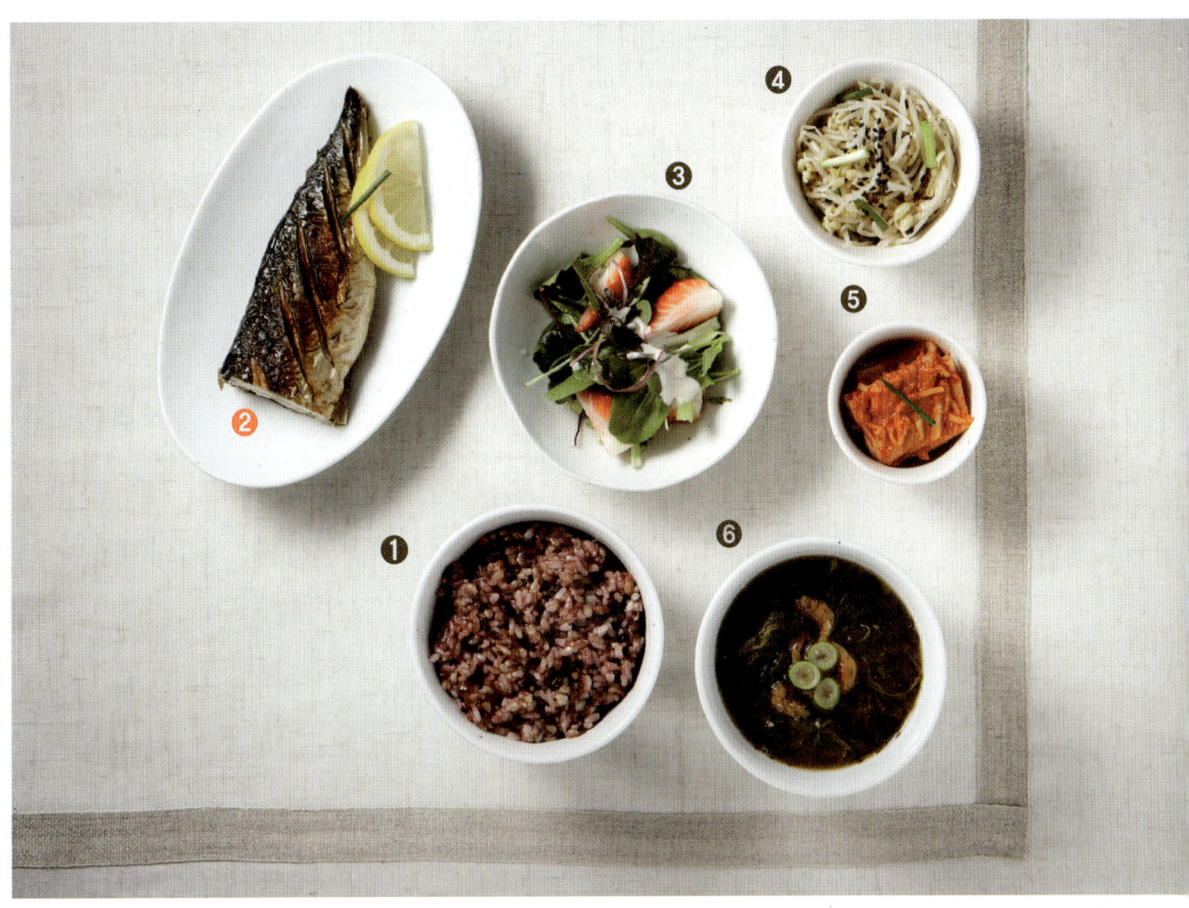

홍영선 박사의 밥상 ❶ 잡곡밥 반 공기 ❷ 고등어구이 ❸ 샐러드 ❹ 숙주미나리초무침(요리법은 235쪽에)
❺ 배추김치 ❻ 건새우아욱된장국(요리법은 168쪽에)

● ● **고등어구이**는 이렇게 만들어요

　재　료 고등어 1마리, 소금 약간
만들기 고등어는 구이용으로 준비해 소금을 살짝 뿌리고 살이 두꺼우면 칼집을 낸 후 열이 오른 팬에 구워낸다. 고등어는 물에 오래 씻으면 수용성 비타민이 파괴되므로 오래 씻지 않는 것이 좋다. 소금에 절여 파는 자반은 간이 너무 셀 경우 쌀뜨물에 씻으면 염분기가 줄어든다.

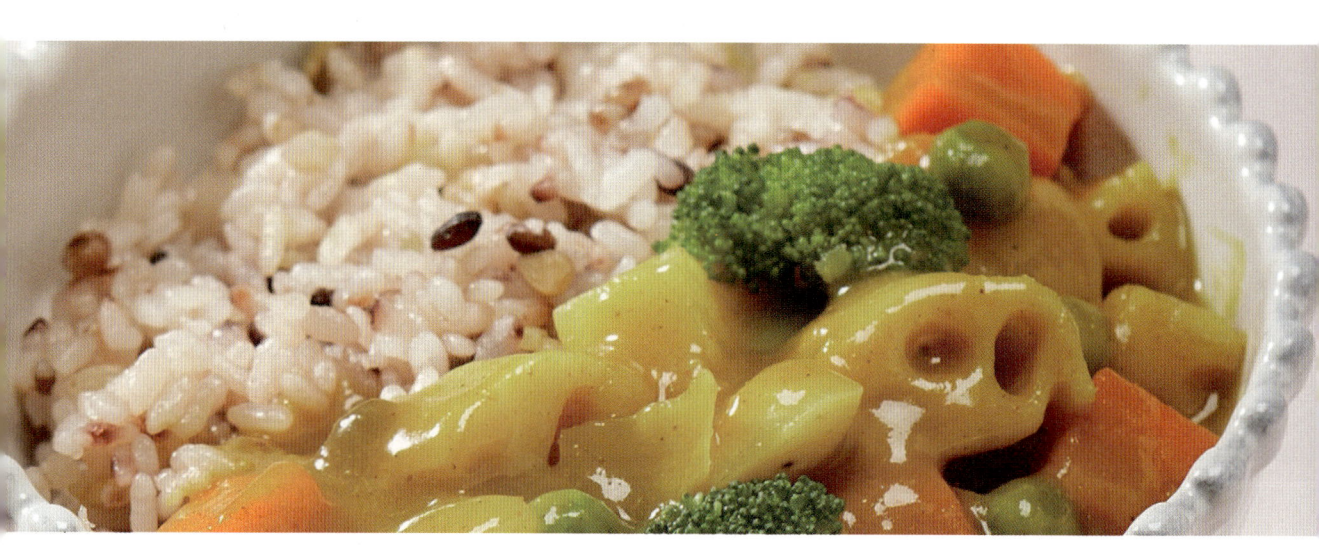

대장암

대장암은 대장의 가운데 비어 있는 부분에서 가장 가까운 점막의 상피세포에서 발생합니다. 대부분의 상피세포들은 소화와 흡수를 담당하는 샘세포로 이들에서 유래하는 암세포를 선암이라고 합니다. 일부 편평상피암, 림프종, 육종, 유암종 등이 대장에서 발생할 수도 있습니다. 대장암은 우리나라에서 흔히 발생하는 암 중의 하나로 전체 암 발생의 12.7%로 3위를 차지합니다. 최근 식사 습관이 서구화되어 육식을 많이 하게 되면서 대장암의 발생 빈도와 사망 빈도가 급격하게 증가하고 있습니다.

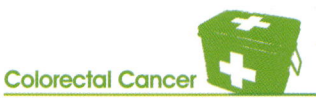

대장암의
증상 및 치료 과정

대장은 소장이 끝나는 부위에서 시작하여 항문까지 이어지는 소화기관입니다. 소화 단계의 가장 마지막 기관에 해당하며 수분을 흡수하는 역할을 합니다. 대장은 안쪽에서부터 점막, 점막하층, 근육층, 장막으로 구성되어 있습니다. 대장암은 대장의 가운데 비어 있는 부분에서 가장 가까운 점막의 상피세포에서 발생합니다. 대부분의 상피세포들은 소화와 흡수를 담당하는 샘세포Glandular epithelium로 이들에서 유래하는 암세포를 선암이라고 합니다. 일부 편평상피암, 림프종, 육종, 유암종 등이 대장에서 발생할 수도 있습니다.

대장은 위치에 따라 항문으로부터 20cm 정도까지를 직장이라고 부르는데, 이 직장에 암이 생기는 직장암과 직장 위쪽의 대장 부분인 결장에 암이 생기는 결장암으로 구분합니다. 직장암의 경우 결장암과는 치료 방법과 예후가 다르기 때문에 구별해서 부릅니다.

대장암은 우리나라에서 흔히 발생하는 암 중의 하나로 전체 암 발생의 12.7%로 3위를 차지합니다. 성별로는 남자의 경우 위암에 이어 전체 암 발생의 14.6%로 2위에 해당합니다. 여자의 경우는 약 10.6%로 4위를 차지하고 있습니다. 최근 식사 습관이 서구화되어 육식을 많이 하게 되면서 대장암의 발생 빈도와 사망 빈도가 급격하게 증가하고 있습니다. 1980년대 말에는 인구 10만 명당 대장암에 의한 암 종류별 사망률이 3.1명이었으나, 2009년에는 14.3%로 다른 암에 비해 빠른 속도로 증가하는 추세입니다.

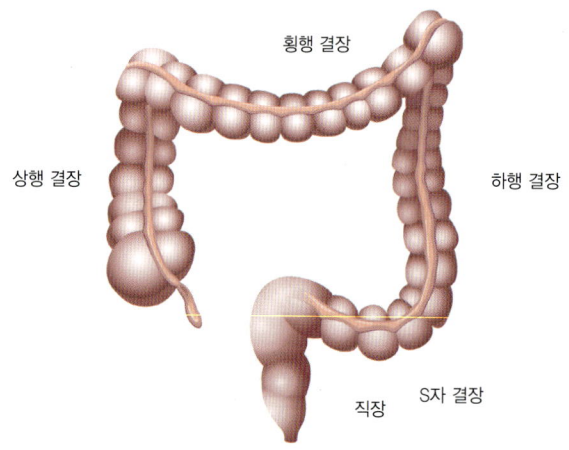

◑ 대장암은 유전적 요인과 환경적 요인으로 발생합니다

대장암의 발병 원인은 유전적인 요인과 환경적인 요인으로 나눌 수 있습니다. 유전적인 요인은 전체 대장암 발생의 약 5%를 차지합니다. 이는 대개 선천성 비용종성 대장암Hereditary non-polyposis colorectal cancer 혹은 가족성 선종성 용종증Familial adenomatous polyposis이라는 유전성 질환과 연관되어 나타납니다. 또한 15~20%는 가족성 대장암으로 직계가족 중에 대장암환자가 있을 경우 대장암이 발생합니다.

환경적인 요인으로는 식사 습관, 염증성 장질환, 선종성 용종, 흡연, 음주 등을 꼽을 수 있습니다. 고지방, 고칼로리의 음식을 과다하게 먹고 섬유소를 적게 먹는 식습관은 대장암 발병의 가능성을 더욱 높입니다. 또 궤양성 대장염을 10년 이상 앓는 경우 대장암이 생길 가능성은 높아집니다. 대장에 생기는 사마귀의 일종인 선종성 용종은 일부 대장암으로 진행됩니다. 크기와 모양에 따라 다르지만 대장암의 95% 이상이 선종에서 발생된다고 알려져 있습니다. 이는 선종에서 축적된 유전자 변이가 3~5년 사이에 암으로 진행되기 때문입니다. 그 외에도 흡연과 음주 습관은 대장암의 발병 위험을 높이는 원인으로 꼽힙니다.

◑ 대장암 초기에는 특별한 증상이 발견되지 않습니다

대장암은 다른 암과 마찬가지로 초기에는 특별한 증상이 없다가 일부는 상당히 진행된 뒤에 발견되기도 합니다. 일반적으로 대장암의 증상은 대변과 관계된 것이 주를 이룹니다. 좌측 대장(하행 결장, S자 결장, 직장)에 암이 생긴 경우에는 변비나 설사가 나타나기도 하고 변의 굵기가 가늘어지기도 합니다. 직장이나 S자 결장과 같이 항문과 가까운 곳에 암이 발생하게 되면 대변을 본 후에도 변이 남은 것 같거나 변을 보고 싶은 느낌이 계속되기도 하고, 혈변을 보기도 합니다.

반면 우측 대장의 경우에는 배변 습관에 큰 변화를 보이지 않습니다. 암이 상당히 진행된 후 배에 덩어리가 만져지거나, 모르는 사이 암에서 출혈이 발생해 다른 증상 없이 빈혈만 나타나고 빈혈의 원인을 검사하다 대장암이 발견되기도 합니다. 따라서 대장암은 다른 암과 마찬가지로 정기 검진을 통해 조기에 발견하는 것이 최선입니다. 50대 이상의 성인 남녀는 5~10년에 한 번씩 반드시 대장내시경 검사를 받아야 합니다. 가족력이 있거나 유전성 용종질환, 염증성 장질환을 앓고 있다면 더 자주 검사를 받아야 하는데 전문의와 상의하여 검사 간격과 방법을 결정합니다.

대장암은 조직 검사를 통해 확진됩니다

일반적으로 대장내시경 검사를 통해 조직 검사를 하고, 조직 검사에서 암세포가 확인되면 확진이 됩니다. 진단이 된 후에는 치료 방법을 결정하기 위해 병기 판정을 위한 검사를 합니다. 먼저 복부 전산화단층촬영을 시행하는데, 주변 림프절과 간, 폐 등에 전이가 있는지를 확인할 수 있습니다. 직장암의 경우에는 주변부로 전이되었는지 확인하기 위해 직장 초음파, 자기공명단층촬영을 실시하기도 합니다. 또한 암 주변 세포의 부분적인 전이나 간, 폐, 복막 등으로의 전이 여부를 확인하기 위해 양전자방출단층촬영PET을 추가적으로 시행할 수도 있습니다. 그 외에 환자의 증상에 따라 필요한 경우에 흉부 전산화단층촬영, 동위원소 뼈 촬영 등을 시행합니다.

병기는 암의 진행 정도를 숫자로 구분한 것입니다. 대장암의 병기는 듀크Duke 분류법 혹은 TNM 병기를 사용합니다. 이들 병기 분류법은 크게 다르지 않은데 2가지 모두 대장암의 장벽 침윤 정도와 림프절 전이, 타 장기 전이의 3가지 인자를 종합하여 병기를 결정합니다. 듀크 C 혹은 3기의 대장암은 림프절 전이가 있는 경우이고, 듀크 D 혹은 4기는 다른 장기로 전이가 있는 경우입니다.

암의 병기에 따른 치료

◆ 듀크 A(1기)와 듀크 B(2기)

듀크 A(1기)의 대장암은 점막하층 혹은 근육층에만 암이 발생한 경우입니다. 주위 림프절에 전이가 없는 경우로 95% 이상 수술로 완치될 수 있는 단계입니다. 듀크 B(2기)의 대장암은 주변 림프절에 전이는 없지만 대장암이 근육층을 넘어서 장막하층까지 퍼졌거나 더 진행되어 주변 조직까지 전이된 경우입니다. 이 경우에는 수술 후 보조 항암 치료를 통해 완치를 기대할 수 있습니다.

◆ **듀크 C(3기)**

주위 림프절에 암세포가 퍼졌지만 먼 곳까지 암이 퍼지지는 않은 단계입니다. 기본적으로 수술을 하게 되는데 재발 확률이 높아 수술 후 보조적인 치료가 도움이 될 수 있는 단계입니다. 일반적으로 6개월간 보조 항암 치료를 시행하게 됩니다. 이 경우 5년 생존율은 약 50~70%입니다.

◆ **듀크 D(4기)**

암이 수술로 모두 제거되기 힘들 정도로 진행된 상태입니다. 전신적인 치료, 즉 항암제 치료를 하게 되는 단계입니다. 최근 많은 신약들이 개발되어 항암제 치료만으로도 상당 정도 생존 기간이 향상되었습니다. 5년 생존율이 약

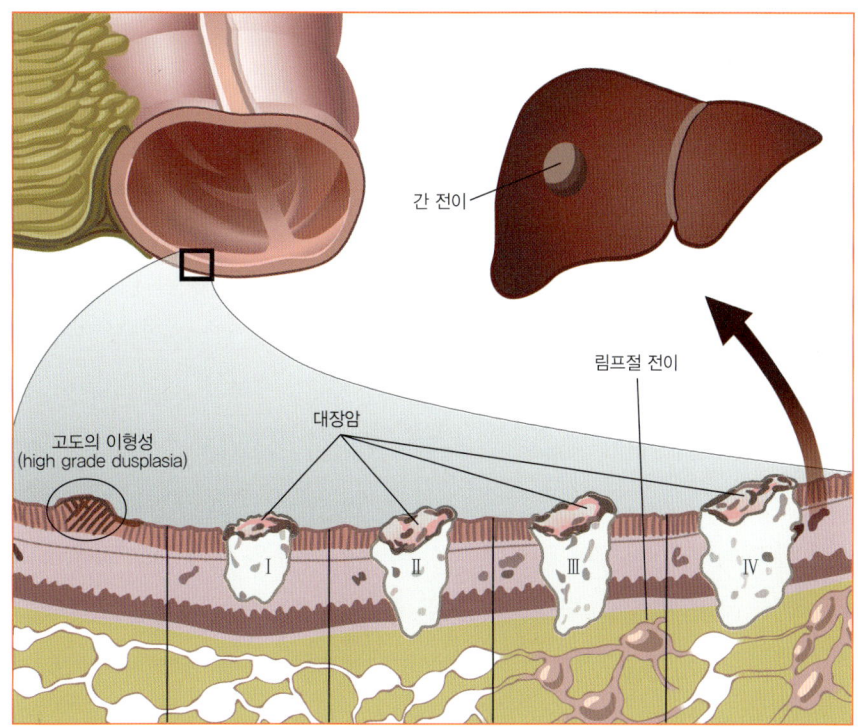

대장암의 병기

20% 정도이며, 일부 환자의 경우 4기라도 적극적인 수술 치료가 도움이 될 수 있습니다.

● 병기와 환자의 전신 상태에 따라 치료 방법이 결정됩니다

대장암은 주변 세포로 옮겨가서 성장하고 이후에는 림프관이나 혈관을 통해 다른 장기로 옮겨가서 자라기도 합니다. 즉 대장암 초기에는 대장에 국한되어 있던 암세포가 진행되면서 주변 림프절까지 전이되고 이후 혈관을 따라 간 혹은 폐로 전이됩니다. 간이나 폐로 전이된 암세포는 수술로 제거가 가능한 경우가 있어 이 경우에는 4기로 진단되어도 수술이 도움이 됩니다. 또한 장 폐쇄 치료를 위해서도 수술을 시행할 수 있습니다. 이 경우 암세포는 제거하지 못하기 때문에 완치를 목적으로 시행하는 것은 아닙니다. 다만 암으로 인해 대장이 막혀서 음식을 먹지 못하는 것을 예방하는 것이 주된 목적입니다. 2기에서 3기 이상의 고위험군에서는 항암제 치료와 방사선 치료를 시행하며, 4기 이상의 경우에는 신약을 포함한 적극적인 항암요법으로 생존 기간을 증가시키고 증상의 호전을 위해 노력합니다.

◆ 대장암의 수술

수술은 현재까지 대장암 치료의 가장 기본적인 치료 방법입니다. 결장암의 경우에는 반대장절제술Hemicolectomy로 종양이 있는 부위를 포함하여 결장의 2분의 1을 절제하고 남은 장을 서로 연결하는 방법을 사용합니다. 직장암은 암을 절제한 후 남은 장의 길이가 항문으로부터 6cm 미만인 경우 장루 조성술을 같이 시행해야 합니다. 위암과 마찬가지로 대장암 역시 복강경 수술을 할 수도 있습니다. 복강경 수술이란 배를 칼로 크게 열지 않고, 몇 개의 관(투침관)을 복강(횡격막 아래 배 부분의 빈 공간으로 우리 몸에서 가장 큰 빈 공간입니다) 내로 넣은 후 복강경을 통해 내장을 모니터 화면으로 보면서, 관(투침관)을 통해 복강 내에 넣은 특수하게 만들어진 수술 기구를 조작하며 수술하는 방법입니다. 따라서 기존의 개복 수술에 비해 통증이 적으며 흉터가 작고 회복이 빠른 장점이 있습니다. 다만 수술시간이 다소 길고 기구가 값이 비싸서 수술비용이 많이 드는 단점이 있습니다. 아직은 림프절 전이 가능성이 적은 경우에 한해서만 선택적으로 고려할 수 있는 수술 방법입니다.

조기 직장암의 경우에는 국소 마취를 한 후 항문을 통하여 종양을 절제하는 방법인 경항문 절제술로 배에 상처를 남기지 않고 수술할 수 있습니다. 하지만 림프절을 제거하지 못하기 때문에 암이 어느 정도 진행된 상태일 경우에는 시행할 수 없습니다.

암세포로 인해 음식물, 가스, 소화액 등이 장을 통과하지 못하는 장 폐쇄가 발생할 수 있습니다. 이를 해결하기 위해 결장에 배변을 위한 인공 항문을 만드는 수술을 시행할 수도 있습니다.

항암제와 방사선 치료는 대장암 치료의 보조적인 방법입니다

항암제 치료

최근 10년간 대장암의 항암제 치료법은 많은 발전을 이루었습니다. 수술 후 재발 방지를 위해 시행하는 보조 항암요법은 2·3기 환자의 재발률을 낮추고 생존 기간을 증가시킵니다. 대개 3기의 경우 40~60%, 2기는 20~30%의 재발률을 보이는데, 환자의 상태가 양호하고 항암 치료의 부작용을 잘 견딜 수 있는 경우 5-플루오로우라실, 류코보린Leucovorin, 옥살리플라틴, 카페시타빈(젤로다) 등의 항암제를 투여하게 됩니다. 이들 보조 항암제는 3기의 대장암환자에서 약 10% 정도 생존율을 높입니다. 4기의 경우에도 항암 치료에 비교적 좋은 반응을 보입니다. 5-플루오로우라실, 류코보린, 옥살리플라틴, 이리노테칸의 약제를 통해 약 12개월 정도 생존 기간이 연장되는 것으로 알려져 있습니다. 최근 분자표적 치료제인 베바시주맵Bevacizumab, 아바스틴Avastin®, 세툭시맵Cetuximab, 어비툭스Erbitux®의 병합 투여가 항암제의 부작용은 크게 증가시키지 않으면서 그 효과는 높이는 것으로 보고되었습니다.

◆ 방사선 치료

방사선 치료란 엑스선, 전자선, 양성자선 등 각종 전리방사선을 쏘아 암을 치료하는 방법입니다. 보통 방사선을 쏘면 정상 세포와 암세포 모두 손상을 받지만 암세포처럼 세포 분열이 빠른 조직에 더욱 치명적으로 작용합니다. 그래서 여러 방향으로 나누어 방사선을 쏘아 가급적 정상 세포가 손상을 덜 받도록 치료하며 몇 차례에 걸쳐 시행합니다.

직장암의 경우에는 수술 전 혹은 수술 후에 방사선 치료를 시행합니다. 직장은 골반 안에 위치하고 있어 수술할 때 안전 범위를 충분히 확보하기 어렵습니다. 또한 수술 후에 암이 재발할 경우 절반 이상이 골반 안의 수술 부위에서 재발합니다. 따라서 수술 후에 부분적으로 방사선 치료를 통해 대장암의 재발을 막고 항문을 보존할 수 있습니다.

또한 방사선 치료만 받는 것보다는 방사선과 약물 치료를 동시에 받으면 방사선의 국소 치료 효과를 높이기 때문에 림프절 전이가 있거나 대장암의 장벽 침윤 정도가 심한 경우에는 수술 전에 방사선 치료와 약물 치료를 함께 시행합니다. 수술 전 방사선 치료를 하게 되면 국소 재발을 막아 생존율을 높일 수 있습니다. 암세포를 절제하는 것이 불가능한 경우 수술 전 방사선 치료를 통해 암을 절제할 수 있는 가능성을 높이고 항문괄약근을 보존할 수 있도록 합니다.

○ 대장암의 재발은 초기에 발견하는 것이 가장 중요합니다

대장암은 수술로 암세포를 깨끗이 절제했다 하더라도 20~50% 정도 재발됩니다. 대장암의 평균 재발 시기는 수술 후 12~24개월입니다. 재발의 약 70%는 24개월 이내에 발생합니다. 또한 수술 후 3~5년 사이에 재발의 90%가 발견되며 5년 후부터는 재발의 가능성이 둔화됩니다. 따라서 치료 후에도 재발 가능성을 염두에 두고 꾸준히 관리하며 검진을 받아야 합니다. 재발을 하더라도 암세포가 절제 가능한 부위에 있는 경우라면 장기 생존을 기대할 수 있기 때문입니다. 예를 들어 대장암환자의 제일 큰 사망 원인 중 하나가 간으로 전이된 경우입니다. 재발의 25%가 간에서 시작됩니다. 간에 전이가 되었어도 수술 등의 치료를 통해 암을 절제하는 경우 30~40% 정도는 장기 생존을 기대할 수 있고, 수술로 절제가 불가능한 경우라도 항암제 치료 후 간에 있는 암 덩어리를 작게 만들어 간절제술을 시행하면 장기 생존을 기대할 수 있습니다. 그러나 암세포가 많이 번져 간 절제가 불가능하여 항암제 치료만 시행하는 경우에는 5년 생존율이 5% 미만에 그칩니다. 따라서 정기적인 검진을 통해 증상 없는 초기에 재발을 발견하면 그만큼 환자의 생존율을 높일 수 있습니다.

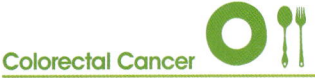

대장암환자를 위한
식생활

대장은 소화기관이기 때문에 수술로 장을 잘라내거나 약물 치료를 통해 건강한 장세포가 손상되면 반드시 영양 문제가 따르게 됩니다. 특히 치료 방법과 치료 기간 등에 따라 다양한 영양 문제가 나타나기 때문에 그 문제에 맞게 영양 관리도 달라져야 합니다. 한 가지 기억해야 할 것은 암 치료 중에는 반드시 지켜야 하거나 매우 효과적인 영양 관리법이 따로 있는 것은 아니라는 점입니다. 치료의 부작용을 최소화하고 환자가 음식을 잘 먹을 수 있도록 하는 것이 건강을 유지할 수 있는 가장 좋은 방법입니다.

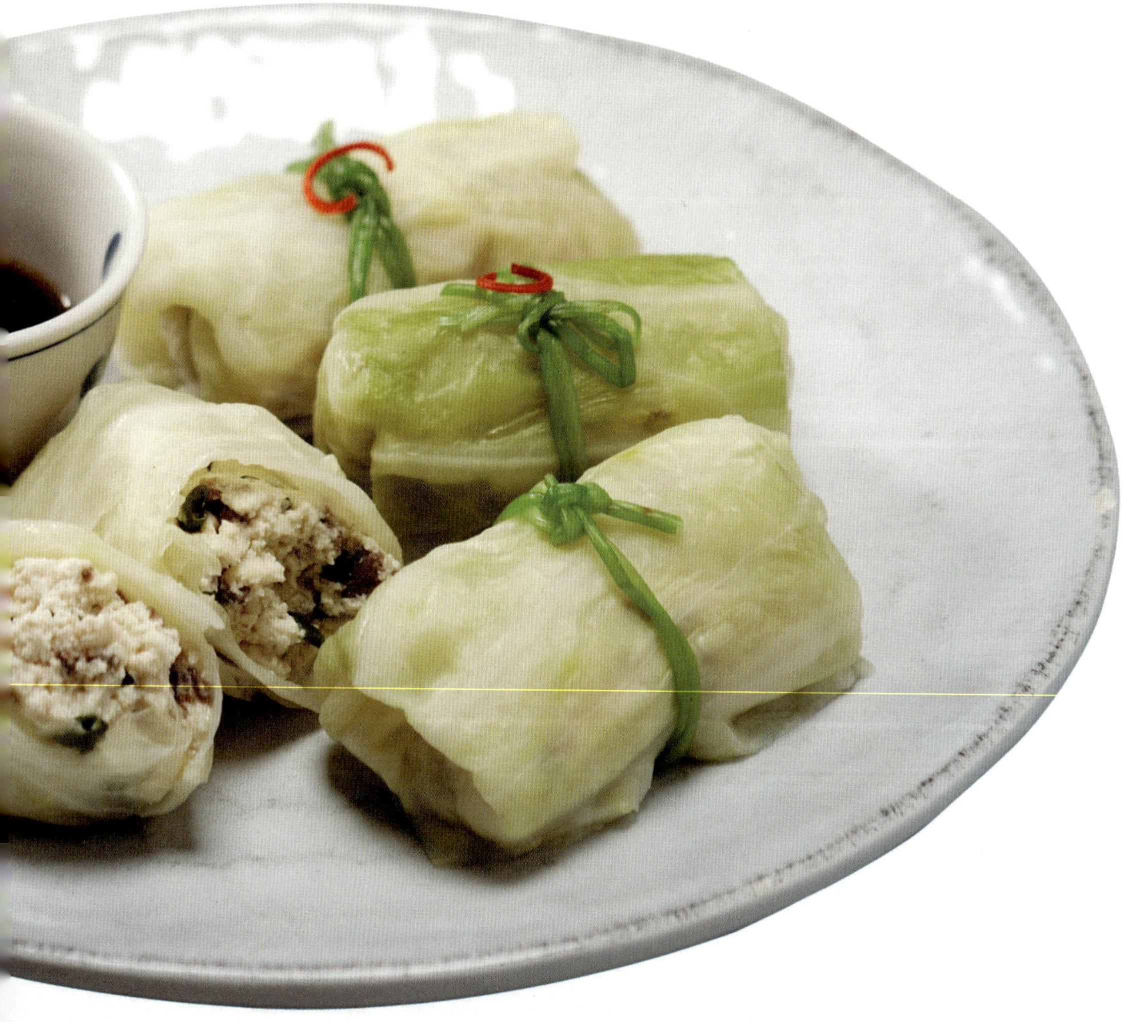

◯ 충분한 양의 단백질과 열량을 함유한 식사는 환자의 회복을 돕습니다

대장암은 치료 과정에서 체중 감소가 오기 쉽습니다. 그래서 환자의 체중을 회복시키고 신체의 기능이 원활해질 수 있도록 영양 관리를 하는 것이 중요합니다. 그러나 식욕이 극도로 저하되어 어떤 음식도 먹고 싶지 않을 때 무리하게 음식을 먹으려 하면 음식에 대한 거부감이 생길 수 있습니다. 억지로 먹으려 하기보다는 입맛에 당기는 음식을 1~2가지 정도 먹으며 서서히 양을 늘려가도록 합니다. 그것도 여의치 않을 때는 시중에 판매되고 있는 영양 보충 음료를 먼저 먹기 시작하는 것도 방법입니다.

식욕이 없더라도 물은 충분히 마셔야 합니다. 수분은 우리 몸의 70% 이상을 차지하기 때문에 체내에 수분이 부족해 생기는 탈수 증상은 신체기능을 떨어뜨리는 큰 요인이 됩니다. 하루에 적어도 6~8컵의 물을 마시도록 하며 늘 물병을 가지고 다니면서 수시로 마시는 것이 좋습니다.

◆ 탈수 증상을 막아주는 수분 보충 식품
차, 젤리, 스포츠 음료, 수정과, 빙과, 밥알이 없는 식혜, 물, 맑은 육즙, 맑은 채소 수프, 레모네이드, 꿀, 과일 펀치, 과일맛 음료

◆ 입맛이 없을 때 먹을 수 있는 유동식
육즙, 맑은 고기 수프, 밀크셰이크, 요구르트, 토마토주스, 부드러운 아이스크림, 커스터드, 죽, 모든 과일주스, 옥수수전분 푸딩

각종 재료를 이용하여 유동식의 효과를 낼 수 있는 방법

버터와 마가린	• 으깬 감자, 구운 감자, 뜨거운 곡류, 도정하지 않은 곡류, 밥, 국수, 조리된 채소에 첨가한다. • 크림수프, 육즙에 섞는다. • 허브나 향신료와 섞어서 조리된 고기, 햄버거, 생선과 달걀 요리 위에 뿌린다. • 새우, 조개관자, 랍스터, 게 같은 해산물 요리의 소스로 이용한다.
휘핑크림	• 핫초코, 디저트, 젤라틴, 푸딩, 과일, 팬케이크와 와플에 달콤하게 곁들인다. • 으깬 감자, 과일 퓌레 안에 섞어 부드럽고 달콤하게 만든다.
우유와 크림	• 크림수프, 소스, 달걀 요리, 반죽, 푸딩과 커스터드를 만들 때 사용한다. • 뜨겁거나 찬 곡류에 올린다. • 국수, 파스타, 밥, 으깬 감자와 섞는다. • 저지방 우유 대신에 우유를 사용한다. • 조리 과정에 우유 대신에 크림을 사용한다. • 크림과 마시멜로를 넣어 핫초코를 만든다.
치즈	• 찜, 감자, 채소 위에 녹인다. • 오믈렛이나 샌드위치에 첨가한다.
크림 치즈	• 빵, 머핀, 과일 조각, 크래커 위에 뿌린다. • 채소에 첨가한다. • 으깬 견과류의 껍질과 알맹이, 밀 배아에 굴린다.
사워크림	• 크림수프, 구운 감자, 마카로니, 치즈, 채소, 샐러드드레싱, 스튜, 구운 고기와 생선에 첨가한다. • 케이크, 과일, 빵과 머핀의 토핑으로 이용한다. • 신선한 과일과 채소의 소스로 사용한다. • 과일 한 국자와 흑설탕을 첨가해 먹기 전에 차가워질 때까지 냉장시키면 좋은 디저트가 된다.
샐러드드레싱과 마요네즈	• 샌드위치에 첨가한다. • 고기, 생선, 달걀, 그리고 채소샐러드와 함께 혼합한다. • 크로켓 안의 속으로 사용한다. • 젤라틴 요리의 소스로 사용한다.
꿀, 잼, 설탕	• 빵, 시리얼, 유음료, 과일과 요구르트 디저트에 첨가한다. • 치킨과 같은 고기에 윤기를 내는 데 사용한다.
말린 과일	• 아침이나 디저트, 간식으로 이용한다. • 머핀, 쿠키, 빵, 케이크, 밥과 곡류 음식, 시리얼, 푸딩에 첨가한다. • 파이 안에 넣어 굽는다. • 당근, 고구마, 마, 도토리 등 조리된 채소에 혼합한다. • 간식으로 견과류와 혼합한다.
달걀류	• 샐러드에 삶은 달걀을 으깨서 이용한다. • 달걀, 우유와 설탕으로 풍부한 커스터드를 만든다. • 삶은 노른자를 샌드위치에 펴 바른다. • 매시드 포테이토, 채소 퓌레와 소스에 달걀을 으깨 넣는다. (단 날달걀에는 유해한 박테리아가 있을 수 있기 때문에, 요리에 달걀을 넣고 난 뒤에 조리를 계속해야 한다.) • 커스터드, 푸딩, 스크램블드에그, 오믈렛, 팬케이크 그리고 조리 전 프렌치토스트 반죽에 여분의 달걀과 달걀 흰자를 첨가한다.
음식 준비 시	• 고기와 채소를 주식으로 한다. • 육류를 기름으로 데친 소테나 튀긴 음식으로 준비한다. (이런 방법은 굽거나 삶는 것보다 칼로리를 높일 수 있기 때문이다.) • 소스나 육즙을 첨가한다.

○ 조금씩 자주 먹는 식사로 기력을 보충합니다

대장암을 포함하여 항암 치료 과정에서 많은 환자들이 식욕을 잃습니다. 식욕이 떨어지면 곧바로 체중이 줄어듭니다. 식욕이 없는 경우에는 조금이라도 먹도록 노력하되 많은 양을 먹으려고 애쓰지 않아도 좋습니다. 평소 좋아하는 간식을 가까운 곳에 두고 자주 먹도록 합니다. 다소 강한 향신료를 첨가하면 입맛이 되살아나는 경우가 있으므로 음식을 조리할 때 사용해볼 수 있습니다.

식사할 때의 분위기도 식욕을 느끼게 하는 중요한 요소입니다. 가족이 함께 담소를 나누며 천천히 식사하여 즐겁고 편안한 분위기를 만들도록 합니다. 의사와 상의하여 허락된다면 식사 중에 섭취하는 한 잔 정도의 알코올은 식욕을 돋울 수 있습니다. 이외에 가능한 범위 내에서 운동을 하면 식욕을 살리는 데 도움이 됩니다.

설사와 변비 등 배변 문제로 인해 식사하는 데 어려움을 겪기도 합니다. 설사가 생기는 경우에는 충분한 양의 수분을 섭취하고 식사량을 적게 하여 자주 섭취하도록 합니다. 설사를 하면 몸속 전해질의 손실이 크기 때문에 나트륨과 칼륨이 부족해지지 않도록 전해질 함유량이 높은 음료를 마시는 것이 좋습니다. 식품 중에는 육수 종류가 나트륨 함량이 높으며 바나나, 복숭아, 감자 등이 칼륨의 급원이 될 수 있습니다. 설사가 날 때는 기름기가 많은 음식, 섬유소가 많은 음식, 너무 뜨겁거나 찬 음식은 설사를 악화시킬 수 있으니 주의해야 합니다. 뜨거운 음식은 한 김 식혀 먹고 찬 음식은 입에 오래 머무르게 하여 찬 기운을 완화시킨 후 삼키는 것이 좋습니다. 차, 홍차 등 카페인이 함유된 음료도 배뇨 작용을 촉진시킬 수 있으므로 설사가 날 때는 피하는 것이 좋습니다.

변비가 있는 경우에는 하루 8컵 정도의 충분한 수분을 섭취하는 것이 좋습니다. 특히 식사하기 30분 전에 미지근한 물을 마시면 장 운동에 도움을 줍니다. 가능하다면 매일 조금씩 운동을 해 변비를 완화시킵니다.

Colorectal Cancer

대장암 예방을 위한 식생활

대장암은 전 세계적으로 세번째로 흔하게 발생하는 암입니다. 우리나라의 통계를 보면 1999년 대비 2002년에 남자의 경우 36.4%가 증가했고, 여자의 경우 22.9%가 증가했습니다. 대부분의 암이 그렇듯 대장에서 암이 발생하는 데에는 10~15년 정도가 소요되므로 암이 발생하기 이전에 균형 잡힌 식단과 금연, 절주, 적당한 신체활동 등의 생활습관을 유지한다면 약 50%까지 대장암 발생을 예방할 수 있습니다.

대장암은 붉은색 육류, 가공육, 알코올 섭취량이 증가할수록 그 발생 위험도 증가합니다. 특히 체지방량, 복부 지방 함량과 밀접한 관련이 있습니다. 따라서 적절한 체중을 유지하고 육류나 알코올은 자제하는 것이 좋습니다.

한국인을 대상으로 한 관찰 연구 결과를 참고하면 체질량지수^{BMI}(자신의 몸무게를 키의 제곱으로 나눈 값)가 25 이상인 경우 대장암의 발생 위험이 크게 증가하는 것으로 나타났습니다. 특히 성인이 된 이후에 급격하게 체중이 불어난 경우 대장암의 발생 위험이 높습니다. 우리나라 국민건강영양조사의 자료 분석 결과에 따르면 전체 성인의 32.1%가 체질량지수 25 이상으로 나타났고, 이는 대장암의 발생률 증가의 원인이 되었을 것으로 보입니다.

체내에 지방 조직이 과다하게 쌓이면 인슐린 저항성 및 만성 염증 등의 증상이 나타납니다. 이들 염증은 대장암의 발병과 밀접한 관련이 있습니다. 특히 복부에 체지방이 과다한 경우 대장암의 발생 위험은 더욱 높습니다. 복부 비만은 중년 이상의 남자와 여자에게 나타나는 특징적인 지방 축적 형태로 내장 비만이라고도 합니다. 내장 비만은 체중과 신장의 비율로 단순하게 계산하는 체질량지수로는 예측하는 데 한계가 있어 복부 CT 혹은 허리와 엉덩이의 둘레비 등으로 평가할 수 있습니다. 허리와 엉덩이 둘레비의 정상 수치는 남자의 경우 0.91이고 여자는 0.83입니다.

40대 이후 성인은 기초대사량이 떨어지고 호르몬 분비량의 변화로 인해 예전과 같은 식습관을 유지하더라도 체중은 증가하게 됩니다. 따라서 음식의 섭취량을 연령 기준에 맞게 조금 줄이고 꾸준한 운동으로 신체 활동량을 늘리는 것이 대장암을 예방하는 방법입니다.

🔸 육류의 과다한 섭취는 대장암의 발생 위험을 높입니다

역학 조사 결과에 의하면 붉은색 육류 및 가공육의 섭취량이 많을수록 대장암의 발생 위험은 크게 증가합니다. 육류를 고온에서 직화로 가열하면 다환방향족수소화합물 또는 다환방향족아민화합물이 생성됩니다. 이들 화합물은 세포의 돌연변이를 유발하여 암 발생의 원인이 됩니다. 일반적으로 집에서 조리하는 경우에는 아주 적은 양이 생성되기 때문에 크게 염려할 필요는 없습니다. 그러나 숯불구이 등 직화로 고온에서 가열하는 경우, 특히 탄 부분에 많이 생성되므로 주의가 필요합니다. 너무 오래 구운 고기를 10g 섭취할 때마다 대장암의 위험은 4배 증가한다는 보고서도 있으므로 육류는 가급적 찜으로 조리해 먹는 것이 좋습니다.

붉은색 육류가 대장암의 발생 위험을 높이는 이유는 육류의 붉은 빛을 내는 철 때문입니다. 철은 우리 몸의 필수 영양소로 혈액을 통해 산소를 세포로 운반하는 기능을 합니다. 그러나 철은 이온 형태로 존재할 경우 쉽게 산화되는 특징이 있고 동시에 자유 라디칼Free radical이라고 불리는 반응성 산소 또는 질소 이온을 만들어냅니다. 자유 라디칼은 세포 내 DNA, 단백질, 지질의 산화를 유도하여 세포 돌연변이를 일으키거나 기능 손상을 유도하게 됩니다. 따라서 붉은색 육류보다는 닭고기, 칠면조 고기 등으로 대신할 것을 권합니다.

🔸 가공육 또한 대장암 발생 위험을 높입니다

육류를 가공할 때 붉은 빛깔과 풍미를 개선하기 위해 사용되는 발색제의 일종인 아질산염Nitrite은 육류 가공 과정이나 우리 몸속에서 아미노산 분해산물과 반응하여 발암물질인 니트로소아민을 만들어냅니다.

지금까지의 증거에 근거하여 세계암연구재단에서는 일주일에 붉은색 육류를 300g 미만으로 섭취할 것을 권장합니다. 특히 가공육의 섭취는 최소한으로 해야 한다고 제안하고 있습니다. 우리나라의 2005년 국민건강영양조사에 따르면 붉은색 육류를 섭취하는 사람의 하루 평균 섭취량이 성인 남자 30~49세에서 56g, 성인 여자 30~49세에서는 49g으로 조사되었습니다. 서구 사회에 비해 평균 섭취량이 높지는 않으나 평균을 넘는 대상자들인 경우에는 일주일에 300g을 초과할 수도 있습니다. 참고로 식당에서 제공하고 있는 육류의 1인분은 식품위생법에서 200g으로 정해놓고 있습니다. 따라서 일주일에 2~3회 외식을 육류로 한다고 가정할 경우 대장암의 발생 위험이 크게 증가할 수 있습니다.

● 유산균과 섬유질의 섭취는 대장암을 예방합니다

대장암 예방을 위해 권장하는 식품 중에 프로바이오틱스Probiotics가 있습니다. 프로바이오틱스란 '살아 있는 미생물'을 지칭하는 것으로 적당량을 섭취할 경우 건강에 이로운 영향을 줍니다. 대장에서 서식하는 박테리아의 종류는 매우 많습니다. 박테리아의 종류는 섭취하는 식품에 따라 결정되는데, 유당의 함량이 높은 식품을 섭취하거나 섬유소 섭취량이 많을 때 이를 먹이로 하는 유산균, 비피더스균 등의 성장이 촉진됩니다. 이들 균에 의해 발효가 일어나면 대장 내의 산도가 높아져 발암물질의 생성에 관여하는 유해한 미생물의 생장이 억제됩니다. 또한 일부 미생물은 엽산을 만들어 세포의 정상적인 성장을 돕고 염증 반응을 억제하기도 합니다. 최근 연구 결과들에 의하면 특정 미생물이 성장하게 되면 장 면역능력이 향상되어 암의 발생 위험을 줄이는 것으로 나타났습니다.

인체에 유익한 미생물의 성장에 도움이 되고 소화되지 않은 채 대장에 도달하는 식품을 프리바이오틱스Prebiotics라고 하는데 이눌린Inulin, 프럭토올리고당FOS, 락툴로오스Lactulose, 섬유소 등이 이에 해당합니다. 조사 결과에 따르면 하루에 27g 이상의 섬유소를 섭취하는 사람은 11g 이하의 섬유소를 섭취하는 사람에 비해 대장암의 발생 위험이 50% 이상 감소하는 것으로 나타났습니다. 대장암을 예방할 수 있는 식품 중 대표적인 것으로 요구르트를 들 수 있습니다. 요구르트는 유익한 미생물과 그 미생물의 먹이가 될 수 있는 유당이 동시에 함유되어 있는 소위 신바이오틱스Synbiotics 식품입니다.

섬유소의 함량이 높은 식품은 단연 채소와 과일입니다. 섬유소는 소화되지 않는 당질로 대장에 다다르면 미생물의 먹이가 되어 장 상피세포의 정상적인 분화와 성장에 도움을 주어 대장암을 예방합니다. 평균 섭취량이 10g 증가할 때마다 대장암 발생 위험은 10% 감소한다고 알려져 있습니다. 섬유소의 대장암 예방 효과는 앞에서 언급한 유익한 미생물의 성장을 돕는 것 이외에 대변의 양을 늘려주어 변을 보기 쉽게 함으로써 대장 상피와 발암물질이 접촉하는 시간을 줄여줍니다. 또한 섬유소의 분해에 의해 생성되는 단쇄지방산은 세포의 비정상적인 분열을 억제하는 작용이 있다고 알려져 있습니다.

채소와 과일에는 섬유소 외에 다수의 식물성 생리활성물질이 함유되어 있어 암을 예방하는 효과가 있습니다. 특히 채소와 과일에 많이 함유된 다수의 화합물들이 항산화 작용을 하여 자유 라디칼에 의한 세포 돌연변이를 억제해주는 것으로 보입니다.

채소 잎에 주로 함유된 엽산의 섭취량이 많을수록 대장암의 발생 위험이 감소한다는 연구 결과들이 이미 다수 발표된 바 있습니다. 엽산은 세포 DNA의 합성과 손상된 DNA의 복구에 기여하여 정상적인 세포 분열에 매우 중요한 역할을 합니다.

십자화과 식물에 속하는 양배추, 브로콜리 등은 다량의 섬유소와 비타민 C를 포함한 항산화성분 이외에 글루코시놀레이트Glucosinolate라고 불리는 화합물이 포함되어 있습니다. 이 화합물은 소화 과정에서 대사되어 암세포의 성장을 억제하는 효능을 가진 물질들을 생성하는 것으로 알려져 있습니다.

◆ **섬유소가 풍부한 식품**
무청시래기, 애호박, 우엉, 풋고추, 녹색완두콩, 냉이, 고춧잎, 더덕, 도라지, 곶감, 말린 대추, 건포도, 바나나, 배, 사과, 자두, 참외, 현미

◆ **엽산이 풍부한 식품**
닭간, 쇠간, 강낭콩, 달걀 노른자, 시금치, 상추, 완두콩, 배추, 달걀, 오렌지, 요구르트, 바나나

● 칼슘과 비타민 D는 대장 세포의 정상적인 분열을 돕습니다

칼슘과 비타민 D의 대장암 예방 효과는 이미 잘 알려져 있습니다. 칼슘은 대장 세포의 정상적인 분열과 성장을 도와 대장암을 예방합니다. 우리나라의 일반적인 식단에서는 칼슘을 공급하는 식품이 대부분 식물성이고, 국민 평균 칼슘 섭취량이 권장량인 1일 700mg에 미치지 못하고 있습니다. 칼슘이 풍부하게 들어 있는 대표적인 식품은 우유인데, 연구에 의하면 우유 섭취량이 많은 사람들이 대장암 발생 위험이 낮은 것으로 나타났습니다. 또 대장 용종을 제거한 사람들이 하루 1200mg의 칼슘 보충제를 섭취했을 때에도 보충제를 섭취하지 않은 사람들에 비해 용종의 재발 위험이 줄어들었습니다. 다만 우유는 지방 함량이 높으므로 저지방 우유를 섭취할 것을 권합니다. 저지방 우유는 칼슘의 섭취량을 유지하면서 지방과 에너지 섭취량을 줄일 수 있기 때문입니다. 단 우유의 섭취량이 많아지게 되면 전립선암의 발생 위험이 높아진다는 연구 결과가 보고되어 있습니다. 따라서 남성의 경우 특히 중·장년기에는 우유 이외의 칼슘 급원식품을 활용할 것을 권장합니다. 우유 이외에 칼슘을 제공하는 식품으로는 치즈, 요구르트, 뼈째 먹는 생선 등이 있습니다.

칼슘의 대장암 예방 효과에 대해서 이야기할 때 빼놓을 수 없는 것이 비타민 D의 역할입니다. 비타민 D가 대장암을 예방하는 효과가 있다는 것을 발견하게 된 계기는 약 50년 전에 미국의 한 역학조사에서 일광 노출이 많은 지역에 사는 사람일수록 대장암 사망률이 낮았다는 사실이 알려지면서입니다. 우리 몸에 필요한 비타민 D는 피하에 존재하는 비타민 D 전구체가 자외선을 받아 비타민 D로 전환되어 만들어집니다.

따라서 자외선 노출이 충분한 경우에는 특별히 식품으로 비타민 D를 섭취하지 않아도 인체에 필요한 양을 충족시킬 수 있습니다. 그러나 거동이 불편하거나 낮 시간에도 일광이 없는 곳에서 일을 하는 사람인 경우에는 자외선에 노출되는 시간이 충분치 않아 비타민 D 부족증이 올 수 있습니다. 비타민 D는 체내에서 주로 혈중 칼슘의 농도를 필요한 만큼 유지시켜주어 칼슘이 효능을 발휘하는 데 꼭 필요한 영양소입니다. 특히 칼슘의 용종 재발 억제 효능은 혈중 비타민 D의 농도에 따라 달리 나타나는데 비타민 D의 영양 상태가 양호할 때 칼슘이 효능을 발휘하는 것으로 보고되었습니다. 따라서 칼슘과 비타민 D가 부족하지 않도록 하는 것이 대장암을 예방하는 데 매우 중요합니다. 비타민 D는 정어리 등 기름기가 많은 생선과 버터나 간 등에 미량 함유되어 있으나 자연식품의 섭취만으로는 부족할 수 있으므로 하루 30분 정도씩 햇빛을 받을 수 있도록 하는 것이 중요합니다.

○ 알코올을 섭취할수록 대장암의 위험은 높아집니다

알코올은 대장암의 발생 위험을 증가시키는 성분으로 알려져 있습니다. 1일 에탄올 섭취량이 10g씩 증가할 때마다 대장암 발생 위험은 9%씩 증가하게 됩니다. 여자보다 남자가 같은 양의 알코올을 섭취했을 때 이로 인한 대장암 발생 위험이 더 큰 것으로 나타났습니다. 이는 유전적인 요인과 알코올 섭취량이 많아서 생기는 축적 영향에 의한 것입니다.

흡연으로 생긴 세포 돌연변이는 알코올을 섭취하는 사람의 경우 쉽게 복구되지 않습니다. 알코올은 독성물질이 쉽게 상피세포 내로 들어가게 하고 암세포의 성장을 촉진하는 다양한 염증물질의 분비를 촉진하며, 세포독성물질에 속하는 과산화지질 및 반응성산소종의 생성을 유도하는 작용을 합니다. 따라서 흡연자가 알코올을 섭취하면 대장암의 위험은 더욱 높아진다고 할 수 있습니다.

대장암환자의 퇴원 후 식단

대장절제술 후에는 장의 휴식을 돕고 대변의 양과 빈도를 줄이기 위해 장에 음식 찌꺼기가 많이 남지 않는 식사인 저잔사식을 권장합니다. 수술 후 2~3일간은 죽을 소량씩 자주 섭취하며 1주일 정도 경과한 후에는 밥의 섭취가 가능합니다. 수술 직후에는 잡곡, 생채소, 생과일, 우유 등의 섭취를 제한합니다. 1개월 정도 경과 후에는 개인의 적응도에 따라 정상 식사로 이행하도록 합니다.

○ 대장암 치료 종료 후 식단

	월	화	수	목	금	토	일
아침	브로콜리감자수프 호밀베이글 샌드위치 과일요구르트	차조밥 솎음배추된장국 오징어무침 그린샐러드 깍두기	흑미밥 두부다시마맛국 갈치조림 고구마순나물 배추김치	현미밥 달걀팟국 양배추말이찜 애호박구이 백김치	보리밥 된장찌개 닭구이 고추멸치볶음 채소샐러드	기장밥 북엇국 더덕구이 오이나물 물김치	강낭콩밥 사골우거짓국 도미찜 김구이 열무김치
점심	기장밥 시금치된장국 두부양념구이 가지볶음 근대나물 열무김치	보리밥 미역국 닭조림 비름된장무침 콩나물무침 양배추초절임	현미밥 시래기해장국 가자미구이 쑥갓나물 단호박샐러드 깍두기	완두콩밥 순두부찌개 굴비구이 우엉채소조림 치커리무침 알타리김치	산채비빔밥 물김치	검은콩밥 무다시마된장국 불고기 브로콜리볶음 배추김치	보리밥 감자된장국 낙지볶음 도라지초무침 냉이된장무침 배추김치
저녁	완두콩밥 김치찌개 쇠고기느타리볶음 애호박나물 미역오이무침 배추김치	현미밥 냉이된장국 달걀찜 오이생채 고사리나물 배추김치	보리밥 미소된장국 해물채소찜 유채나물 껍질콩볶음 물김치	쌀밥 쇠고기미역국 삼치조림 봄동된장무침 숙주나물 배추김치	현미밥 원추리된장국 돼지고기양념구이 고춧잎나물 양배추찜 깍두기	연근영양카레밥 동태찌개 두부구이 뱅어포구이 시금치나물 배추김치	오곡쌈밥 콩나물국 닭가슴살구이 각종 채소
간식	저지방 우유 바나나	콩물 요구르트 사과	저지방 우유 요구르트 배	저지방 우유 치즈 포도	두유 요구르트 딸기	요구르트 치즈 오렌지	저지방 우유 치즈 토마토

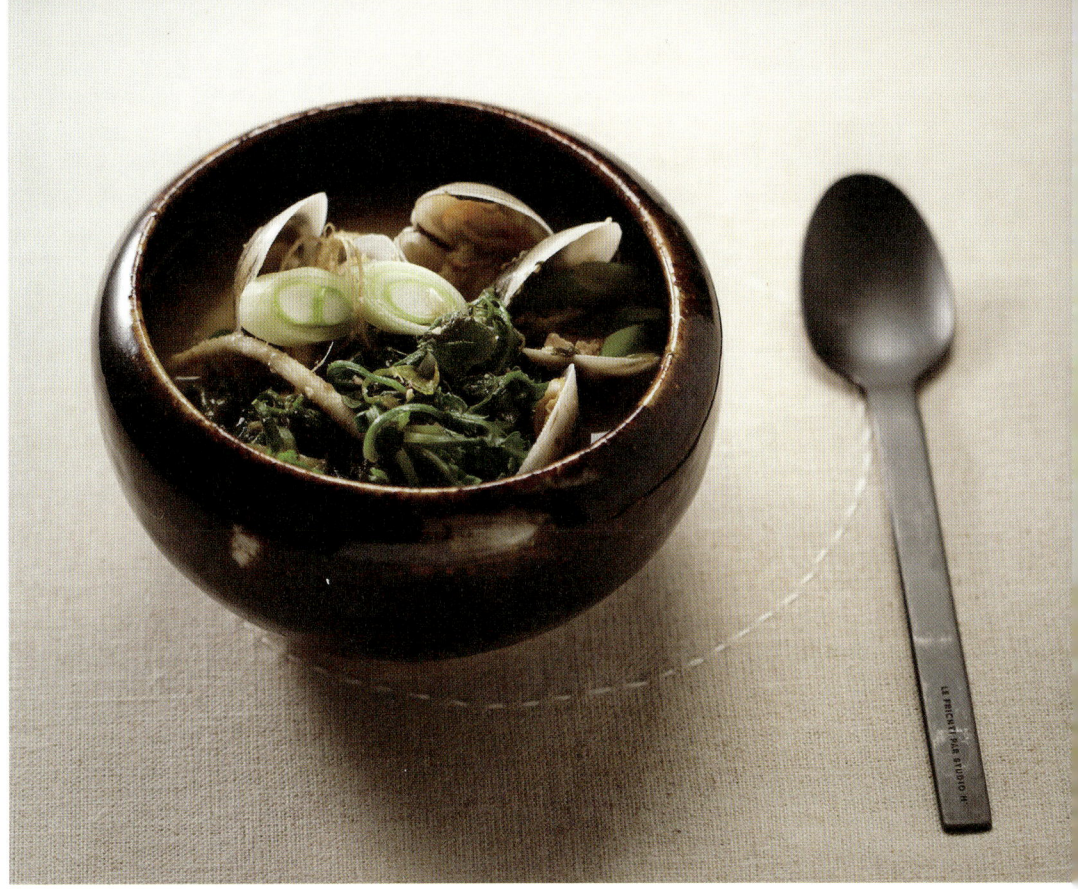

냉이된장국

가장 좋은 재료는 제철에 나는 신선한 재료입니다. 봄이면 나오는 냉이, 두릅, 돌나물 등의 향긋한 봄나물을 이용한 메뉴로 환자의 입맛을 돋울 수 있습니다. 나물의 향을 제대로 느끼기 위해서는 조리의 마지막 단계에 넣는 것이 좋습니다.

재 료

냉이 300g, 모시조개 1봉지, 대파 ⅓개, 붉은 고추 1개, 된장 2큰술, 물 3컵, 소금 약간

만드는 법

1. 냉이는 누런 잎을 대강 떼어내고 칼로 뿌리 부분을 긁어 정리한다. 뿌리가 굵은 것은 반으로 가른 후 흐르는 물에 깨끗이 씻는다.
2. 모시조개는 소금으로 박박 문질러 씻은 다음 옅은 소금물에 담가 해감시킨다.
3. 냄비에 물을 붓고 해감시킨 모시조개를 넣어 끓인다. 조갯국물이 우러나 물이 뽀얗게 되면 된장을 풀어 넣는다.
4. 국물이 한소끔 끓으면 대파와 붉은 고추를 송송 썰어넣고 손질한 냉이를 넣는다. 기호에 따라 소금으로 간을 한다.

> **cooking tip**
> 냉이는 불을 끄기 전 마지막에 넣어야 향이 진하게 우러나 국물맛이 좋습니다.

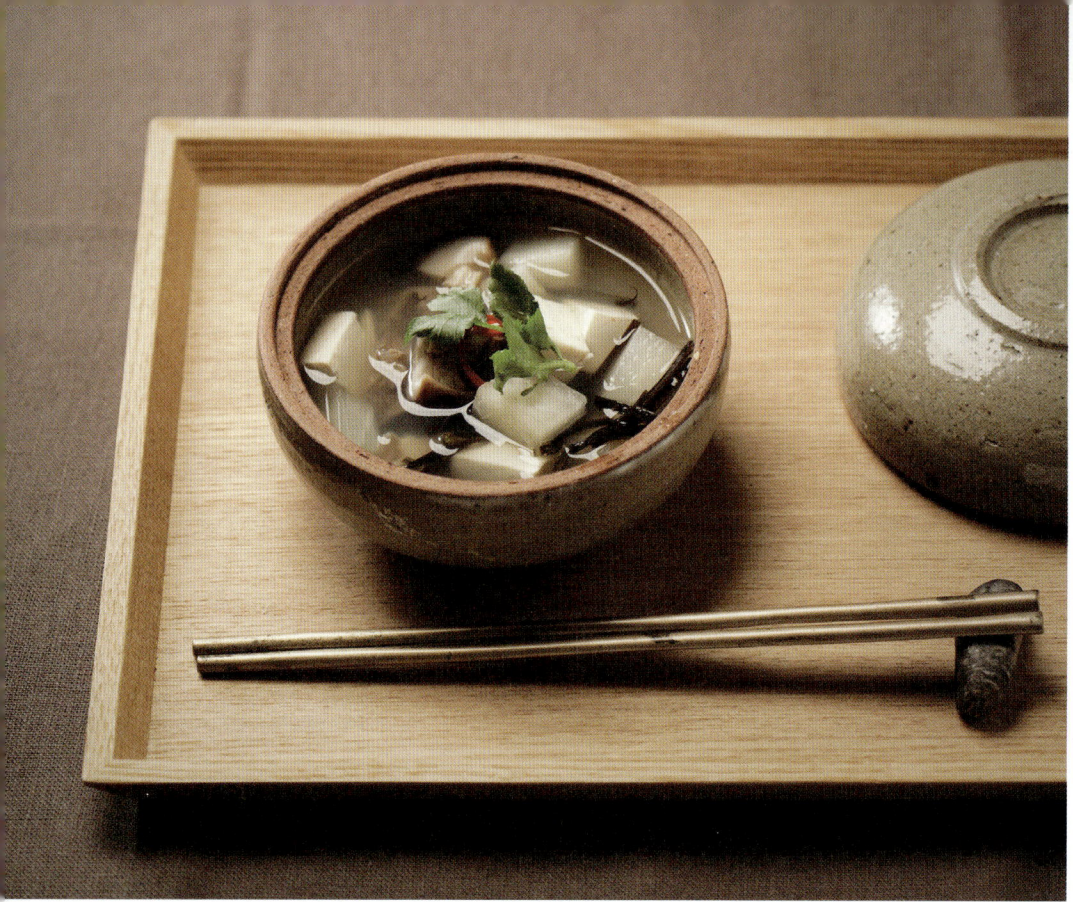

두부다시맛국

밥을 먹을 때 국을 곁들이는 것은 좋지 않다고 합니다. 이는 국을 만들 때 생각보다 많은 양의 소금이 들어가기 때문입니다. 그러나 우리가 가지고 있던 식습관을 하루아침에 바꾸기는 어렵습니다. 국을 조리할 때 국물의 재료를 풍부하게 하여 맛을 내면 소금을 적게 넣어도 되며, 건더기 위주로 먹으면 염분 섭취를 줄일 수 있습니다.

재 료

쇠고기(양지 또는 사태) 300g, 두부 ½모, 1cm 두께로 썬 무 2개, 표고버섯 4개, 대파 ⅓대, 사방 10cm 다시마 2장, 물 5컵, 다진 마늘 1큰술, 국간장 3큰술, 소금·후춧가루 약간, 쇠고기양념(간장 1큰술, 청주 1큰술, 다진 마늘 ½큰술, 후춧가루·참기름 약간)

만드는 법

1. 무는 껍질을 벗기고 사방 1.5cm 크기로 도톰하게 깍둑썰기를 한다.
2. 쇠고기는 무와 비슷한 크기로 썬 다음 찬물에 잠시 담가 핏물을 제거한다. 핏물을 우려낸 쇠고기에 분량의 쇠고기양념을 넣어 가볍게 밑간한다.
3. 표고버섯은 미지근한 물에 불려 4~6조각으로 썬다.
4. 다시마는 흐르는 물에 씻어두고, 두부는 무와 같은 크기로 썬다.
5. 냄비에 양념한 쇠고기와 표고버섯, 무를 넣고 볶는다. 고기의 표면이 익으면 물을 붓고 다시마를 넣은 다음 한소끔 끓어오르면 뜨는 거품을 걷어내고 국간장으로 간을 한다.
6. 무가 익으면 썰어둔 두부와 대파를 송송 썰어넣고 불을 끈다. 싱거우면 소금과 후춧가루로 간을 한다.

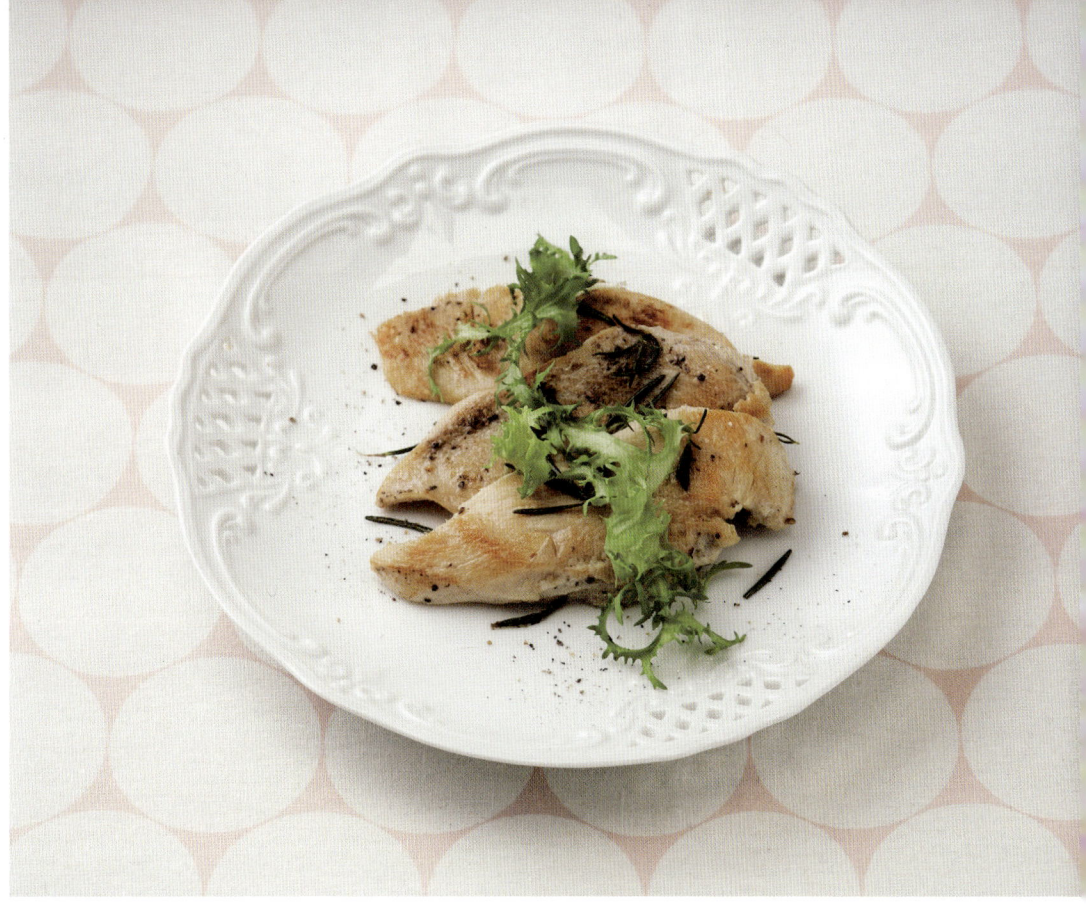

닭가슴살구이

닭가슴살은 간단한 구이만으로도 든든한 한 끼 식사가 됩니다. 다른 육류에 비해 지방과 콜레스테롤 함량이 낮은 반면 양질의 단백질 함량은 높습니다. 불포화지방산이 풍부하여 영양적으로 좋은 메뉴입니다.

재 료

닭가슴살 4쪽, 청주(또는 화이트와인) 3큰술, 올리브오일 1작은술, 소금·후춧가루 약간

만드는 법

1. 닭가슴살은 흐르는 물에 씻어 물기를 닦은 후 청주, 올리브오일, 후춧가루를 넣고 30분간 재워 밑간해둔다.
2. 팬을 달궈 올리브오일을 두르고 밑간한 닭가슴살을 굽는다. 처음에는 센 불에서 굽다가 색이 살짝 나면 불을 줄이고 소금과 후춧가루를 뿌려 구워낸다.
3. 식으면 한입 크기로 얇게 썰어낸다.

➥ **cooking tip**
닭가슴살을 구워 한 김 식힌 후 결대로 찢어 채소와 같이 소스에 버무려 닭가슴살샐러드로 내어도 좋습니다.

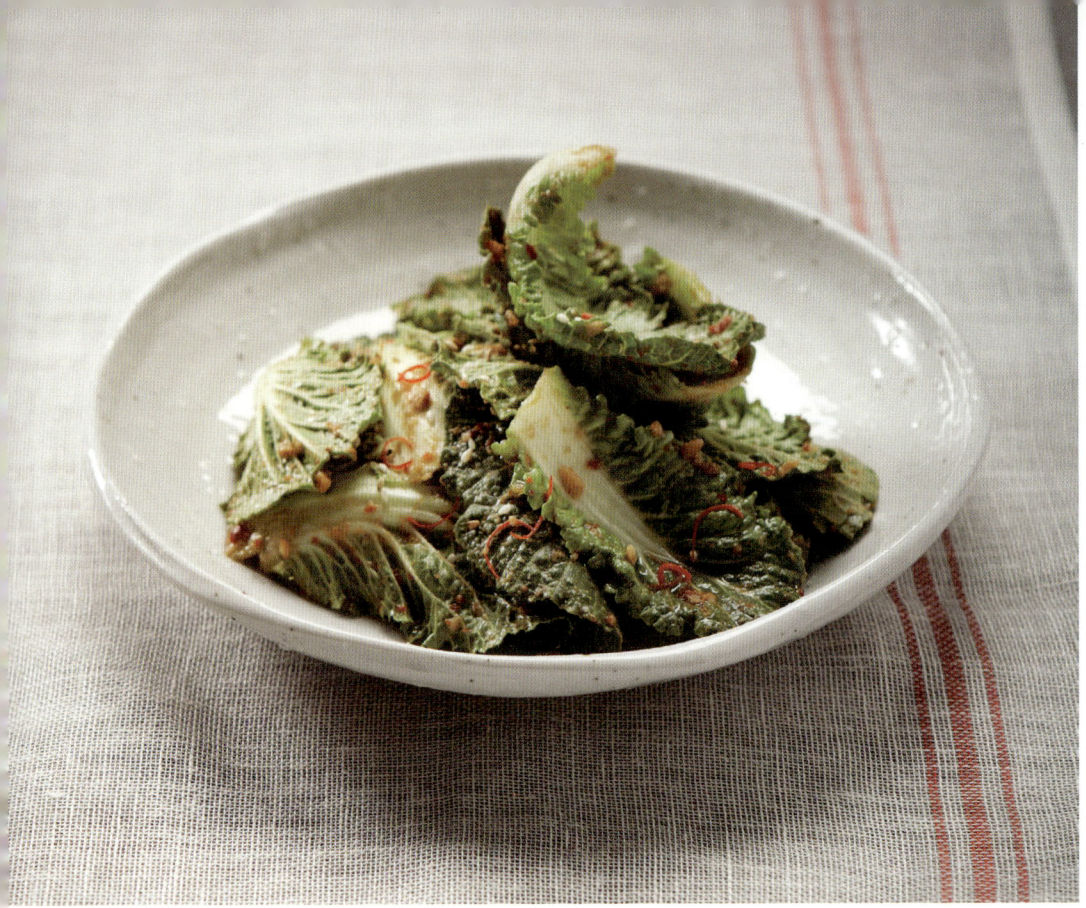

봄동된장무침

채소로 무침을 할 때 된장을 이용하면 채소가 가진 특유의 맛을 더욱 돋워줍니다. 채소를 좋아하지 않는 환자라면 고추장과 식초 등을 이용해 새콤달콤하게 무쳐 양념의 맛을 강조하고, 채소를 좋아하는 환자라면 된장을 넣어 무치면 좋습니다.

재료

봄동 4~5뿌리, 육수 ⅓컵, 통깨 약간, 양념된장(된장 3큰술, 다진 마늘 1작은술, 다진 파 1작은술, 통깨 ½작은술, 참기름 1큰술, 설탕 약간)

만드는 법

1. 봄동은 바깥쪽 잎을 대강 떼어내고 중간 잎부터 씻어 먹기 좋게 손으로 찢는다.
2. 그릇에 분량의 양념된장 재료를 넣고 잘 섞은 다음 냄비에 참기름을 살짝 두르고 양념된장을 넣어 볶다가 육수를 붓고 바글바글 끓여 한 김 식힌다.
3. 완성된 양념된장에 봄동을 넣어 살살 버무린 후 통깨를 뿌려낸다.

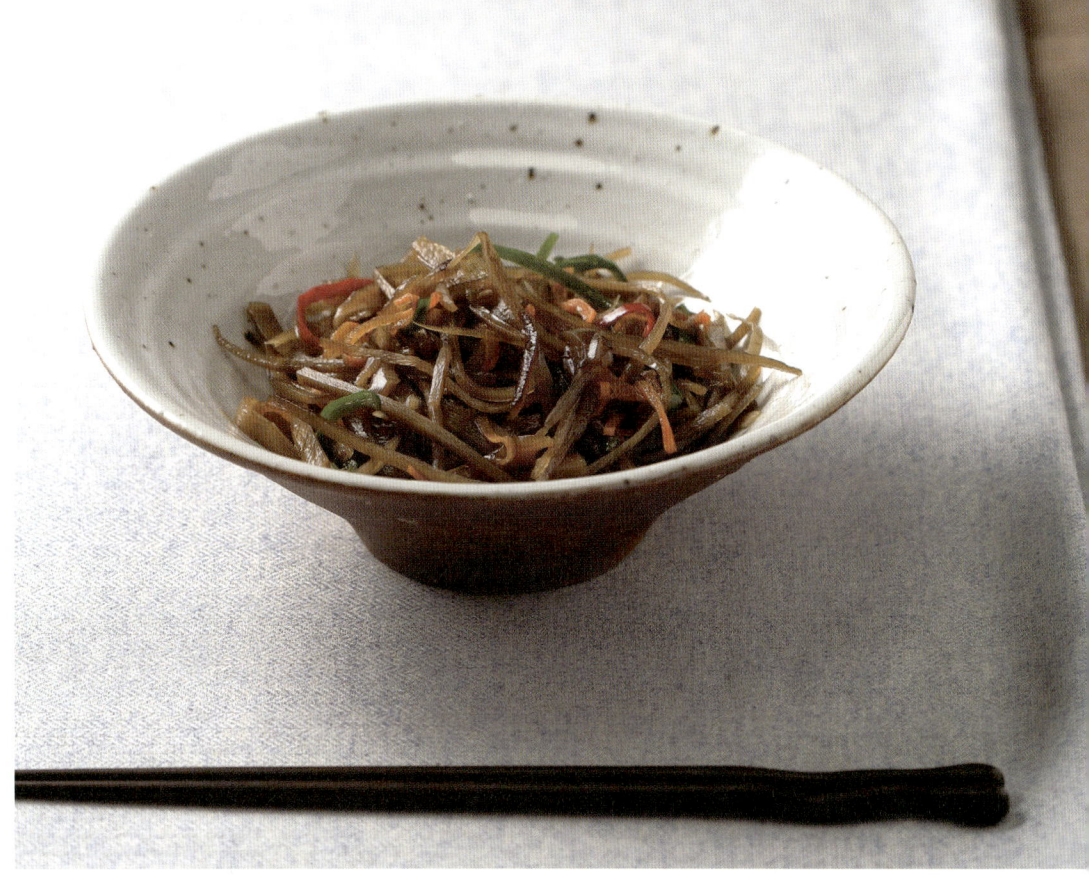

우엉채소조림

요리는 입으로 먹기 전에 눈으로 먼저 먹는다고 합니다. 보기 좋은 요리가 맛 또한 좋게 느껴지는 것은 환자를 위한 요리라고 해서 다르지 않습니다. 간이 강하지 않고 담백하게 조리한다 하더라도 요리의 빛깔까지 포기할 필요는 없습니다. 채소가 가진 선명하고 다양한 색을 요리에 이용하면 환자의 식욕을 돋우는 데 도움이 됩니다.

재료

우엉 1개, 풋고추 1개, 붉은 고추 1개, 당근 ¼개, 물 1½컵, 조청 1½큰술, 조림장(간장 2큰술, 청주 1큰술, 설탕 1큰술, 물 3큰술)

만드는 법

1. 우엉은 필러로 긁어 껍질을 벗긴다. 굵직하게 채 썰어 옅은 식촛물에 담가 아린 맛을 없앤 후 체에 밭쳐놓는다.
2. 냄비에 물과 우엉을 넣고 약한 불에서 15분 정도 끓여 익힌다.
3. 당근은 채 썰고, 붉은 고추와 풋고추는 채 썰어 씨를 떨어낸다.
4. 우엉이 익으면 체에 밭쳐 물기를 없앤 후 채 썬다.
5. 팬에 분량의 조림장 재료를 붓고 바글바글 끓으면 익힌 우엉과 당근을 넣어 조린다. 우엉에 조림장의 간이 어느 정도 배면 썰어놓은 고추를 넣어 볶듯이 조린다.
6. 조림장이 졸아들면 마지막에 조청을 넣어 센 불에서 한 번 볶은 후 불을 끈다.

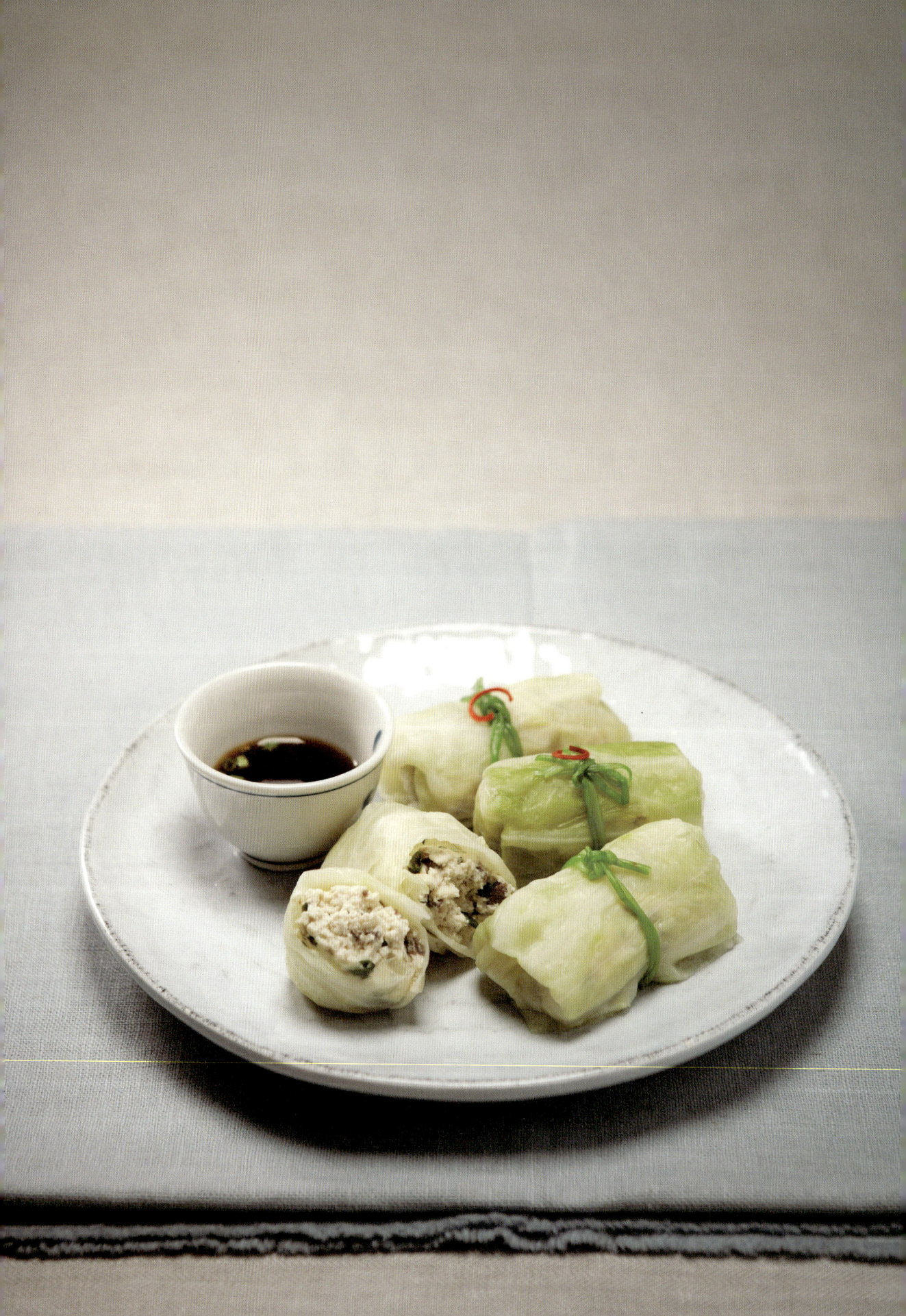

양배추말이찜

환자에게 별미로 만두를 해주고 싶을 때 밀가루 대신 양배추로 만두피를 사용하면 좋습니다. 양배추를 씹거나 소화하는 과정 중에 생성되는 물질들은 발암물질을 활성화하는 효소는 억제하는 반면 해독 작용을 하는 효소는 증가시킴으로써 발암물질을 몸 밖으로 빠져나가게 하는 역할을 합니다. 소의 재료는 일반적으로 쇠고기, 으깬 두부를 이용하나 항암 치료로 인해 입맛의 변화가 있는 경우 흰 살 생선으로 바꿔보는 것도 좋습니다.

재료

양배춧잎 12장, 생선두부소(대굿살 ½마리, 표고버섯 2개, 두부 ½모, 당근 ⅕개, 부추 15대, 다진 양파 ¼개, 다진 마늘 1작은술, 참기름 1작은술, 소금·후춧가루 약간), 초간장(간장 2큰술, 설탕 1큰술, 식초 ⅔큰술), 밀가루 약간, 미나리 12대

만드는 법

1. 대굿살은 키친타월에 올려놓고 수분을 완전히 제거한 다음 곱게 다진다.
2. 표고버섯은 미지근한 물에 불려 곱게 다지고, 당근과 양파도 곱게 다진다.
3. 부추는 흐르는 물에 씻어 곱게 썰고 두부는 키친타월에 올려놓고 칼등으로 으깨어 물기를 꼭 짠다.
4. 그릇에 대굿살과 두부를 넣고 참기름, 소금, 후춧가루, 다진 마늘을 넣어 잘 섞은 후 다진 채소와 버섯을 넣어 골고루 섞는다.
5. 열이 오른 찜통에 양배춧잎을 살짝 쪄낸 후 양배추의 대가 굵은 부분은 도려내고 밀가루를 솔솔 뿌려놓는다.
6. 밀가루를 뿌린 양배춧잎에 생선두부소를 올려놓고 미나리로 돌돌 말아 꼬치로 고정시킨 후 다시 찜통에서 10분 정도 쪄낸다.
7. 분량의 재료를 섞어 초간장을 만들어 양배추말이찜에 곁들여낸다.

➡ cooking tip
부추는 깻잎이나 미나리, 실파 등으로 대체해도 좋습니다.

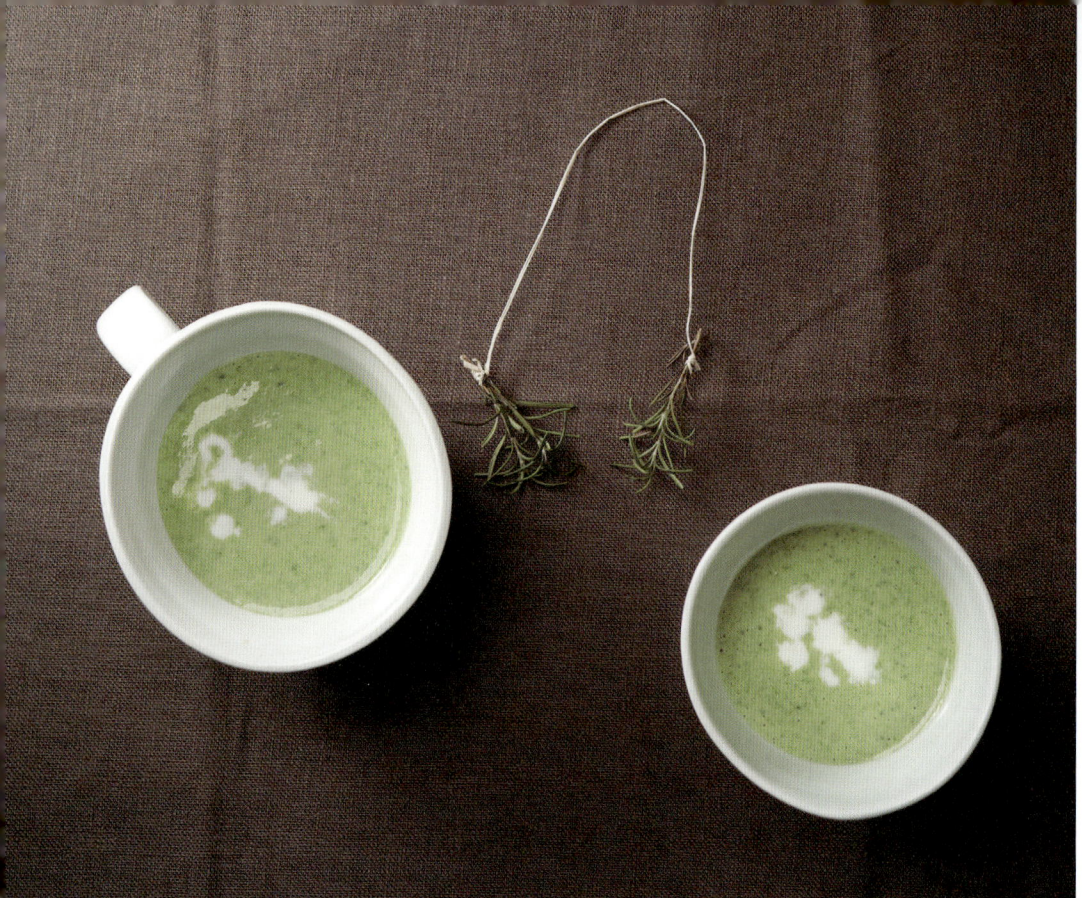

브로콜리감자수프

수프는 죽보다 더 부드러운 요리로 간편한 아침 식사나 환자가 음식을 먹기 어려워할 때 준비하면 좋습니다. 감자를 넣은 수프는 칼로리가 풍부해 식사 대용으로도 손색이 없습니다. 맛을 풍부하게 내기 위해서 마지막에 생크림을 약간 넣으면 환자의 입맛을 돋우는 데 도움이 됩니다.

재료

브로콜리 1개, 감자 2개, 양파 ½개, 우유 2컵, 생크림 3큰술, 버터 1큰술, 물 2컵, 소금·후춧가루 약간

만드는 법

1. 브로콜리의 꽃 부분은 칼로 저미고 줄기 부분은 얇게 썬다.
2. 감자는 껍질을 벗겨 얇게 썰어 찬물에 헹구고, 양파는 채 썬다.
3. 냄비에 버터를 두르고 양파와 감자, 브로콜리를 넣고 볶다가 감자가 투명해지면 물을 부어 끓인다.
4. 감자가 익으면 믹서나 커터에 넣어 곱게 간다.
5. 곱게 간 재료를 냄비에 붓고 우유를 넣어 약한 불에서 끓이다가 생크림, 소금, 후춧가루를 넣어 간을 한다.

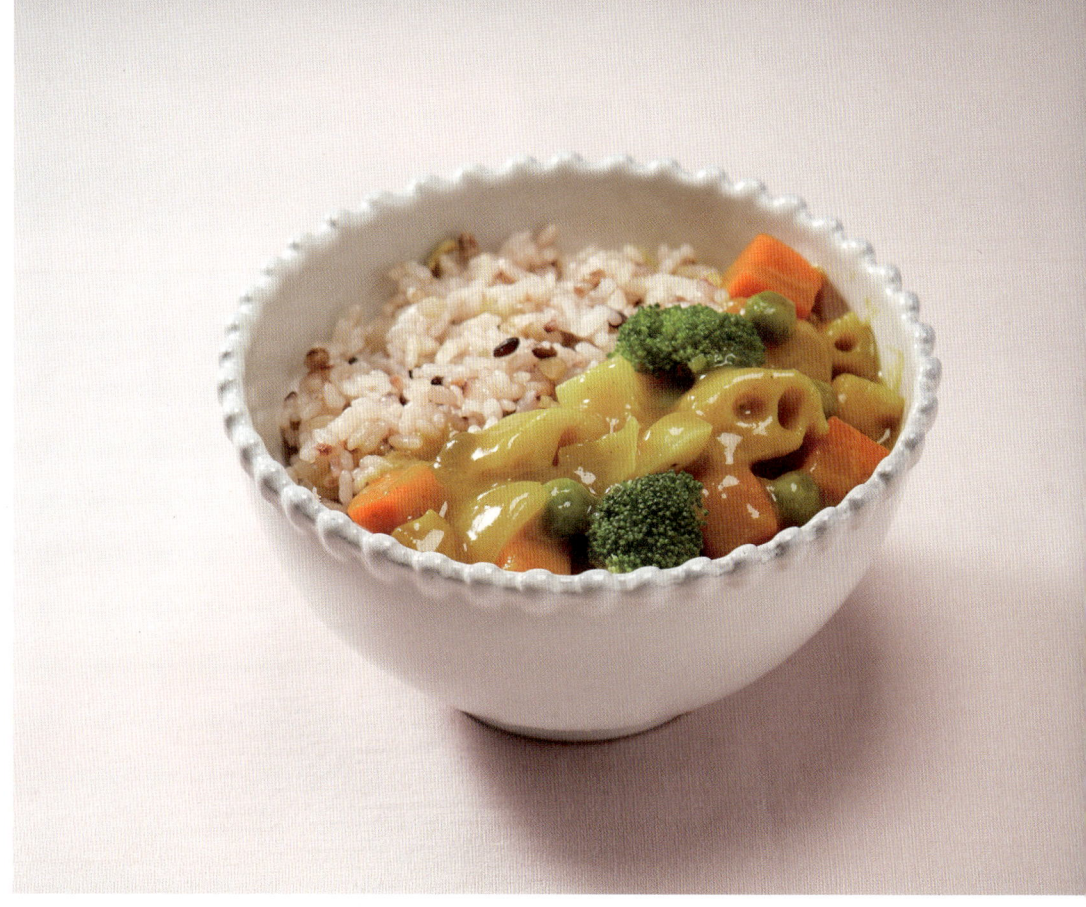

연근영양카레

연근, 마 등의 뿌리채소에는 강력한 항산화영양소인 비타민 C가 풍부합니다. 몸에 좋다는 것은 알지만 평소에 많이 먹는 채소는 아니기 때문에 영양밥을 만들거나 죽에 다져넣으면 좋습니다. 별미로 카레에 넣으면 특유의 씹는 맛이 있어 좋습니다. 카레의 향이 다소 맵거나 강하게 느껴질 수 있으니 순한 맛의 카레를 선택하도록 합니다.

재 료

쇠고기(사태 또는 양지) 100g, 1cm 두께 연근 2토막, 감자 1개, 당근 ⅓개, 완두콩 ⅓컵, 브로콜리 ⅓개, 양파 ¼개, 고형카레 2조각, 카레가루 2큰술, 물 4컵, 소금·올리브오일 약간

만드는 법

1. 연근과 양파는 모양을 살려 썰고 완두콩은 물에 씻어 준비한다.
2. 쇠고기와 감자, 당근은 먹기 좋은 크기로 썰고 브로콜리는 끓는 물에 소금을 약간 넣고 살짝 데친다.
3. 냄비에 올리브오일을 두르고 감자, 당근, 쇠고기, 연근을 넣어 볶는다. 감자가 어느 정도 익으면 물을 붓고 끓인다. 끓을 때 생기는 거품은 걷어낸다.
4. 감자가 익으면 완두콩과 양파를 넣고 한소끔 더 끓인다.
5. 고형카레와 카레가루를 넣고 잘 풀어 걸쭉해지면 브로콜리를 넣고 불을 끈다.
6. 고슬고슬하게 지은 밥 위에 끓여낸 카레를 올려낸다.

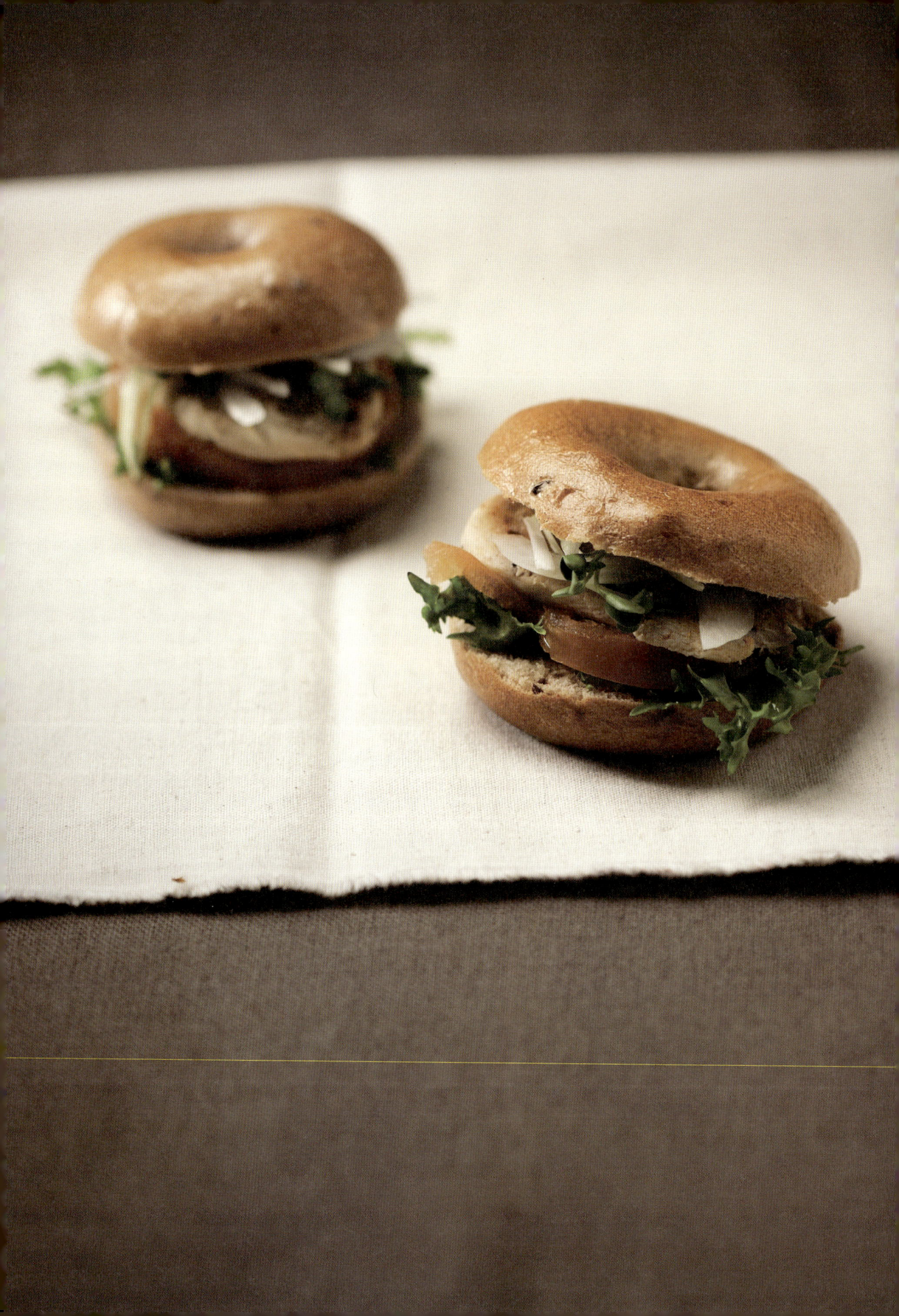

호밀베이글샌드위치

빵보다는 밥이 소화가 잘되지만 매일 밥을 먹는 것은 다소 지겹습니다. 이럴 때는 채소를 풍부하게 넣은 샌드위치를 준비하면 좋습니다. 이때 밀가루로 만든 빵보다는 호밀빵을 사용할 것을 권합니다. 호밀의 밀기울에는 셀레늄과 섬유소가 풍부합니다. 셀레늄은 과산화지질의 생성을 억제하여 암의 발생을 막아줍니다. 섬유소는 특히 대장암 예방에 효과적인데 이는 대장 내에 있는 발암물질의 흡수를 방해하거나 희석시키며 장을 통과하는 속도가 빨라 대장 세포가 발암물질과 접촉할 기회를 줄이기 때문입니다.

재 료

호밀베이글 2개, 닭가슴살 2조각, 토마토 1개, 치커리잎 10장, 마가린 ½큰술, 양파 ¼개, 청주 3큰술, 올리브오일 1작은술, 양념간장(간장 2작은술, 설탕 1작은술, 다진 마늘 ½작은술, 소금·후춧가루 약간)

만드는 법

1. 닭가슴살은 흐르는 물에 씻어 물기를 닦고 청주와 올리브오일을 넣어 30분 정도 재워둔다.
2. 토마토는 씻어 꼭지를 제거한 후 5mm 두께로 썰고, 치커리잎은 씻어 물기를 제거한다.
3. 양파는 얇게 썰어 찬물에 잠시 담가둔다.
4. 팬을 달군 후 닭가슴살에 양념간장을 발라가며 굽는다. 처음에는 센 불에서 굽다가 색이 살짝 나면 불을 줄인 뒤 소금을 뿌리고 뒤집어 구운 다음 식으면 얇게 썬다.
5. 베이글은 반으로 갈라 버터를 두르지 않은 팬에 살짝 굽는다.
6. 구운 베이글에 마가린을 얇게 바른 후 구운 닭가슴살, 토마토, 양파, 치커리를 순서대로 올린다.

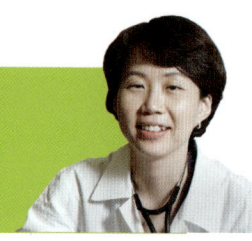

홍숙희 전문의의
영양소의 균형을 맞춘 밥상

주중에는 점심, 저녁을 병원에서 해결하고 주말에는 집에서 식사를 합니다. 식사를 준비할 때는 기본적으로는 5가지 영양소를 생각하는데 다섯 살 난 아이가 채소를 싫어해서 여러 가지 소스를 준비해 맛있게 먹도록 노력하고 있어요.

암을 예방하는 식사나 건강식에 대해 다양한 식이요법이 제안되고, 의견도 분분합니다. 중요한 것은 무엇보다 식사가 '즐거움'이어야 한다고 생각합니다. 그래서 진료 중에 식사하기 어려워하는 분들께는 '먹고 싶은 음식, 치료 전에 가장 맛있게 먹었던 음식'을 먼저 드시라고 권합니다. 얼마 전 한 환자분께 가장 드시고 싶은 음식이 무엇인지 여쭤봤더니 라면이라고 하셨습니다. 병원에 오면 소독약 냄새, 약 냄새로 식사하기 어려워하셔서 거의 영양제만 맞으시던 분이었지요. 물론 병원 식사가 입에 맞지도 않았습니다. 그분께는 일주일에 2~3회라도 라면을 드셔보시라고 했습니다.

제 생각에는 여러 식이요법이 있지만 이런 것을 다 지키려다가 치료받는 암환자가 1주일에 1kg 이상씩 체중이 감소하는 것보다는 뭐든 즐겁게 먹을 수 있는 것으로 먹는 것이 우선이라고 생각합니다.

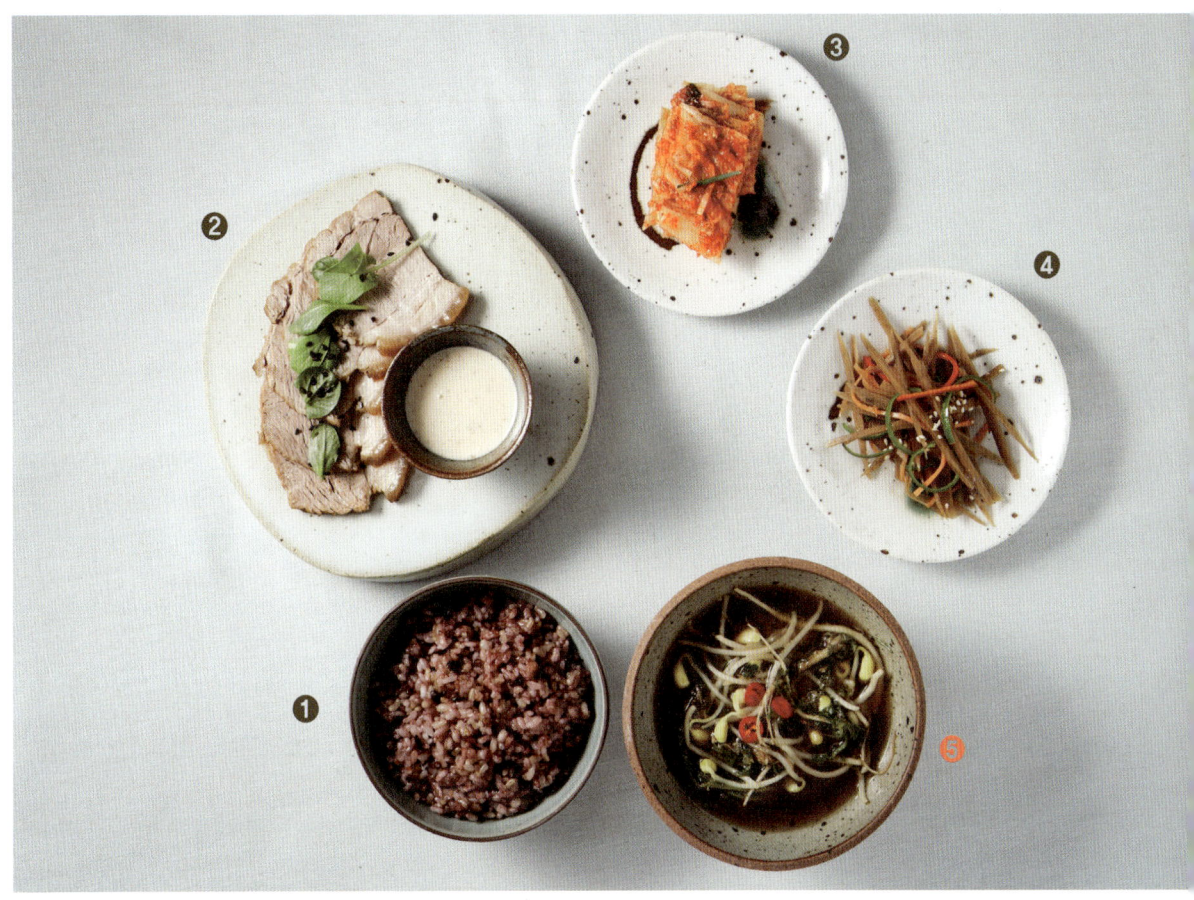

홍숙희 전문의의 밥상 ❶ 잡곡밥 ❷ 들깨소스편육(요리법은 142쪽에) ❸ 배추김치
❹ 우엉채소조림(요리법은 107쪽에) ❺ 냉이콩나물국

● ● **냉이콩나물국**은 이렇게 만들어요

재　료　냉이 300g, 콩나물 300g, 된장 2큰술, 모시조개 10개, 고추 ½개, 대파 ⅓개, 물 2컵

만들기　냉이는 뿌리 부분의 흙을 칼등으로 긁어내고 누런 잎은 떼어낸다. 대파와 고추는 어슷썰기를 한다. 콩나물은 씻어놓고 모시조개는 엷은 소금물에 넣어 해감을 시킨다. 냄비에 물을 붓고 끓인 다음 모시조개를 넣어 조개 입이 벌어지면 된장을 푼다. 손질한 냉이와 콩나물을 넣어 잠시 끓인 뒤 불을 끄고 썰어놓은 대파와 고추를 넣어 그릇에 담아낸다.

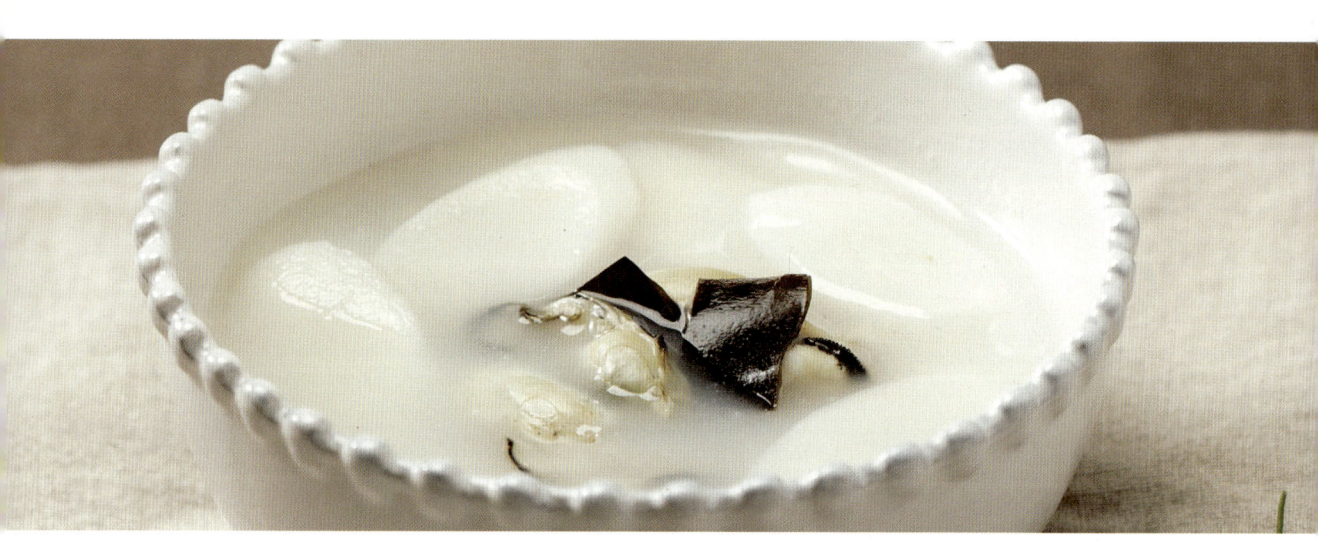

간암

일반적으로 간암이라고 하면 간세포암종을 의미하고, 담관상피암종은 담관세포에서 시작된 암으로 간내담관암이라고도 불리며 간세포암과는 구별됩니다. 간암과 간내담관암은 국내에서 다섯번째로 발생 빈도가 높은 암으로 전체 암 발생의 8.8%를 차지합니다.

Hepatocellular Carcinoma

간암의
증상 및 치료 과정

간은 우리 몸에서 가장 큰 장기로 각종 영양소를 처리해서 흡수하는 데 관여하고 해로운 물질을 해독하며, 담즙산을 비롯한 체내에 꼭 필요한 물질을 만듭니다. 오른쪽 횡격막 아래의 뱃속에 위치하며 갈비뼈의 보호를 받고 있습니다. 간은 많은 세포로 구성되어 있으며 그 세포들 사이를 담관과 혈관이 지나갑니다. 일반적으로 간암이라고 하면 간세포암종을 의미하고, 담관상피암종은 담관세포에서 시작된 암으로 간내담관암이라고도 불리며 간세포암과는 구별됩니다. 간암과 간내담관암은 국내에서 다섯번째로 발생 빈도가 높은 암으로 전체 암 발생의 8.8%를 차지합니다. 또한 2009년 사망원인 통계연보에 의하면 간암으로 인한 한국인 사망률은 인구 10만 명당 22.6명(남자 : 33.9명, 여자 : 11.4명)으로 OECD 회원국 중 가장 높습니다. 발생 빈도에 있어서는 남성의 경우 위암, 대장, 폐암에 이어 15.4%로 3위이고 여성의 경우 6.0%로 7위입니다.

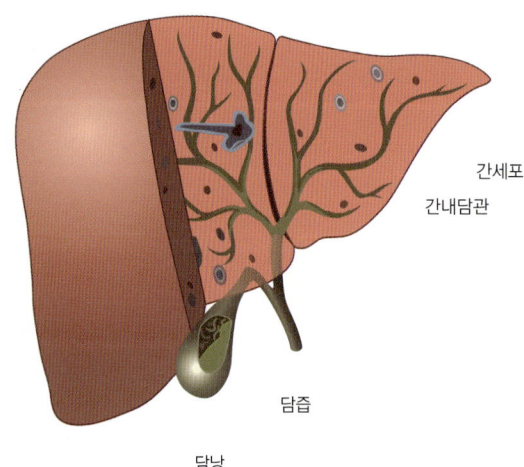

◯ 간암은 바이러스성 간염과 알코올성 간질환에서 시작됩니다

우리나라에서 가장 흔한 간암의 발병 원인은 B형 간염 바이러스입니다. 전체 간암환자의 75% 이상은 B형 간염이 원인이며, 약 10%는 C형 간염 바이러스, 나머지의 약 10%는 알코올이 원인입니다. 국내 간염 보균자는 B형 간염이 약 5.5%, C형 간염이 약 1.5%입니다. B형 간염이 만성 간염으로 진행되는 경우는 10% 미만인데 반해 C형 간염은 일단 감염되면 50~80%가 만성 간염으로 진행됩니다. 어떤 이유로든 간염이 만성적으로 지속되면 그 과정에서 간에 염증과 재생이 반복되면서 간 섬유화로 진행되어 간경변이 발생합니다. 이때의 반복적인 염증이 DNA 손상을 일으켜 암세포가 발생할 확률이 커집니다. 따라서 적절한 바이러스 제거 약물과 간의 염증을 억제하기 위한 간장약의 사용이 중요합니다. 또한 주기적인 검진이 필요하며 30세 이상의 남자, 40세 이상의 여자 중 B형 혹은 C형의 만성 간염 환자는 6개월마다 간 초음파와 혈액 검사(알파태아단백)를 시행하여 조기에 암을 발견할 수 있도록 해야 합니다.

바이러스성 간염 외에 알코올성 간질환도 간암의 큰 위험인자입니다. 알코올성 간염도 간에 반복적인 염증과 재생 과정을 일으키기 때문에 간경변, 간암의 위험도가 높습니다. 또한 B형 혹은 C형의 만성 간염 환자들이 술을 마실 경우 위험도가 더욱 올라갑니다.

◯ 간암의 대부분은 간경변을 동반합니다

간암의 일반적인 증상은 오른쪽 윗배에 통증이 생기고, 체중이 줄며, 간이 커지는 현상의 3가지로 요약됩니다. 이러한 증상은 암이 상당히 진행되기 전에는 나타나지 않아 증상으로 간암을 발견하기는 어렵습니다. 따라서 정기적인 검진을 통해 조기에 발견하는 것이 필요합니다.

간암의 진단을 위해서는 간 초음파와 혈액 검사로 알파태아단백 검사를 합니다. 알파태아단백은 이름대로 태아에게서는 많이 만들어지다가 출생과 함께 감소하여 어른이 되면 아주 낮게 측정되지만, 간염·간경변·간암 등의 간질환 환자의 경우 증가됩니다.

간암은 조직 검사 없이 진단을 내리기도 합니다. 이는 간암환자들이 대개 간경변을 동반하는 경우가 많아서 조직 검사 중 출혈 등 합병증의 위험이 크기 때문입니다.

간암으로 진단이 되면 치료 방법을 결정하고 예후를 예측하기 위해 병기판정을 위한 검사를 합니다. 간암의 병기는 1기에서 4기까지 있습니다. 종양의 크기를 기준으로 한 T병기와 림프절 전이 여부에 따른 N병기, 원격전이 여부에 따른 M병기로 나눕니다. 림프절 혹은 원격전이가 있거나 2cm 이상의 여러 개의 간내 종양이 혈관을 침습하는 경우 4기이며, 림프절과 원격전이가 없는 T1병기에서 T3병기를 각 1기에서 3기로 구분합니다.

그러나 간암환자는 위와 같은 TNM 병기만으로는 치료를 결정하지 못합니다. 이는 환자의 간기능이 치료에 영향을 미치기 때문입니다. 그래서 TNM 병기 외에도 간기능을 평가하는 잔여간기능 검사 Child-pugh Score 점수를 사용합니다. 이 검사의 점수는 혈액 내 알부민치, 총 빌리루빈치, 지혈반응 검사의 지혈 정도, 복수, 간성 혼수의 상태에 따라 5~15점까지 구분합니다.

● 간절제술은 간암을 치료하는 가장 근본적인 방법입니다

간암의 치료는 병기(TNM과 잔여간기능 검사)와 환자의 전신 상태에 따라 결정됩니다. 간절제술, 간이식 수술 같은 수술적 방법과 수술을 대신한 국소 치료 방법인 경도관 동맥 화학색전술, 경피적 에탄올 주입법, 고주파 열치료, 경피적 극초단파 응고요법이 있으며 전신 치료로 항암제 치료 등이 있습니다.

간절제술은 간암을 치료할 수 있는 가장 근본적인 방법입니다. 그러나 간절제술은 남아 있는 간기능이 어느 정도인지, 즉 수술 직후 남아 있는 간기능 악화로 인한 간부전의 위험은 없는지 확인이 필요합니다. 간기능이 적게 남아 있는 경우 비수술적 치료법을 고려해야 합니다. 또한 간암의 개수, 크기, 위치, 혈관의 침습 정도 등으로 재발의 위험에 대한 평가가 필요합니다. 일반적으로 간암의 개수가 1개이고 3cm 이하로 작고, 간기능이 정상이면서 나이가 젊은 경우에는 간절제술이 최상의 치료가 됩니다.

경도관 동맥 화학색전술TACE은 간암 덩어리에 영양분을 공급하는 간동맥을 골라 막는 방법입니다. 경우에 따라 항암제를 주입하여 정상적인 간 조직의 손상을 줄이고 암세포를 괴사시키는데 현재 병원에서 가장 흔히 사용하는 방법입니다. 주로 암 덩어리가 여러 개여서 수술로 잘라내는 것이 불가능한 경우 사용됩니다. 그러나 황달이 심하거나 복수가 많고 지혈반응 검사에서 이상이 커 출혈의 위험이 높은 경우에는 시술 후 합병증이 생길 위험이 크기 때문에 간기능이 어느 정도 호전된 이후에 시행합니다.

경피적 에탄올 주입법은 초음파로 보면서 간암에 바늘 침을 꽂고 에탄올을 주입하여 암세포를 죽이는 방법입니다. 일반적으로 3cm 미만의 암이 3개 미만인 경우 사용합니다.

고주파 열치료는 암 부위에 전극침을 삽입하고 500kHz 정도의 고주파를 발생시켜 암세포를 파괴하는 방법으로, 적용범위는 에탄올 주입법과 동일합니다. 다만 에탄올 주입법으로 치료 가능한 암종보다 더 큰 암의 경우에도 적용 가능하다는 장점이 있습니다.

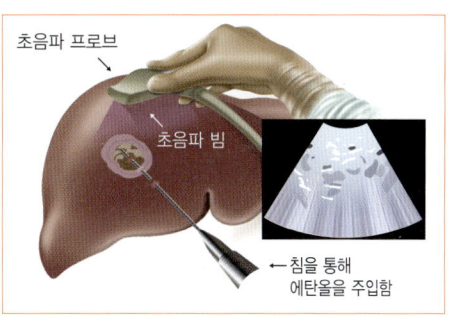

PEI : Percutaneous Ethanol Injection(경피적 에탄올 주입법)

전신 항암요법은 항암제를 정맥 주사를 통하여 투여하는 방법입니다. 간암환자의 경우 간기능에 따라 항암제의 독성에 따른 위험도가 커질 수 있기 때문에 간기능을 고려하여 치료를 진행하게 됩니다. 최근 소라페닙Sorafenib(넥사바)이라는 분자 표적 치료제가 간암환자의 치료에 이용되면서 부작용은 비교적 줄이면서 생존 기간의 연장을 이루었다는 보고가 있습니다.

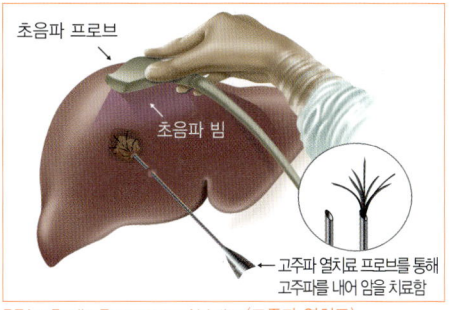

RFA : Radio Frequency Ablation(고주파 열치료)

Hepatocellular Carcinoma
간암환자를 위한 식생활

간암환자의 경우 한 가지 음식만을 집중적으로 먹는 것은 암 치료에 도움이 되지 않습니다. 환자의 소화능력을 고려하여 영양분을 고르게 섭취하고 신선한 채소, 과일을 적절히 먹도록 하며 술과 담배를 금하는 것이 좋습니다. 성분을 알 수 없고 효과가 입증되지 않은 건강식품, 치료 효과가 증명되지 않은 민간요법 등을 잘못 사용하는 경우 오히려 병세를 악화시키거나 때로는 예정된 치료를 받을 수 없는 상황을 만들기도 합니다.

간암환자들은 대부분 간경변을 동반하므로 간경변 환자를 위한 식사지침을 따르는 것을 원칙으로 합니다.

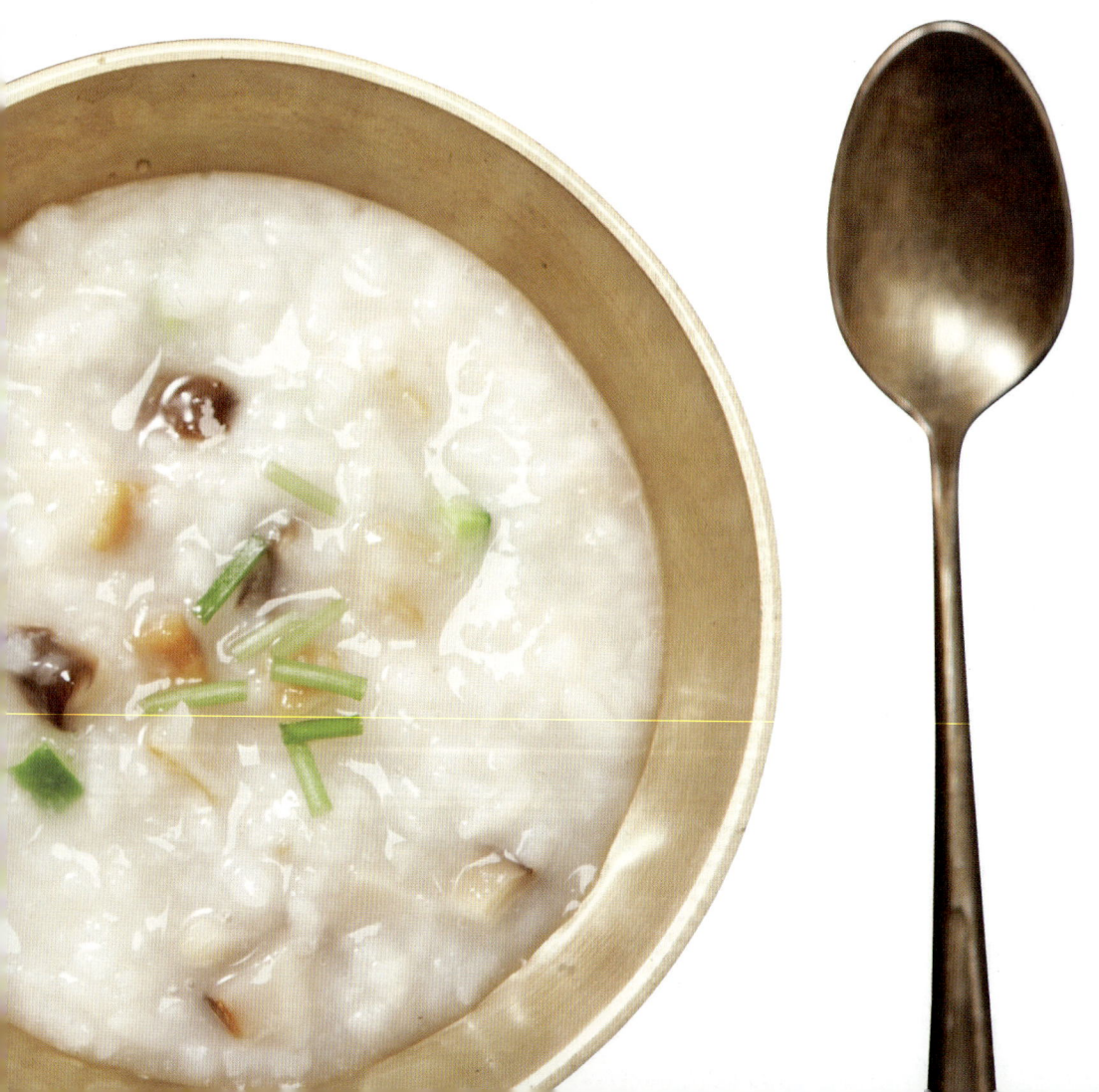

◯ 간경변이 있을 때의 식사지침

간경변은 여러 가지 원인(바이러스성 간염, 만성 알코올 중독, 만성 영양결핍증, 약물 및 독물, 담도 폐쇄 등)에 의하여 정상적인 간세포가 서서히 파괴되고, 이를 회복하기 위해 섬유성의 결체조직이 과잉 증식되면서 간이 제 기능을 할 수 없는 상태를 말합니다. 따라서 간기능 및 간질환으로 인하여 특정 상황이 발생될 수 있음을 고려하며 식이요법을 조절해야 합니다.

식사의 목표는 적절한 영양소의 공급과 간경변에 따른 합병증을 예방하고 또 개선하는 데 있습니다. 이를 위해서는 충분한 열량과 적당한 양의 지방과 단백질을 섭취해야 합니다. 또한 간질환에 의해 특정 상황이 발생했을 때는 그에 맞는 적절한 식사요법을 준수하도록 합니다.

특정 상황이 동반된 간암환자의 식사요법

부종 또는 복수가 있을 경우
- 나트륨을 제한합니다.
- 필요에 따라 수분량을 제한합니다. 하루에 1~1.5L가 적절합니다.

식도정맥류가 있을 경우
- 섬유질이 많고 거칠거나 자극적인 음식은 삼가고 부드러운 채소를 선택해 조리합니다.
- 연하고 소화가 잘되는 식품을 선택합니다.
- 자극적인 양념류의 사용을 피합니다.
- 정제된 곡류를 섭취합니다. 잡곡밥보다는 쌀밥을 먹는 것이 좋습니다.
- 질긴 음식은 피합니다.
- 생과일 대신 과일통조림이나 과일주스를 이용합니다.
- 견과류는 피합니다(땅콩, 아몬드, 호두, 해바라기씨 등).
- 카페인 섭취를 금합니다(커피, 홍차, 콜라, 초콜릿 등).

간성혼수가 있을 경우
- 충분한 열량을 섭취하도록 합니다.
- 단백질의 섭취량을 제한합니다.

◯ 음식은 다소 싱겁게 먹는 것이 좋습니다

일반적으로 짜게 먹는 것이 나쁘다는 것은 알고 있으나 짜게 먹지 말라고 하면 소금만을 생각하기 쉽습니다. 하지만 소금은 염분이 많은 양념류 중의 하나입니다. 소금 1g 중에는 약 400mg의 나트륨이 들어 있습니다. 하루의 적절한 소금 섭취량은 세계보건기구의 권장량 기준으로 5g이지만 현재 우리나라 사람들의 일반적인 섭취량은 10~15g으로 알려져 있습니다.

따라서 일상에서 음식을 먹을 때 소금 섭취를 제한하는 것은 일반적인 건강 관리를 위해서도 꼭 필요한 사항입니다. 복수나 부종이 있는 간암환자의 경우에는 하루 5g 이하의 소금 섭취를 권장하며, 간경변을 동반한 경우에는 8~10g 정도의 소금을 섭취하는 것이 바람직합니다.

소금 1g의 염분과 동일한 조미료 함량

종류	중량(g)	눈어림치
소금	1	½ 작은술
진간장	5	1작은술
된장, 고추장	10	½큰술
케첩	30	2큰술
마요네즈, 우스터소스	40	2½큰술
마가린, 버터	50	3큰술

○ 국을 먹을 때는 가능한 한 건더기만 먹습니다

우리가 평소 섭취하는 국 한 그릇 속에는 약 1.5~2g의 소금이 들어 있습니다. 따라서 하루에 세 끼 국물을 섭취하는 경우 하루 5g 정도의 소금을 섭취하게 되므로 가능하면 건더기만 먹고 국물을 섭취하지 않는 것이 일상생활 속에서 소금의 섭취량을 줄일 수 있는 방법입니다.

음식이 뜨거울 때는 짠맛이 느껴지지 않습니다. 국물요리를 할 때는 뜨거운 온도에서 간을 보기 때문에 식은 후 맛을 보면 매우 짜게 느껴집니다. 따라서 국물요리를 할 때 완벽하게 간을 맞추기보다는 약간 싱겁게 간을 하는 것이 좋습니다.

반찬의 경우에도 간이 여러 가지 반찬에 나뉘어 있으면 모든 음식이 싱겁게 느껴지지만 한 가지 반찬에 간을 집중시키면 오히려 싱겁다는 느낌 없이 식사를 할 수 있습니다.

치료의 부작용을 극복할 수 있도록 식사 방법을 달리합니다

◆ 환자가 식욕을 잃었을 경우
- 식사 시간에 얽매이지 말고 먹고 싶을 때, 먹을 수 있을 때, 또는 몸 상태가 좋을 때 먹도록 하고 소량씩 자주 먹습니다.
- 과자, 과일, 빵, 아이스크림 등을 섭취할 수 있는 경우에는 간식을 통해 열량을 증가시키도록 합니다.
- 음식을 씹거나 넘기기 어려운 경우 주스, 수프, 우유, 두유 등의 음료를 마시도록 합니다.
- 가벼운 산책 등 규칙적인 운동으로 식욕을 증진시킵니다.
- 천천히 즐거운 마음으로 여러 사람과 함께 식사합니다.

◆ 입과 목에 통증을 느끼는 경우
- 죽, 미음, 숭늉, 갈거나 으깬 채소 혹은 과일 등 씹고 삼키기 쉬운 음식을 먹습니다.
- 맵고 짠 음식은 피합니다.
- 뜨거운 음식은 피하는 것이 좋습니다.
- 입안을 자주 헹궈 음식찌꺼기와 세균을 제거합니다.

◆ 입과 입술이 심하게 건조해진 경우
- 달거나 신 음식을 먹으면 침 분비가 많아져 입속이 편안해집니다.
- 입안을 자주 헹궈 음식찌꺼기와 세균을 제거하여 입안에 염증이 발생하지 않도록 합니다.
- 물은 조금씩 자주 마시고 얼음, 아이스크림, 주스 등을 먹도록 합니다.
- 입술 연고 등을 사용하여 입술이 촉촉한 상태로 유지되도록 합니다.

◆ 메스꺼움과 구토를 느끼는 경우
- 음식 냄새가 나지 않고 환기가 잘되는 쾌적한 장소에서 식사를 합니다.
- 방은 자주 환기시켜 불쾌한 냄새나 소리를 제거합니다.

- 조금씩 천천히 자주 먹습니다.
- 식사 후에는 1시간 정도 앉아서 휴식을 취하는 것이 좋습니다.
- 머리를 약간 높인 상태로 쉬게 하며, 위치를 자주 바꿔줍니다.
- 젖은 수건으로 얼굴을 시원하게 닦아주고 입안을 찬물이나 구강 청결제로 자주 헹궈줍니다.
- 항암제 치료나 방사선 치료 도중에 증세가 나타날 수 있으므로, 치료 1~2시간 전에는 먹지 않도록 합니다.
- 뜨거운 음식은 메스꺼움을 유발할 수 있으므로 가능한 한 차갑게 해서 먹습니다.
- 옷은 몸이 조이지 않도록 느슨하게 입습니다.
- 증상이 심하고 호전되지 않을 경우에는 병원을 방문하여 약물 투여 등 적절한 치료를 받는 것이 좋습니다.

◆ **변비가 생기는 경우**
- 하루에 8~10컵 이상의 물을 마십니다. 특히 아침 기상 직후에 차가운 물을 마시면 장 운동에 도움이 됩니다.
- 도정이 덜 된 곡류, 생과일, 생채소 등 섬유소가 많은 식품을 충분히 섭취합니다.
- 매일 조금씩 운동하는 것이 도움이 됩니다. 누워만 있는 환자의 경우라도 배를 부드럽게 문질러주면 장 운동에 도움이 됩니다.

◆ **설사를 하는 경우**
- 소량씩 자주 식사를 하고 수분을 충분히 섭취합니다.
- 우유 및 유제품을 피합니다.
- 가스 발생 식품을 피합니다.
- 염분과 칼륨이 많이 들어 있는 식품을 섭취하여 설사로 인한 손실을 보충합니다. 염분과 칼륨이 들어 있는 식품으로는 육수, 스포츠 음료, 바나나, 삶아서 으깬 감자 등이 있습니다.
- 갑자기 설사할 경우 12~24시간 동안은 맑은 유동식을 먹도록 합니다.

이는 장을 쉬게 해주며 손실된 수분을 보충해줍니다.
- 환자가 많이 힘들어하고 증상의 호전이 없는 등 설사가 심한 경우에는 반드시 병원을 방문하여 주치의의 진료를 받아야 설사로 인해 야기되는 문제를 예방할 수 있습니다.

◆ 백혈구 수가 감소하여 면역력이 떨어진 경우
- 통조림 식품 외의 모든 식품은 냉장 또는 냉동 보관합니다.
- 모든 식품은 사용하기 전에 반드시 유통기간을 확인합니다.
- 캔 제품들은 개봉 전에 뚜껑을 깨끗이 닦습니다.
- 식품의 냄새나 모양이 이상한 경우에는 절대 사용하지 않습니다.
- 물은 반드시 끓여서 사용합니다.
- 음식을 조리하는 곳은 사용하기 전에 깨끗이 닦도록 하며 소독하여 사용합니다.
- 가급적 낱개로 포장된 식품을 구매하고 냉동 육류, 생선 등은 해동 즉시 사용합니다.
- 고기는 완전히 익혀 먹습니다.
- 조리에 사용되는 기구, 식기, 수저는 반드시 소독합니다.
- 남은 음식은 반드시 가열하여 보관하고, 남은 음식을 재가열할 때에는 충분히 끓여 먹습니다.

◆ 갑작스럽게 체중에 변화가 생기는 경우
- 먼저 주치의와 상의하여 원인을 찾아야 합니다.
- 항암제로 인해 신체 수분을 축적하여 체중이 증가할 수 있습니다. 이때는 소금이 우리 몸에서 수분을 축적시키는 작용을 하므로 김치, 젓갈, 장아찌 등 염분 함량이 높은 식품은 제한하고 가능한 한 싱겁게 먹는 것이 좋습니다.
- 단순하게 식욕이 증가된 경우에는 열량이 낮은 간식(강냉이 등)을 섭취하거나 탄산음료, 초콜릿, 사탕, 과자 등의 열량만 높은 식품 Empty calorie 은 제한하도록 합니다.

Hepatocellular Carcinoma

간암 예방을 위한 식생활

간은 단백질, 당질, 지질 및 비타민을 포함한 영양소의 소화·흡수 작용이 이루어지는 곳으로 체내의 영양을 관리하는 데 있어 가장 중요한 장기입니다. 간암의 중요한 원인은 B형 및 C형 간염 바이러스에 감염되는 경우입니다. 그 외의 식습관 요인으로는 부패된 땅콩이나 옥수수 등에 생기는 아스퍼질루스라는 곰팡이에 존재하는 발암물질인 아플라톡신 B_1을 섭취했을 경우가 거론되고 있습니다. 곰팡이의 독소인 아플라톡신은 간암을 유발하는 인자입니다. 덥고 습한 곳에 보관한 곡류 및 콩류에서 아플라톡신이 발생하기 쉽습니다. 따라서 곡류 및 콩류는 오래 보관하지 않도록 하고 적절한 온도 및 습도에서 위생적으로 보관해야 합니다.

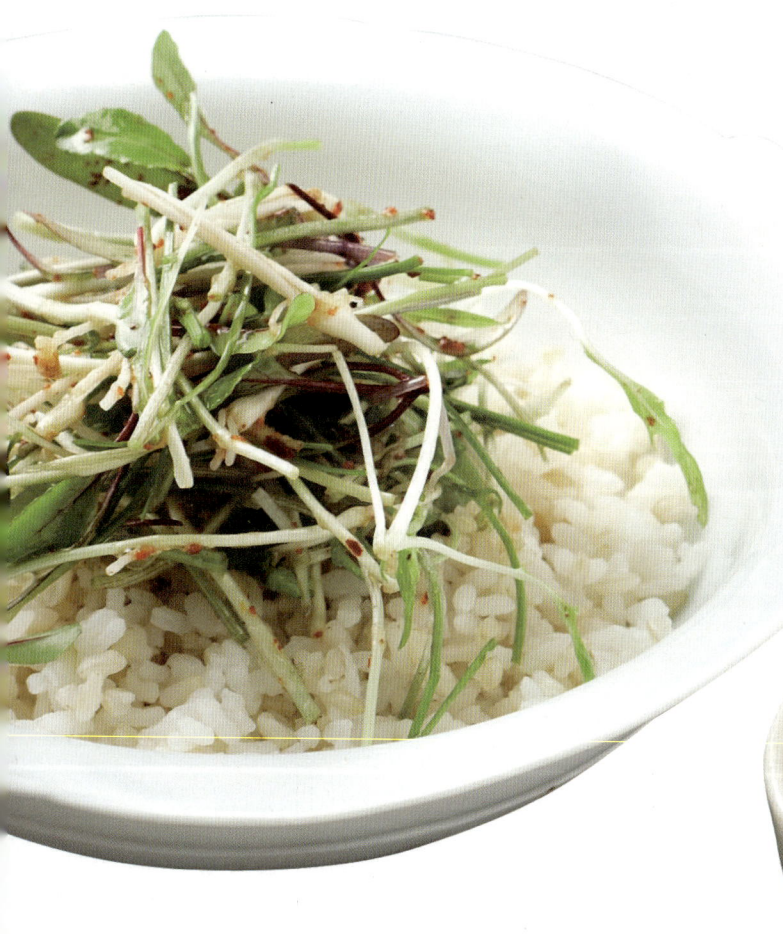
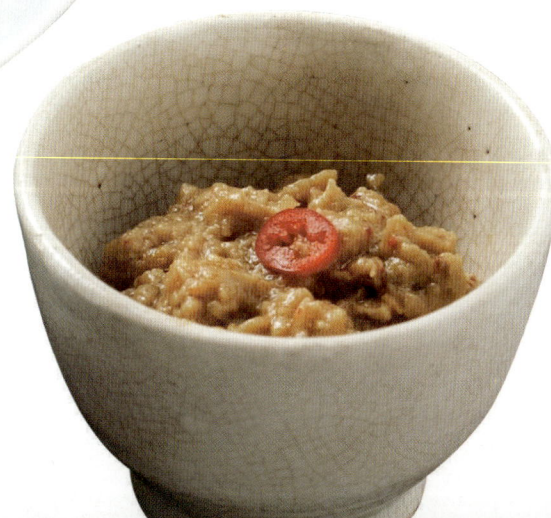

● 충분한 과일 섭취는 간암 발생을 감소시킵니다

연구 결과가 제한적이기는 하나 충분한 과일 섭취는 간암 발생을 감소시킨다고 알려져 있습니다. 과일에는 비타민 C, 카로티노이드, 페놀^{Phenol}, 플라보노이드 등 항산화 물질이 많이 함유되어 있어 산화에 따른 손상을 감소시켜 간암을 예방하는 데 도움이 됩니다. 따라서 신선한 과일을 매일 충분히 섭취하도록 합니다.

● 체지방이 많은 경우 간암이 발생할 확률을 증가시킵니다

비만이거나 체지방이 많은 경우 간암이 발생할 가능성이 커집니다. 체지방이 많아지면 인슐린^{Insulin}, 에스트로겐^{Estrogen} 등 다양한 호르몬에 영향을 주고, 이는 염증 반응을 일으켜 암 발생과 진행을 촉진하는 것으로 알려져 있습니다. 따라서 적절한 체중을 유지하고 체지방이 많아지지 않도록 식사량 조절과 함께 규칙적인 운동을 병행하는 것이 좋습니다.

● 알코올은 간암이 발생할 확률을 증가시킵니다

알코올성 간염과 모든 원인의 간경변증(간경화증)은 간암을 일으키는 원인 중의 하나입니다. 알코올이 간에 나쁜 영향을 미친다는 것은 누구나 알고 있는 사실입니다. 알코올의 반응대사물질인 아세트알데히드^{Acetaldehyde}는 발암물질이며 여러 연구에서 알코올 섭취량이 간암 발생과 연관됨을 보고하고 있습니다. 하루에 약 10g 정도의 알코올(맥주 1컵 정도)을 마시는 습관은 간암 발생 가능성을 10~17% 증가시킨다고 합니다.

Hepatocellular Carcinoma

간암환자의 퇴원 후 식단

간의 기능 정도에 따라 적절한 단백질 섭취량에 차이가 있으며 복수와 부종 유무에 따라 염분의 제한이 필요하기도 합니다. 따라서 환자의 상태에 따른 개별적인 식사 관리가 중요합니다.

● 간암 치료 종료 후 식단

	월	화	수	목	금	토	일
아침	연두부채소죽 쇠고기장조림 물김치	쌀밥 감자다시맛국 닭살조림 참나물무침 송이구이	쑥설기 호두우유 사과, 키위	흰 살 생선채소죽 백김치	토스트 스크램블드에그 과일샐러드	쌀밥 맑은해장국 갈치구이 미나리무침 백김치	강낭콩밥 무챗국 완자전 양상추샐러드 알타리김치
점심	쌀밥 콩나물국 들깨소스편육 파래무침 배추김치볶음	완두콩밥 시금치된장국 삼치구이 애호박나물 나박김치	된장비빔밥 물김치	쌀밥 불고기 더덕구이 양배추찜 청포묵무침 비름나물	쌀밥 조개미역국 연두부찜 고비나물 오이생채	쌀밥 얼갈이된장국 낙지숙회 콩나물볶음 새송이구이	쌀밥 닭개장 오이소박이
저녁	쌀밥 팽이미소된장국 민어찜 도토리묵무침 양파피클	굴떡국 노각생채	쌀밥 배추된장국 닭감자조림 도라지나물 속음깻잎볶음 열무무침	쌀밥 콩비짓국 꽁치무조림 고구마순나물 부추전	채소샤브샤브와 저염소스 소면	쌀밥 실파달걀국 사태찜 건파래볶음 배추겉절이	쌀밥 쇠고기미역국 두부양념조림 마늘종볶음 양배추깻잎 초절임
간식	귤 우유	바나나딸기셰이크 고구마	감 요구르트	파인애플 감자	토마토 두유	떡구이 오렌지	포도 요구르트

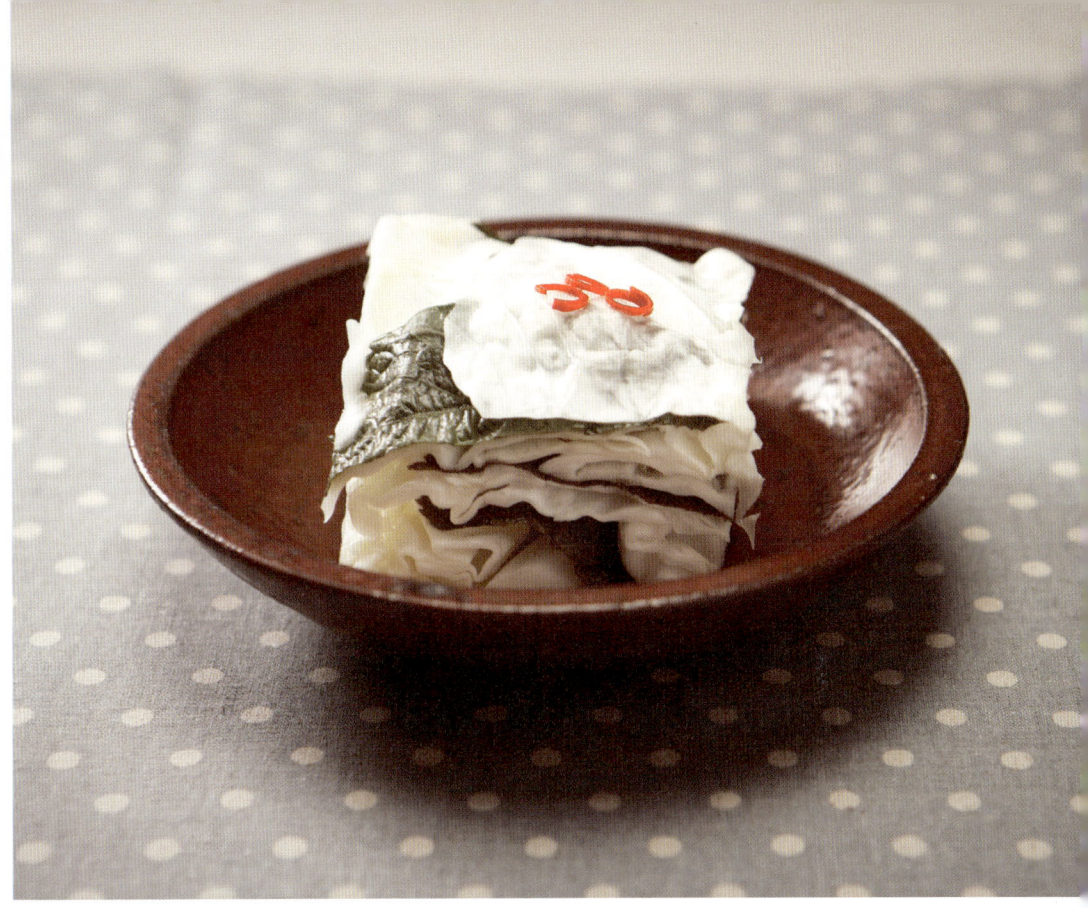

양배추깻잎초절임

비타민과 칼슘, 칼륨 등의 무기질이 풍부한 깻잎과 양배추를 초절임한 메뉴입니다. 간편하게 만들어 냉장 보관해두고 밑반찬으로 활용할 수 있어 맛과 영양이 풍부한 김치로 손색이 없습니다. 새콤달콤한 맛은 음식이 다소 싱거워도 맛있게 먹을 수 있도록 도와주며 입맛도 살릴 수 있습니다.

재 료
양배추 ½통, 깻잎 3묶음, 절임양념(물 5컵, 설탕 1컵, 식초 ¾컵, 소금 2큰술)

만드는 법
1. 깻잎과 양배추는 한 잎씩 떼어 깨끗이 씻은 후 양배춧잎과 깻잎을 번갈아가며 켜켜이 놓는다.
2. 냄비에 분량의 절임양념 재료를 넣어 바글바글 끓인 후 완전히 식힌다.
3. 양배춧잎과 깻잎을 저장용기에 담고 완전히 잠기도록 절임양념을 붓는다. 양배춧잎과 깻잎이 뜨지 않게 무거운 것으로 눌러 담아둔다.
4. 하루 정도 실온에 두었다가 냉장 보관한다.

➡ **cooking tip**
양배추나 깻잎 대신 무를 얇게 저며 초절임을 해도 맛이 어우러져 밑반찬으로 좋습니다.

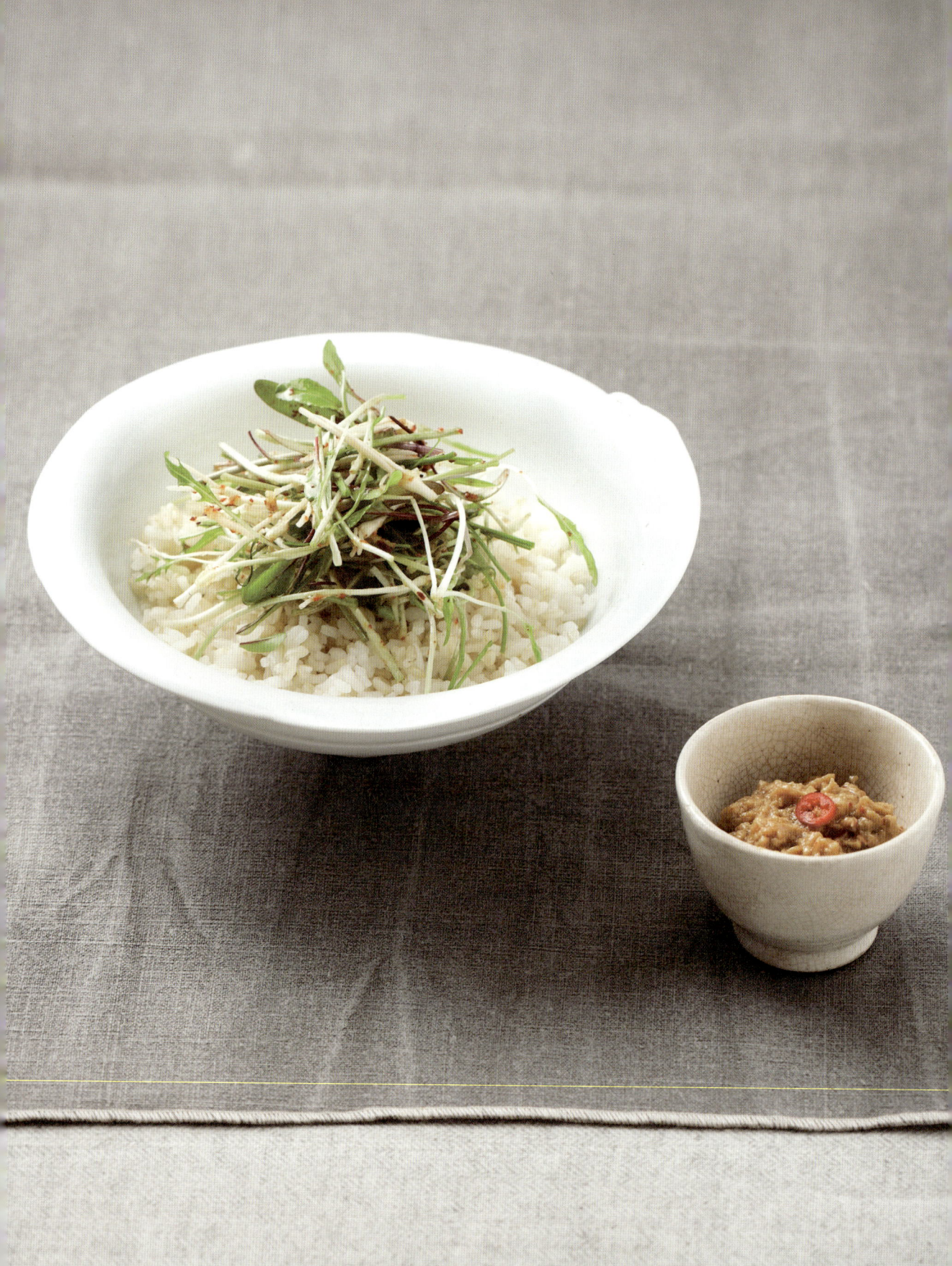

된장비빔밥

신선한 채소는 비타민과 섬유질 등 항산화 영양소가 가득한 건강식품입니다. 암 발생 초기 단계에는 과일 및 채소류 섭취가 중요하다는 연구 결과가 있으며, 암 예방을 위해서도 장기간 적절한 양을 섭취하는 것이 좋습니다. 비빔밥은 채소를 많이 먹는 방법 중의 하나입니다. 비빔밥처럼 한 그릇으로 한 끼를 해결할 수 있는 일품요리는 음식을 싱겁게 먹어야 하는 경우 간을 한데 모으기 때문에 싱거움을 느끼지 않고 나트륨 섭취도 줄일 수 있어 식사하는 데 도움이 됩니다.

재료

쌀 ⅓컵, 달래 ⅓단, 새싹채소 ½컵, 영양부추 ⅕단, 참기름 ½작은술, 식초 ½작은술, 고운 고춧가루 ½작은술, 양념된장(된장 1큰술, 참기름 1큰술, 양파즙 1작은술, 육수 3큰술, 통깨 1작은술, 다진 마늘 ½작은술)

만드는 법

1. 쌀은 밥 안치기 30분 전에 씻어 체에 밭쳐 물기를 빼놓는다.
2. 달래는 뿌리째 씻어 적당한 길이로 썰고, 새싹채소는 찬물에 담가둔다.
3. 영양부추는 씻은 뒤 달래와 같은 크기로 썰어둔다.
4. 분량의 재료를 섞어 양념된장을 만든다.
5. 달래와 새싹채소, 영양부추에 참기름, 고운 고춧가루, 식초를 솔솔 뿌려 살짝 버무려둔다.
6. 밥을 고슬고슬하게 지어 양념한 채소를 올리고 양념된장과 같이 곁들여낸다.

➡ **cooking tip**
오이나 참나물, 깻잎 등 다양한 채소를 더 넣어도 좋습니다.

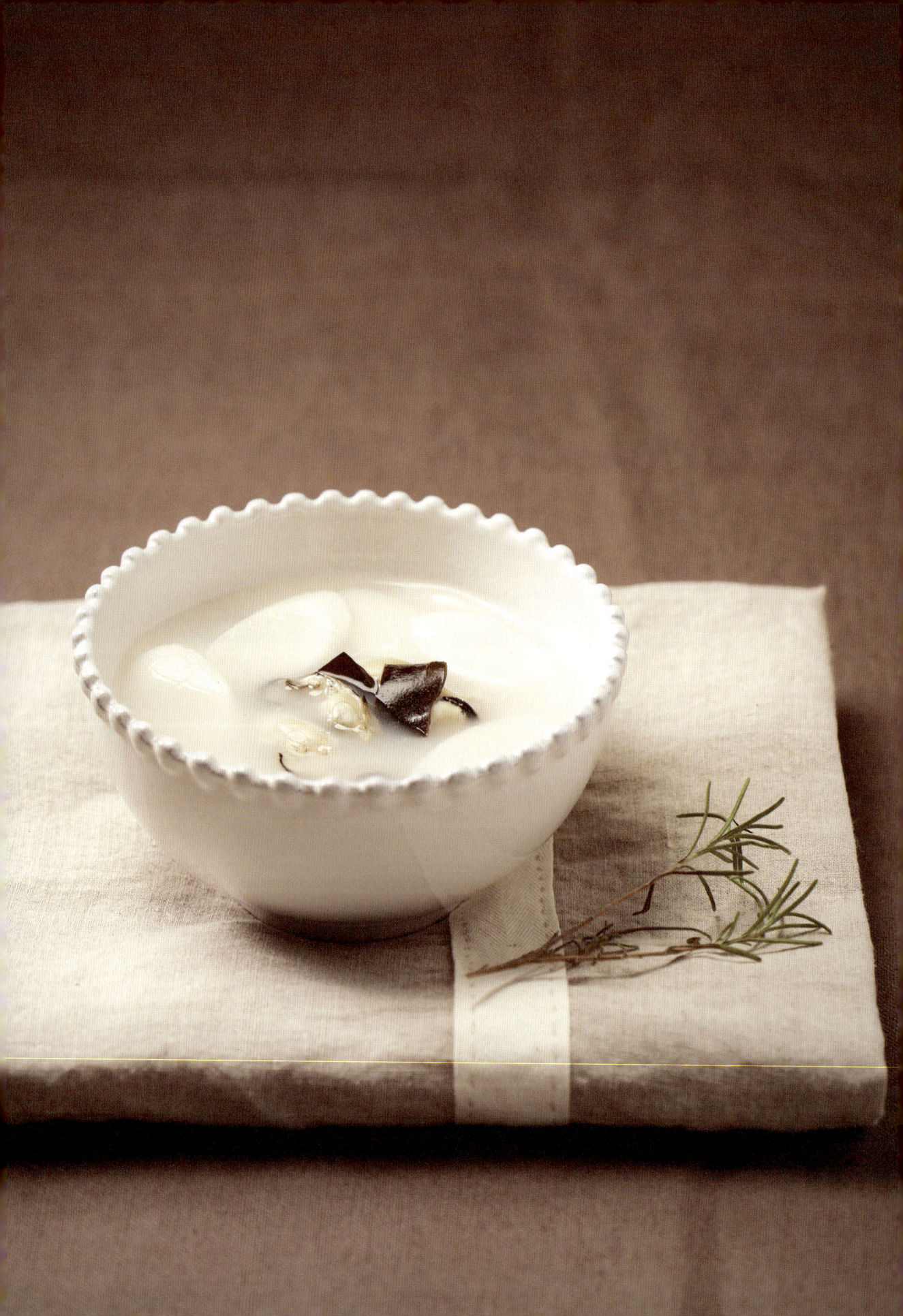

굴떡국

입맛을 잃은 환자에게는 일품요리를 권하는 것도 방법입니다. 한 가지 음식으로 식사를 해결할 수 있어 식사에 대한 부담을 덜 수 있기 때문입니다. 따끈한 국물맛이 좋은 떡국은 이럴 때 먹기 좋은 일품요리입니다. 보통 쇠고기로 국물을 내는데 대신 굴을 이용하면 굴에 많이 함유된 아연 등의 미량 영양소를 섭취할 수 있으며 시원한 해산물의 향으로 간을 세게 하지 않아도 되어 식욕을 돋우는 별미가 됩니다.

재 료

굴 400g, 떡국떡 2컵, 물 4컵, 사방 10cm 다시마 1장, 국물용 멸치 15개, 다진 마늘 1작은술, 국간장 2큰술, 새우젓 국물 약간

만드는 법

1. 굴은 무즙을 이용하여 씻은 후 체에 밭쳐 물기를 제거한 다음 소금을 살짝 뿌려둔다.
2. 떡국떡은 미지근한 물에 20분 정도 담가 부드럽게 만든다.
3. 다시마는 흐르는 물에 살짝 씻어두고, 멸치는 내장을 제거한다.
4. 냄비에 물을 붓고 다시마와 멸치를 넣어 10분간 끓인 후 건져내고 국간장과 굴을 넣는다.
5. 국물이 끓기 시작하면 불린 떡을 넣어 살짝 끓여낸 후 다진 마늘을 넣어 향을 내고 새우젓 국물로 간을 한다. 기호에 따라 다시마, 달걀지단, 김채 등을 올려 그릇에 담아낸다.

> **cooking tip**
> 굴을 씻을 때 무즙을 이용하면 냄새가 나지 않고 깍지가 잘 떨어집니다. 무를 강판에 갈아 그릇에 담고 굴을 넣어 가볍게 주무른 다음 옅은 소금물에서 다시 한 번 흔들어 씻어줍니다. 마지막에 찬물로 굴을 한 번 더 헹궈줍니다.

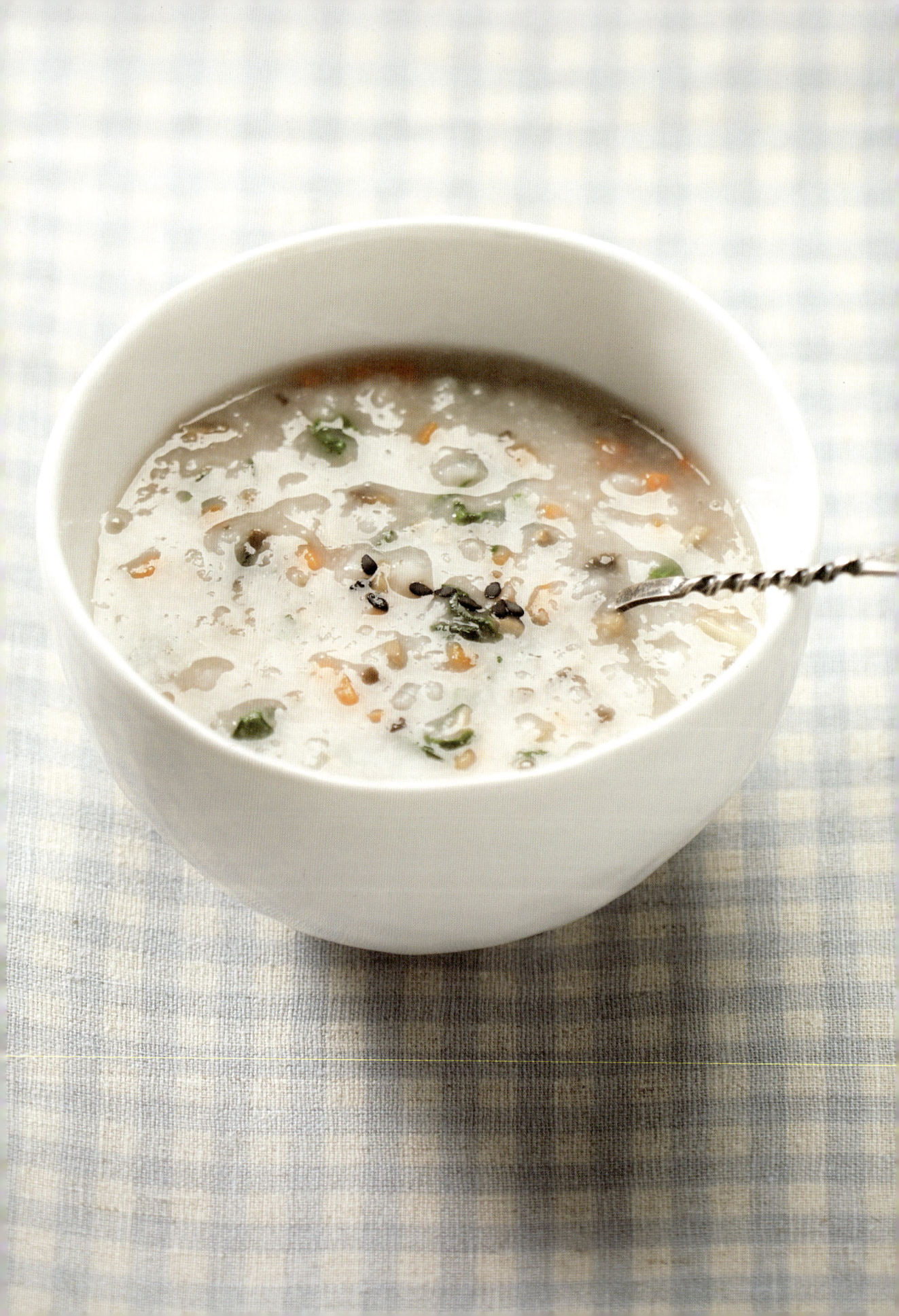

연두부채소죽

식품으로 섭취하는 콩의 이소플라본 중에 제니스틴은 암세포 성장 억제 능력이 뛰어납니다. 콩을 좋아하지 않는 환자에게는 두부를 이용한 요리를 자주 권하는 것이 좋습니다. 일반 두부보다 부드러운 연두부는 씹지 않고 삼켜도 될 정도로 먹기에 부담이 없어 죽이나 찌개에 사용하면 좋습니다. 이때 연두부는 너무 익지 않도록 조리의 마지막 단계에 넣어 부드러운 질감을 느낄 수 있도록 합니다.

재 료

쌀 1컵, 물 6컵, 연두부 ½컵, 표고버섯 2개, 양파 ⅓개, 당근 1토막, 시금치 2뿌리, 참기름 1큰술, 국간장 ½큰술, 소금 약간, 표고양념(간장 ½큰술, 다진 마늘 ½작은술, 참기름 1작은술, 후춧가루 약간)

만드는 법

1. 쌀은 죽 끓이기 1시간 전에 미리 불린 뒤 체에 밭쳐 물을 뺀다.
2. 표고버섯은 미지근한 물에 불려 기둥을 제거하고 쌀알 크기로 다진 뒤 분량의 양념으로 밑간을 한다.
3. 당근과 양파는 곱게 다지고, 시금치는 끓는 물에 소금을 약간 넣어 데친 후 곱게 다진다.
4. 냄비에 참기름을 두르고 다진 표고버섯과 불린 쌀을 넣어 볶는다. 쌀알이 투명해지면 다진 양파와 당근을 넣고 살짝 볶은 후 물을 붓고 끓인다.
5. 쌀알이 퍼지기 시작하면 다진 시금치를 넣고 물기를 살짝 뺀 연두부를 수저로 떠넣는다.
6. 뚜껑을 덮고 잠시 뜸을 들인 후 국간장과 소금으로 간을 한다.

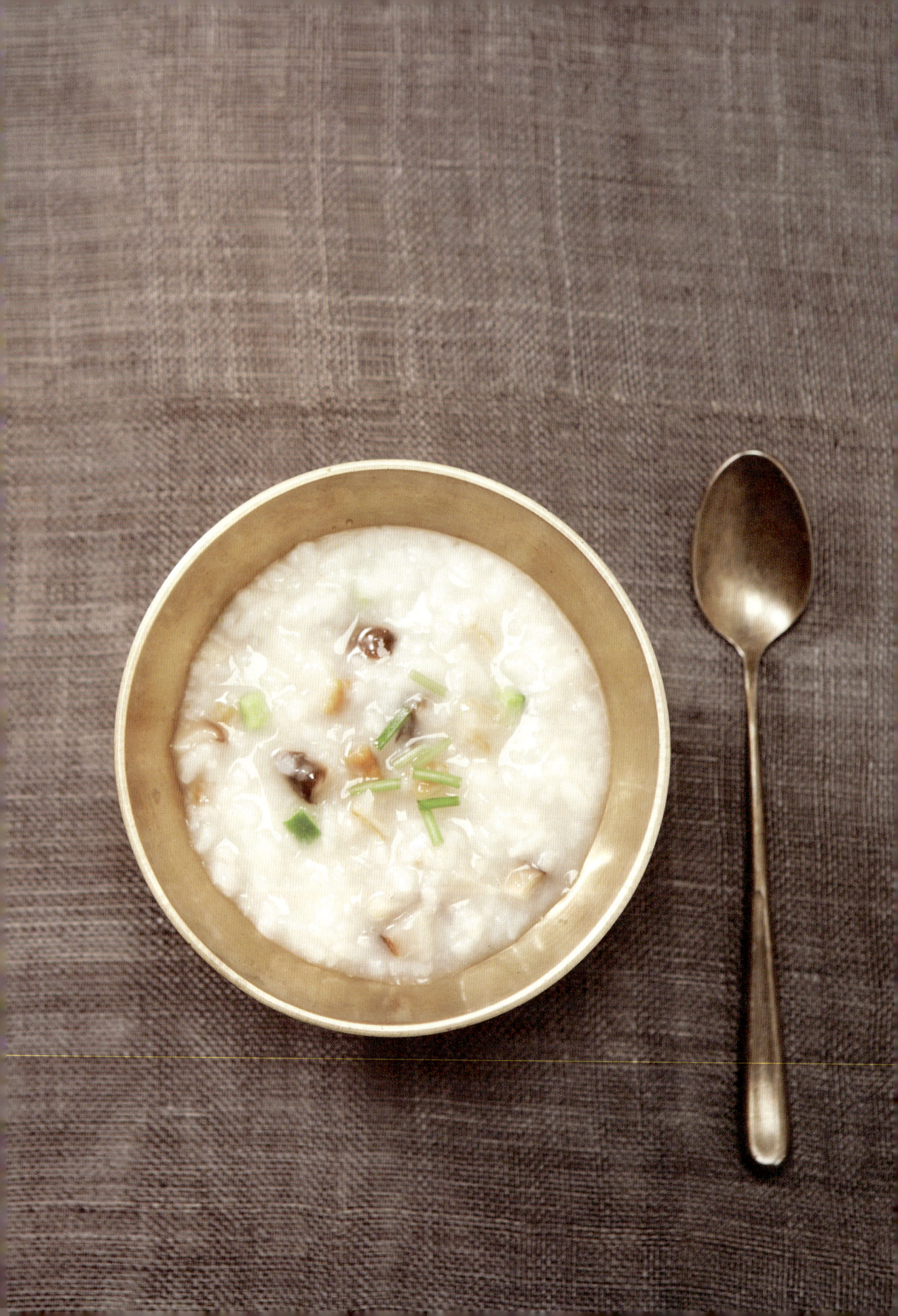

흰살생선채소죽

간질환 환자의 식사요법의 경우 양질의 단백질을 함유한 흰 살 생선을 섭취함으로써 간 조직의 재생을 촉진하고 잔여 간기능을 최대한 유지하도록 하고 있습니다. 생선 특유의 비린내가 적고 담백한 맛이 나는 흰 살 생선으로 죽을 만들어 환자가 먹기 힘들어할 때 준비하면 영양적으로도 우수하고 소화에도 부담이 적어 식사하는 데 큰 도움이 됩니다.

재 료

쌀 1컵, 동탯살 ½컵, 애호박 ⅙개, 불린 표고버섯 2개, 양파 ¼개, 물 6컵, 소금·참기름 약간

만드는 법

1. 쌀은 죽 끓이기 1시간 전에 불린 뒤 체에 밭쳐 물기를 빼놓는다.
2. 동탯살은 깨끗이 씻어 물기를 제거한다.
3. 냄비에 물을 붓고 끓으면 동탯살을 넣고 익힌다. 익은 동탯살을 건져 으깨고 국물은 따로 받아둔다.
4. 애호박과 불린 표고버섯, 양파는 밥알 크기로 다져놓는다.
5. 냄비에 참기름을 두르고 불린 쌀과 표고버섯을 넣어 볶는다. 쌀알이 투명해지기 시작하면 받아둔 국물과 물을 섞어 6컵 정도 냄비에 붓고 끓인다.
6. 쌀알이 눋지 않게 나무주걱으로 저어가며 끓이다 쌀알이 퍼지기 시작하면 애호박과 양파를 넣어 한소끔 끓여낸다.
7. 소금으로 간을 하고 그릇에 담아내기 전 참기름을 한두 방울 떨어뜨린다.

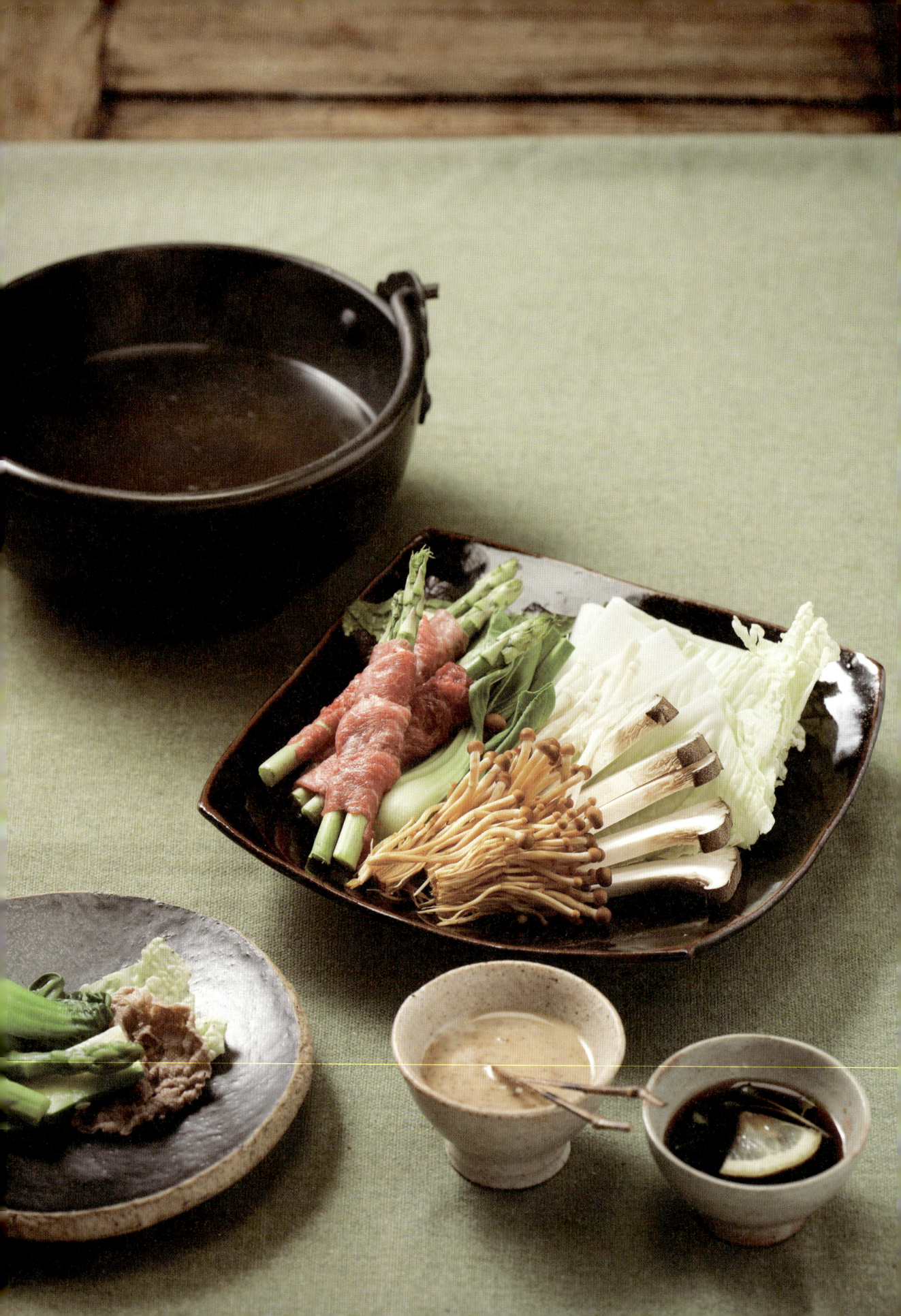

쇠고기채소샤브샤브

샤브샤브는 가족이 함께 모였을 때 준비하면 좋은 메뉴입니다. 쇠고기와 다양한 채소를 씻어 준비하기만 하면 되는 비교적 간단한 요리지만 식탁은 풍성해 보이고 마치 외식을 하는 듯 별미로 즐길 수 있어 환자의 기분 전환에도 도움이 됩니다. 샤브샤브의 소스를 2가지 정도 준비하면 다양한 요리를 먹는 듯한 기분을 줄 수 있어 좋습니다.

재 료

쇠고기 샤브샤브용 200g, 청경채 5대, 배춧잎 3~4장, 새송이버섯 2개, 애호박 ¼개, 대파 ½대, 황금팽이버섯 1봉지, 아스파라거스 5대, 겨잣잎 4장, 국물(물 4컵, 사방 10cm 다시마 1장, 가다랑어포 ⅔컵, 청주 4큰술, 국간장 1큰술, 소금 약간)
깨소스(참깨 4큰술, 식초 2큰술, 물 3큰술, 마요네즈 2큰술, 다진 마늘 1작은술, 레몬즙 ½큰술, 설탕 ½작은술, 청주 1큰술)
일본식 간장소스(간장 1큰술, 식초 1큰술, 레몬즙 1작은술, 청주 ½큰술, 생강즙 ½작은술, 다시마 우린 물 3큰술)

만드는 법

1. 쇠고기는 기름 부분이 적은 샤브샤브용으로 준비하고 배추는 씻어 큼직하게 썰고, 청경채는 씻어 대가 굵은 것은 반으로 가른다.
2. 대파는 굵게 채 썰고, 새송이버섯은 길이대로 도톰하게 썬다. 황금팽이버섯은 밑동을 잘라 준비해놓는다.
3. 애호박은 길고 네모지게 썰고 씨가 많은 부분은 발라낸다. 겨잣잎은 배춧잎과 같은 크기로 썬다. 아스파라거스는 씻어놓고 대가 굵은 부분은 반으로 가른다.
4. 국물은 가다랑어포 국물로 준비한다. 냄비에 다시마 1장을 넣어 끓이다가 팔팔 끓으면 다시마를 건져내고 불을 끈 다음 가다랑어포를 넣어 10분 정도 국물을 우려낸다.
5. 우려낸 국물을 면보에 받아 국물만 받아낸다. 청주와 국간장과 소금으로 기본양념을 한다.
6. 소스를 분량대로 만들어놓는다.
7. 끓인 국물과 썰어놓은 야채를 보기 좋게 담아 즉석에서 익혀 먹는다.

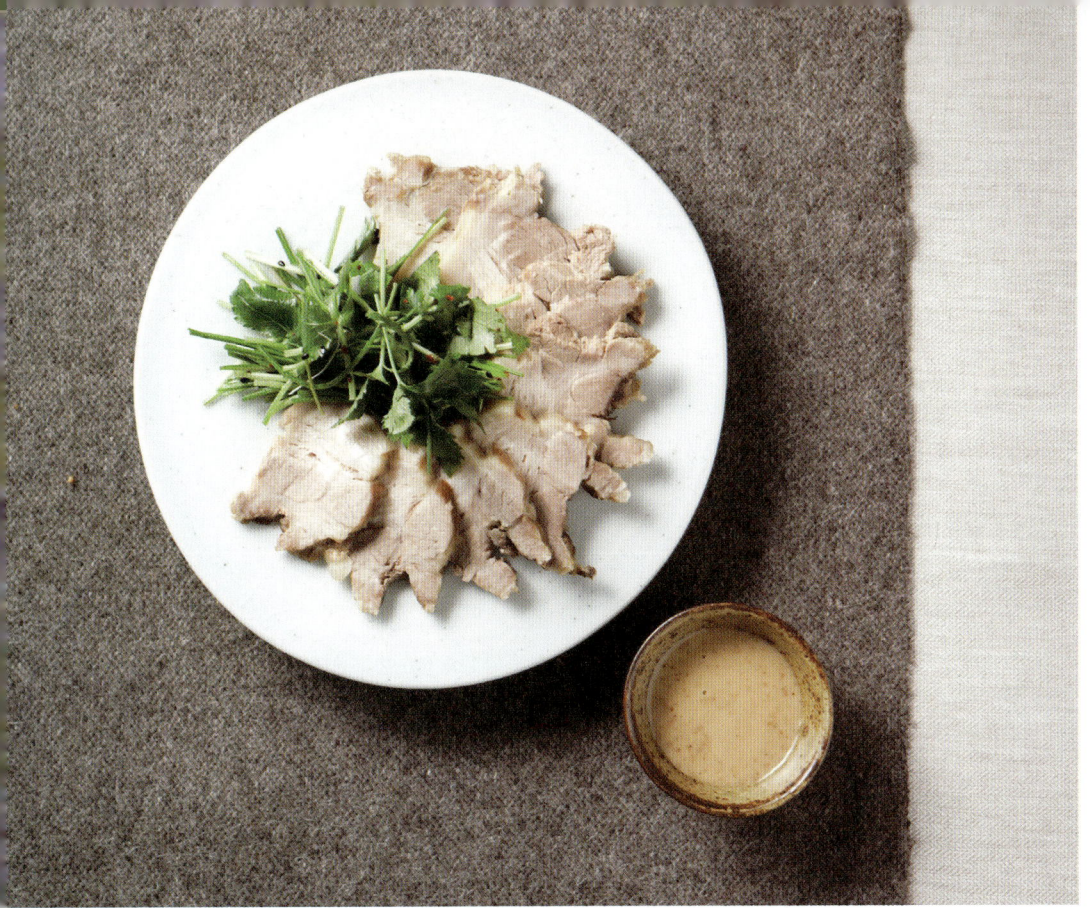

들깨소스편육과 채소무침

편육은 기름기 없이 담백하게 먹을 수 있는 조리법입니다. 고기를 삶을 때 생강, 통후추, 마늘 등의 향신채소를 넣으면 특유의 잡냄새를 없앨 수 있어 환자가 먹을 때 부담을 줄일 수 있습니다. 육류를 먹을 때는 채소를 함께 준비하는 것이 좋은데 채소무침으로 준비하면 쌈을 싸먹어야 한다는 부담 없이 쉽게 채소를 곁들여 먹을 수 있습니다.

재료

제육 통삼겹살 500g, 대파 1대, 생강 1개, 마늘 3톨, 통후추 1큰술, 된장 1큰술, 커피 1작은술, 청주 ⅓컵, 채소무침(참나물 10대, 영양부추 20대, 고춧가루 1작은술, 까나리액젓 1큰술, 설탕 1작은술, 참기름 1작은술, 다진 마늘 1½작은술, 식초 약간), 들깨소스(들깻가루 4큰술, 마요네즈 1큰술, 식초 1큰술, 참기름 1작은술, 물 3큰술, 생강즙 1작은술, 다진 마늘 ½작은술, 간장 1큰술, 소금 약간)

만드는 법

1. 냄비에 물을 넉넉히 붓고 대파, 생강, 통후추, 마늘을 통으로 넣은 뒤 된장과 커피를 넣어 끓인다.
2. 물이 끓기 시작하면 제육 덩어리를 씻어 넣고 30분 이상 삶는다.
3. 참나물과 부추는 흐르는 물에 씻어 물기를 제거한 후 한입 크기로 썬다.
4. 분량의 양념 재료를 넣어 채소를 무쳐낸다.
5. 제육이 삶아지면 흐르는 물에 살짝 씻어 기름기를 제거한 다음 적당한 두께로 썬다.
6. 분량의 재료를 섞어 들깨소스를 만든다.
7. 접시에 썬 제육편육과 채소무침을 가지런히 담고 소스를 곁들여낸다.

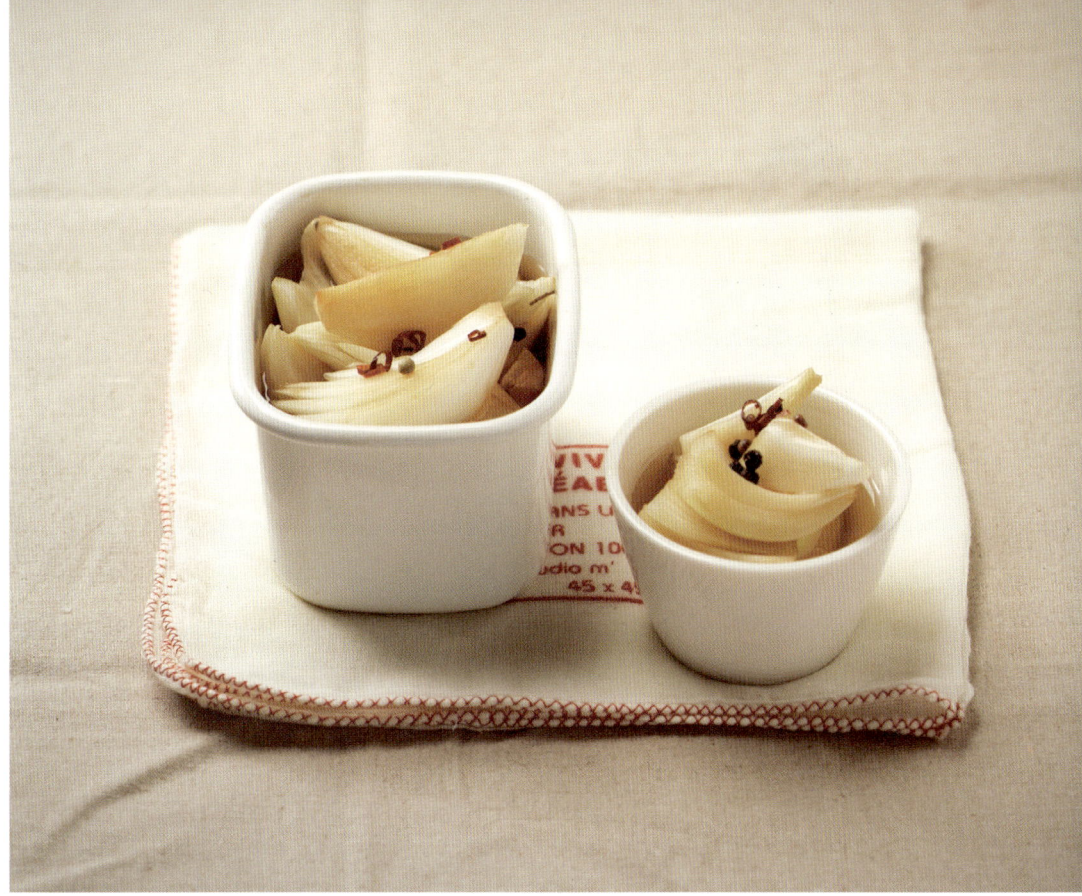

양파피클

양파는 발암 관련 단백질과 직접 결합하여 암세포의 활성을 억제하는 성분을 함유함으로써 암 예방에 효과적입니다. 입맛을 돋울 수 있도록 새콤한 피클로 만들면 매 끼니 밑반찬으로 활용할 수 있습니다.

재 료

양파 1kg, 식초 2컵, 물 2컵, 마른 고추 2개, 간장 ½컵, 통후추 1큰술

만드는 법

1. 양파는 작고 단단한 것을 준비하여 껍질을 벗기고 씻은 뒤 물기를 뺀다.
2. 저장용기에 식초와 물을 분량대로 넣고 섞은 다음 양파를 넣는다. 양파가 위로 뜨지 않게 무거운 것으로 눌러 5일 정도 절인다.
3. 양파는 건져내고 절인 국물만 따로 받아둔다.
4. 마른 고추는 면보로 닦아 적당한 크기로 썰어 냄비에 넣고 양파를 절인 물과 간장, 통후추를 함께 넣고 끓인다. 끓기 시작하면 불을 약하게 줄여 3~5분간 더 끓인다.
5. 국물을 완전히 식힌 후 저장용기에 담고 절인 양파를 넣어둔다.
6. 2~3주 정도 지나면 먹기 좋은 크기로 잘라 그릇에 담아낸다.

➡ **cooking tip**
초절임을 제대로 발효시키려면 저장용기를 열탕소독 후 완전히 말린 다음 담는 것이 좋습니다.
식초가 들어가는 저장식은 알루미늄용기에 담는 것은 피하고 가급적 유리용기에 담도록 합니다.

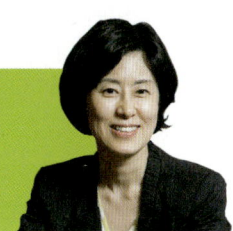

성미경 교수의
기분 좋은 아침 밥상

점심과 저녁을 밖에서 먹는 경우가 많아 아침 식사만큼은 집에서 하려고 합니다. 아침 식사는 오전 활동에 필요한 에너지를 공급합니다. 아침 식사를 거르게 되면 오전 내내 허기가 지면서 점심 식사, 그리고 심하게는 저녁 식사 시간이나 패턴이 흐트러질 수 있기 때문에 가능한 거르지 않으려고 하지요. 간단하게 먹는 아침 식사라도 영양의 균형을 생각하게 됩니다. 즉 곡류군, 단백질 식품군, 채소 및 과일군, 그리고 부족하기 쉬운 칼슘 공급 식품을 가능한 한 고루 포함합니다.

평소 외식을 할 때 메뉴를 고르거나 집에서 식사를 준비할 때에는 육류보다는 생선, 그리고 식물성 식품 위주의 식단을 생각하게 됩니다. 보통 식물성 식품이라고 하면 채소만 떠올리는 경우가 많은데, 식물성 식품은 채소와 더불어 곡류, 견과류 등을 모두 포함하고 있으며 이러한 식품들을 골고루 활용하는 것이 매우 중요합니다. 장을 보러 갔을 때 바구니에 담긴 재료들의 색깔을 한번 눈여겨보세요. 그 속에 담긴 재료들의 색깔이 얼마나 화려하고 예쁜지가 건강한 밥상을 만드는 척도가 됩니다. 가공식품보다는 자연식품 위주로 샀을 때, 자연식품 중에서도 생선과 과일, 채소를 고루 담다 보면 장바구니 속 색깔은 자연히 예뻐지게 됩니다.

●● **성미경 교수의 일주일 아침 식단**

- **월** 저지방 우유로 탄 미숫가루 1컵, 키위 2개, 프렌치토스트 2쪽
- **화** 현미밥, 쇠고기미역국, 시금치나물, 저지방 우유
- **수** 모닝롤 2개, 크림치즈, 달걀프라이, 양송이수프, 토마토사과주스
- **목** 마파두부덮밥, 오렌지 1개, 딸기 5개, 저지방 우유
- **금** 저지방 플레인 요구르트, 콘플레이크 시리얼과 아몬드+호두+건포도, 토마토주스
- **토** 호박죽, 군고구마, 나박김치, 저지방 우유
- **일** 절편 2쪽, 호박조청, 저지방 요구르트, 바나나 1개, 토마토주스

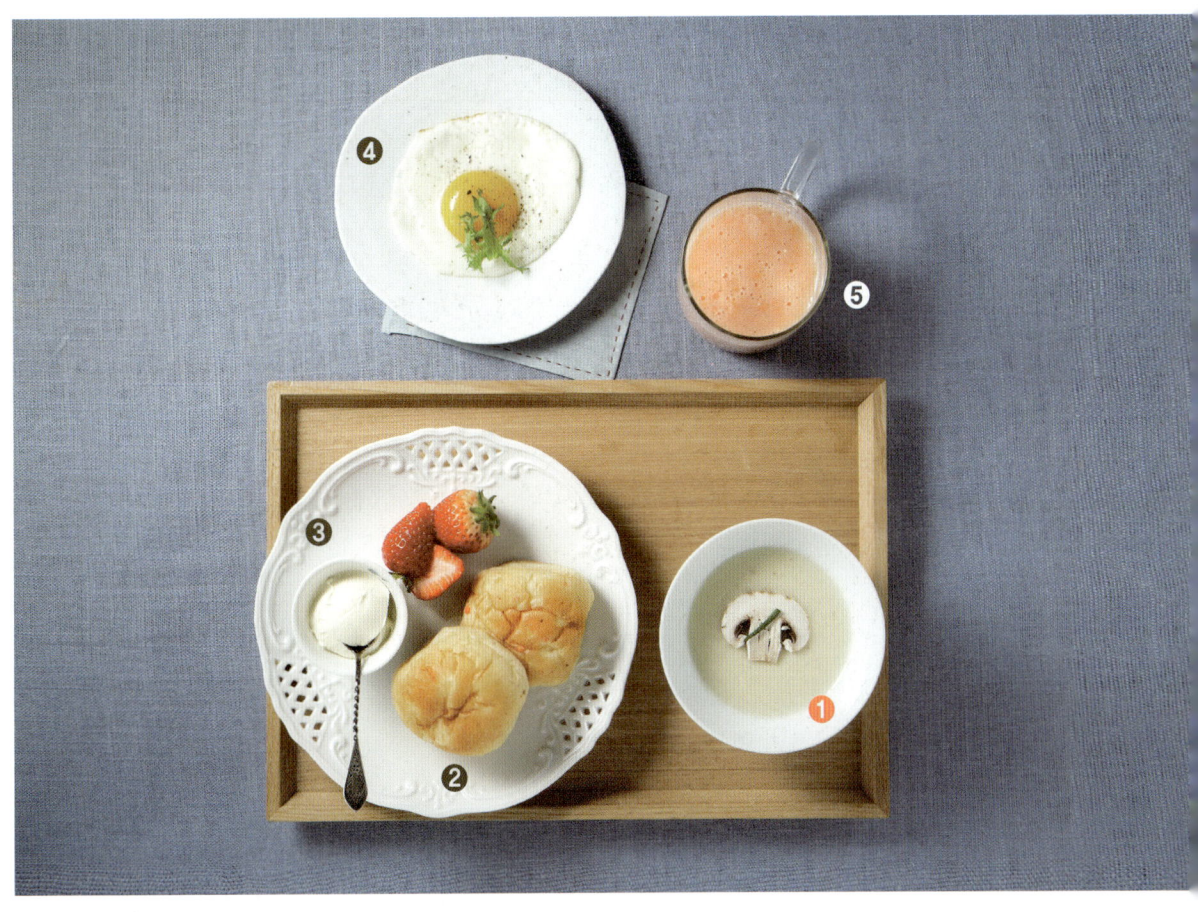

성미경 교수의 밥상   ❶ 양송이수프 ❷ 모닝롤 2개와 딸기 ❸ 크림치즈 ❹ 달걀프라이 ❺ 토마토사과주스

●● **양송이수프**는 이렇게 만들어요

재 료 양송이버섯 200g, 양파 ½개, 버터 1큰술, 밀가루 1큰술, 물(또는 육수) 2컵, 우유 2컵, 생크림 3큰술, 소금·후춧가루 약간

만들기 양송이버섯은 껍질을 벗겨 길이로 얇게 썰고 양파도 얇게 채 썬다. 냄비에 버터를 두르고 양파를 볶다가 양파가 투명해지면 양송이버섯을 넣고 함께 볶은 뒤 밀가루를 넣는다. 밀가루가 어우러지면 물을 붓고 저어가며 끓이다 버섯이 익으면 믹서에 넣어 간 뒤 다시 냄비에 붓고 끓인다. 수프가 끓으면 우유를 넣고 약한 불로 끓이다가 생크림과 소금, 후춧가루로 간을 한다.

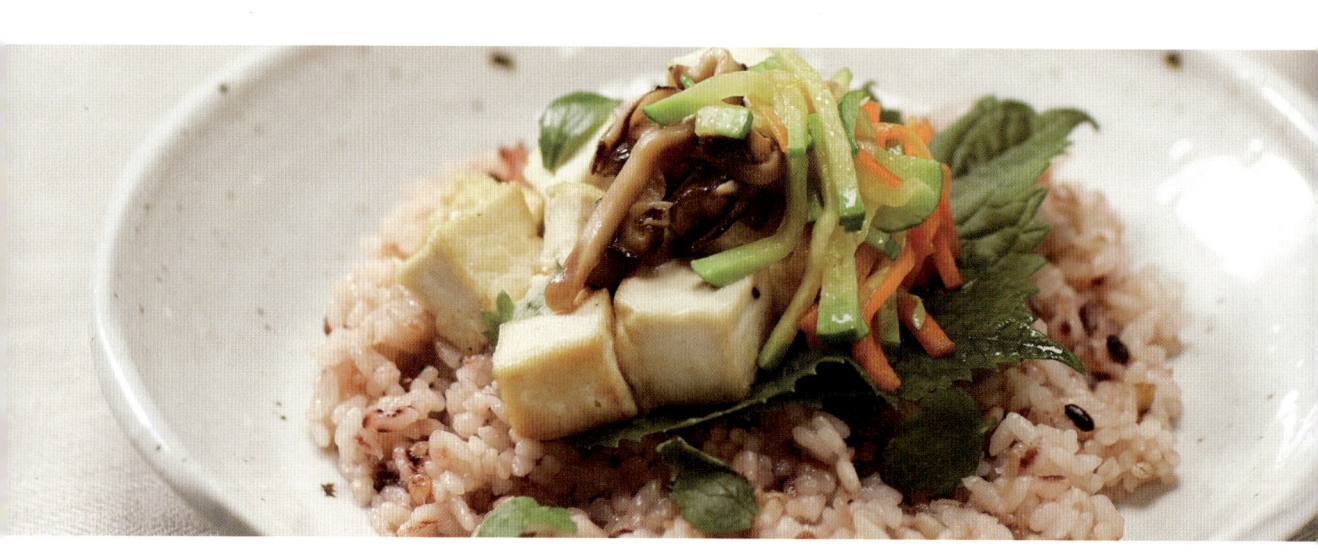

유방암

유방암은 주로 소엽과 유관에 발생합니다. 보통 암세포의 기저막에 침윤한 침윤성암과 기저막이 보전되는 상피내암으로 구분하는데, 침윤성암은 좀더 진행된 상태이므로 상피내암에 비해 예후가 좋지 않습니다. 전체적으로는 침윤성 유관암이 유방암의 약 75~85%를 차지합니다.

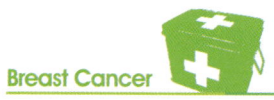

유방암의 증상 및 치료 과정

우리나라에서 유방암은 전체 암 발생률 중 6위를 차지합니다. 여성의 악성종양 중에서 갑상선암, 위암에 이어 세번째로 흔한 암이었으나 2009년에는 전체 암 발생의 14.7%로 위암을 제치고 여성의 악성종양 중 2위를 차지했습니다. 현재 우리나라 여성의 유방암 발병은 서구 국가에 비해서 낮은 편이지만 생활양식이 서구화되어가고 지방 섭취의 증가와 이로 인한 비만의 증가, 출산율 및 수유의 감소, 만혼, 조기 초경 및 폐경기 지연 등의 사회적인 현상으로 유방암은 점차 증가할 것으로 예상됩니다. 2004년 한국유방암학회에서 발표한 한국인 유방암 환자의 연령별 분포 특징을 살펴보면, 미국은 환자 대다수가 폐경 이후의 여성 환자들이 많은 반면에 우리나라는 60% 이상의 환자가 50세 이하의 젊은 여성들로 40대에서 가장 많이 발생하는 양상(38.9%)을 보이고 있습니다.

유방은 소엽, 유관으로 구성된 실질과 이를 지지하는 지방질, 결합조직으로 구성된 간질 조직으로 이루어져 있습니다. 유관은 유두로 연결되며 유두 주변은 유륜으로 구성되어 있습니다. 유방암은 주로 소엽과 유관에 발생합니다. 보통 암세포의 기저막에 침윤한 침윤성암과 기저막이 보전되는 상피내암으로 구분하는데, 침윤성암은 좀더 진행된 상태이므로 상피내암에 비해 예후가 좋지 않습니다. 전체적으로는 침윤성 유관암이 유방암의 약 75~85%를 차지합니다.

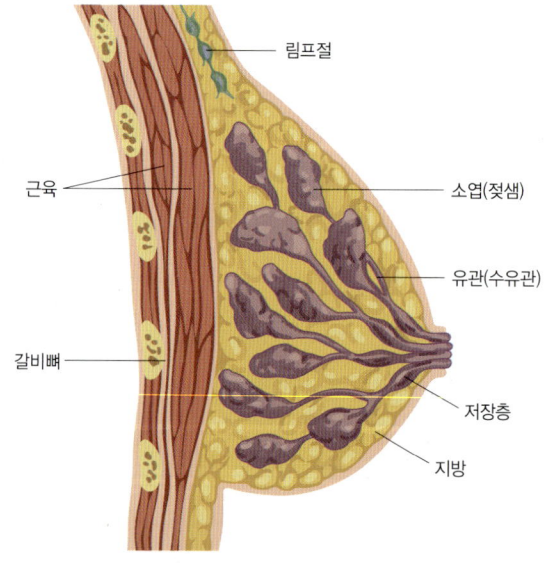

유방암의 대부분은 환경적인 요인에 의해 발생합니다

유방암의 위험 요인은 다른 암처럼 환경적인 요인과 유전적인 요인으로 나눌 수 있습니다. 유전적 요인은 전체 유방암의 5~10%로 대부분은 환경적 요인에 의해 발생합니다. 환경적 요인으로는 여성호르몬인 에스트로겐, 고지방식, 비만이 대표적으로 꼽히며 그밖에 방사선 노출, 흡연 등이 있습니다.

유전적 요인은 BRCA1과 BRCA2 유전자의 유전변이가 알려져 있습니다. 어머니나 자매가 유방암에 걸린 가족력이 있을 경우 정기적인 검진에 좀더 신경을 써야 하며 전문의와 상담이 필요합니다.

환경적인 요인으로는 여성호르몬인 에스트로겐이 유방의 유관세포의 증식을 촉진하기 때문에 여성호르몬에 노출되는 기간이 길거나 양이 많은 경우 위험도가 증가한다고 할 수 있습니다. 즉 초경이 일찍 시작되고 폐경이 늦어져서 여성호르몬의 분비 기간이 길어지는 경우, 폐경 후 호르몬 대체 요법을 시행하는 경우 매년 유방암 발생률이 3.1% 증가된다고 알려져 있습니다. 그러나 젊은 여성들이 단기로 경구 피임제를 사용하는 경우에는 체내 호르몬 농도에 큰 영향을 미치지 않기 때문에 유방암을 더 많이 생기게 하는지는 확실하지 않습니다.

또한 첫 분만이 30세 이후인 경우, 자녀가 적을수록, 모유 수유를 적게 할수록 위험도가 증가합니다. 비만과의 관련성도 알려져 있는데, 비만은 초경이 일찍 시작되게 하고 폐경이 늦어지게 하며, 지방 조직의 아로마테이즈^{Aromatase}의 작용을 증가시켜 폐경 후에 만들어지는 에스트로겐의 농도를 높이기 때문입니다. 유방에 생기는 여러 양성 질환 중 낭종이나 섬유선종, 유방염은 유방암의 발생과 관련이 없으나 비정형적 과형성$^{Atypical\ hyperplasia}$ 등은 유방암 발생 위험도를 증가시키므로 전문의와 상담이 필요합니다.

유방암의 대부분이 자가 검진에 의해 발견됩니다

유방암의 증상은 크게 3가지가 있습니다. 유방에 멍울이 만져지거나 생리 주기와 관계 없이 유방에 통증이 느껴지는 경우, 그리고 유두에서 피가 섞인 분비물이 나오는 경우 유방암을 의심해봐야 합니다. 유두가 함몰되거나 피부가 오렌지

껍질처럼 바뀌며 습진처럼 보이는 경우에도 의심해볼 수 있습니다.

　　　　암이 림프절로 진행되면 겨드랑이 밑에 멍울이 만져지며 팔의 부종이 동반되기도 합니다. 특수한 유방암의 형태인 염증성 유방암은 멍울이 만져지지 않지만, 피부가 붓고 열감이 나며 붉은색으로 변해 마치 염증이 생긴 것처럼 보이기도 합니다.

　　　　유방암의 진단은 자가 검진 및 임상 진찰, 유방촬영술, 유방초음파술

한국유방암학회에서 조사한 유방암의 증세

증세	환자 수	비율(%)
증세 없음, 정기 검진상 발견	946	17.8
통증 없는 유방 종괴	3320	62.4
통증 있는 유방 종괴	298	3.6
유두 분비물	220	4.1
겨드랑이 멍울	100	1.9
유방 피부 변화, 유두 함몰	202	3.8
유방 통증 및 불쾌감	147	2.8
기타	89	1.6

등의 방사선 검사와 조직 검사 등이 있습니다. 유방 자가 검진은 자신의 유방을 스스로 만져보아 이상이 생겼는지 확인하는 방법으로 유방암환자의 70% 이상이 자가 검진으로 발견하고 있습니다.

　　　　유방촬영술은 엑스레이X-ray를 이용하여 상하, 내외로 유방에 압박을 가해 촬영하는 검사입니다. 유방암을 검사할 때 가장 필수적인 기본 검사이며, 유방초음파 등의 검사에서 발견하기 어려운 미세석회화 같은 조기암 병변을 발견하는 데 중요한 역할을 합니다. 90~95%의 정확성을 보이고, 만져지지 않는 유방암을 발견하는 데 있어 가장 예민한 검사로 조기에 암을 진단할 수 있는 가장 이상적인 방법입니다.

유방암 검진 권고안(국립암센터, 한국유방암학회)

- **30세 이상의 여성**: 매월 유방암 자가 검진
- **35세 이상의 여성**: 2년 간격으로 의사에 의한 임상 진찰
- **40세 이상의 여성**: 1~2년 간격으로 의사에 의한 임상 진찰 및 유방촬영술 시행. 고위험군에 한해서는 전문가와 상의하도록 함

그러나 30대 이하 젊은 여성은 유방에 섬유질이 많아 조직이 치밀하여 종괴와 정상 유방조직의 구별이 쉽지 않아, 고밀도(치밀) 유방인 경우 초음파를 추가로 시행합니다. 초음파는 젊은 여성이거나 유방조직의 밀도가 높아 유방촬영술로 종괴를 관찰하기 어려울 때 유용한 진단 방법입니다. 유방 낭종의 경우 90~99%의 확진을 내릴 수 있습니다. 또한 암 진단을 확진하기 위해 조직 검사를 실시할 경우 실시간으로 덩어리를 관찰하면서 조직 검사를 시행할 수도 있습니다. 악성의 소견이 없는 양성 덩어리인 경우에는 추적 검사를 6개월에서 1, 2년 정도 시행합니다. 그 외에 다른 암처럼 필요에 따라 전산화단층촬영, 자기공명영상, 양전자단층촬영 등을 시행할 수 있습니다.

영상 검사상 덩어리나 이상 소견이 있을 경우 확진을 위해 조직 검사를 시행합니다. 조직 검사는 미세침 흡인 생체 검사, 중앙부 침 생체 검사, 맘모톰 검사, 절제 혹은 절개 생체 검사 등이 있습니다.

- 유방암 자가 검진의 적절한 시기는 월경이 끝나고 3~5일 후입니다. 유방암 자가 검진을 할 때는 다음과 같은 사항을 주의 깊게 살펴봐야 합니다.
  - 멍울
  - 통증
  - 유두 분비물
  - 유두의 함몰
  - 유방의 주름
  - 유두 습진
  - 유방 피부의 변화
  - 유방 크기의 변화
  - 유두 위치의 변화

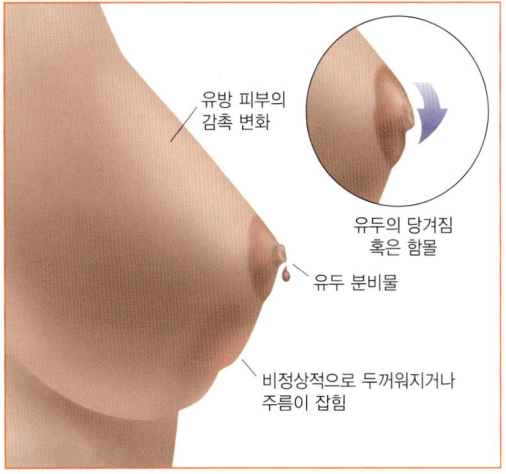

유방암의 병기는 종양의 크기, 주변 림프절로의 전이, 다른 장기에 침범한 정도를 조합하여 0~4기까지로 나눕니다.

종양의 크기(T)	림프절 전이(N)	다른 장기 침범 여부(M)
Tis 상피내암 T0 종양의 크기가 불분명할 때 T1 종양의 크기가 2cm 이하일 때 T2 종양의 크기가 2~5cm일 때 T3 종양의 크기가 5cm 초과할 때 T4 종양이 흉벽, 피부를 침범할 때	N0 겨드랑이 림프절 전이가 없을 때 N1 암세포가 전이된 겨드랑이 림프절이 3개 이하일 때 N2 암세포가 전이된 겨드랑이 림프절이 4~9개일 때 N3 암세포가 전이된 겨드랑이 림프절이 10개 이상, 또는 쇄골상부 림프절 전이가 있을 때	M0 다른 장기에 전이가 없을 때 M1 다른 장기에 전이가 있을 때

◐ 유방암은 병기와 환자의 전신 상태에 따라 치료 방법이 결정됩니다

유방암의 치료 방법은 국소 치료인 수술과 방사선 치료, 전신 치료인 항암제 치료와 호르몬 치료의 4가지가 있습니다. 수술을 하는 경우에는 진행 정도에 따라 수술 후 보조치료로 항암제·방사선 치료와 호르몬 치료를 시행하는 경우와, 유도 항암요법 후 수술을 하고 보조치료를 시행하는 경우로 나눌 수 있습니다. 보조요법의 종류는 환자 유방암의 조직학적 특성에 따라 달라집니다. 수술이 불가능한 경우에는 항암제 치료와 호르몬 치료, 방사선 치료를 환자에 따라 적절하게 시행합니다.

◆ 수술요법

수술법으로는 먼저 덩어리 절제술 Lumpectomy과 부분 절제술 Segmentectomy이 있는데 이들은 유방은 보존하면서 암 덩어리만 제거합니다. 추가로 겨드랑이 림프절 절제술을 시행하고, 재발을 방지하기 위한 방사선 치료를 시행합니다. 변형 근치 절제술은 우리나라에서 아직 가장 많이 시행되는 수술로 유두와 피부를 포함하여 유방 조직 전부와 액와림프절을 일괄 절제하는 방법입니다. 수술 후 재발을 방지하기 위해 아주 조기의 유방암을 제외하고는 항암제 치료나 호르몬 치료, 혹은 2가지를 모두 시행합니다.

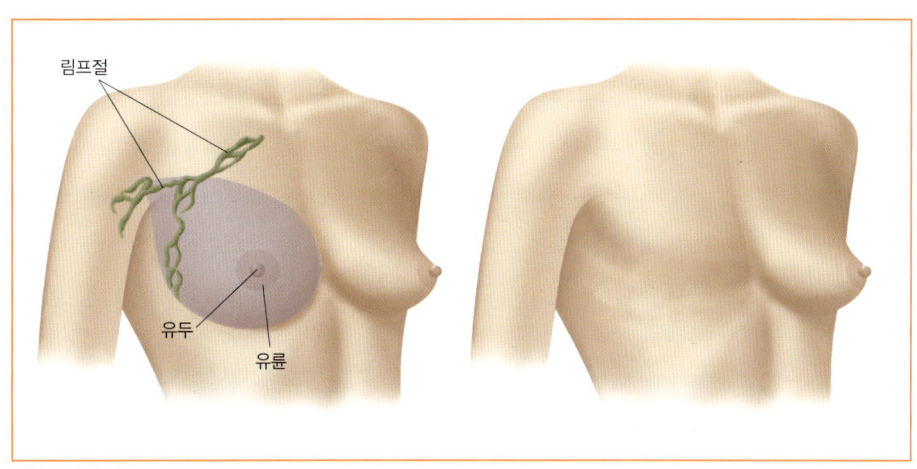

변형 근치 절제술

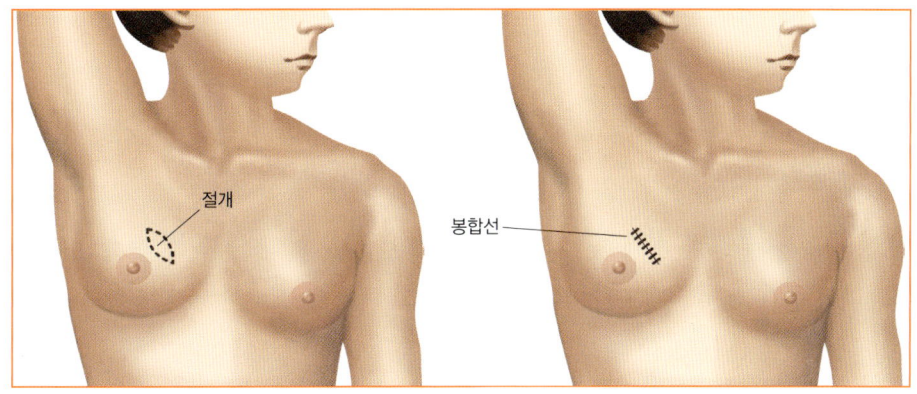

종괴 절제술

◆ **항암제 치료**

항암제 치료는 선행항암요법, 보조항암요법, 완화항암요법으로 나눌 수 있습니다. 선행항암요법은 전이가 되지는 않았지만 암 덩어리의 크기가 크거나 림프절 전이가 크게 만져지는 경우, 항암제 치료를 먼저 해서 암 덩어리의 크기를 줄인 다음 수술하는 방법입니다.

보조항암요법은 수술로 눈에 보이는 암을 완전히 제거한 후에 재발을 막기 위해 시행하는 것으로 2~3가지 약제를 이용해서 4~6개월간 치료합니다. 완화항암요법은 호르몬 수용체가 음성인 경우 혹은 양성인 경우라도 병이 진행되어 증상이 심하거나 호르몬 요법에 반응하지 않는 경우 시도할 수 있습니다. 이러한 경우 환자의 전신 상태와 질병의 진행 상태를 고려해서 치료를 결정하게 됩니다.

호르몬 수용체가 양성인 암세포는 호르몬의 도움을 받아 성장하므로 이를 고갈시키는 것이 효과적입니다. 호르몬 치료는 호르몬 수용체가 양성인 경우에는 폐경기인지 아닌지에 따라 호르몬 치료를 달리 시행합니다. 폐경 전인 경우에는 난소를 제거하거나 성선자극호르몬제를 사용하기도 하지만 대부분의 경우 타목시펜Tamoxifen을 사용합니다. 타목시펜은 에스트로겐 수용체에 주로 작용하는 약제입니다. 폐경이 된 여성의 경우에는 타목시펜보다는 아나스트로졸Anastrozole, 레트로졸Letrozole, 엑세메스탄Exemestane 등을 사용하며 이 호르몬 제제들은 아로마타제에 작용하여 에스트로겐을 줄여줍니다. 이는 폐경 후에는 유방의 종양조직, 지방, 근육, 뇌 등에서 만들어진 안드로겐이 아로마테이즈Aromatase에 의해 에스트로겐으로 변화되기 때문입니다. 호르몬 치료제는 일반적으로 5년간 복용하며 항암제 치료에 비해 부작용이 경미하여 삶의 질이 유지됩니다.

유방암 치료에서 대표적인 표적 치료제는 허셉틴입니다. 기존의 항암제가 암세포뿐만 아니라 정상 세포를 파괴하기도 하는 치료였다면, 표적 치료는 암세포와 관련된 특정 물질만을 표적으로 하는 치료입니다. 호르몬 요법이 호르몬 수용체가 양성일 때 효과가 있듯이, 허셉틴은 허투HER2 수용체가 많이 발달한 유방암만 효과가 있기 때문에 반드시 허투 수용체를 검사한 후에 투여하고 있습니다. 허셉틴은 글리벡Gleevec, 이레사Iressa 등과 같이 고가의 약제이지만, 보조항암요법과 함께 실시하거나 재발 시 초기에 사용하면 환자의 생존 기간이 연장되는 것으로 알려져 있습니다.

중앙암등록본부의 자료에 따르면 우리나라의 유방암환자 전체의 5년 생존율은 83.5%입니다. 병기별로 1기는 98.2%, 2기는 91.7%, 3기는 68.2%, 4기는 30.5%로 조기에 발견하여 치료할수록 생존율이 높습니다. 유방절제술 후 국소 재발은 80~90%가 처음 치료 후 5년 이내에 발생하고 거의 대부분의 경우 10년 이내에 발생합니다. 국소 재발이 발견된 경우에는 가능하면 외과적인 수술로 절제하는 것이 좋고, 그밖에도 항암제 치료나 방사선 치료 등을 시행할 수 있습니다.

유방암 자가 검진법

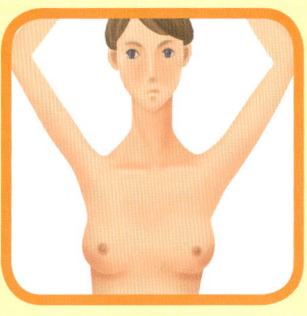

1단계 거울로 살펴보세요!

① 거울 앞에 서서 양쪽 유방의 크기와 피부 색깔, 유두의 방향 등을 살핍니다.
② 손을 머리 위로 올린 채 유방을 관찰하고 유방을 좌우로 돌리며 살핍니다.
③ 손을 허리에 얹고 어깨를 앞쪽으로 기울인 채 유방을 살핍니다.

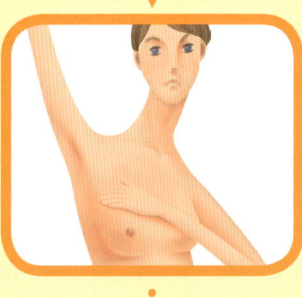

2단계 서서 만져보세요!

① 한쪽 팔을 머리 위로 올리고 반대편 손가락 끝으로 유방에 멍울이나 부분적으로 두툼해진 피부가 없는지 살핍니다.
② 유두를 가볍게 짜서 분비물이 나오는지 살핍니다.
③ 반대편 유방도 같은 방법으로 검사합니다.

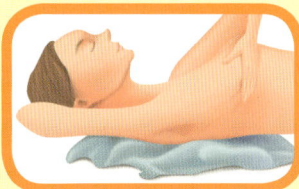

3단계 누워서 만져보세요!

① 가슴에 힘을 빼고 누워서 한쪽 팔을 올리고 반대편 손가락으로 유방 전체와 겨드랑이를 만져봅니다.
② 반대편 유방도 같은 방법으로 검사합니다.

2단계, 3단계 검사 시

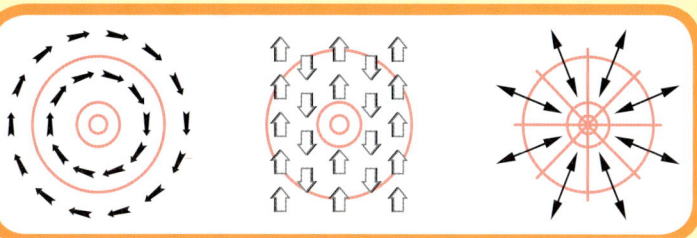

☑ 세 손가락을 모아 3가지 방법 중 하나로 부드럽게 만지며 검사합니다.

Breast Cancer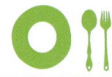

유방암환자를 위한 식생활

유방암을 치료하는 과정 중에도 다른 암의 치료 시와 마찬가지로 체중 감소를 경험할 수 있습니다. 체중 감소가 뚜렷한 환자들은 동일한 식사량을 섭취해도 체중이 감소하는 경우가 많습니다. 이는 암이 진행되는 과정에서 신체 대사의 변화에 기인한 것으로, 충분한 영양 공급이 필요하며 이를 위해서 다음의 식사습관을 권장합니다.

● 수술 후 체중 감소가 일어날 때의 식이요법
- 에너지 밀도가 높은 식품을 활용합니다(요구르트, 주스, 밀크셰이크, 핫초코 등의 음료나 버터, 마가린, 생크림, 꿀 등).
- 양질의 단백질 식품을 섭취하도록 합니다(생선, 달걀, 콩, 두부, 우유 등).
- 적은 양의 음식을 자주 섭취하도록 합니다.
- 가스를 생성하는 음식은 섭취하지 않도록 합니다(콩, 양파, 양배추, 탄산음료 등).
- 충분한 양의 수분을 섭취합니다.
- 다양한 종류의 양념을 사용하여 입맛을 돋웁니다.

이와는 달리 체중이 증가하는 환자들도 많습니다. 체중 증가는 일반적인 경우와 마찬가지로 신체 활동량이 감소하고 식사량은 많아지는 데 원인이 있습니다. 그밖에도 근육량이 감소하여 기초대사량이 떨어지는 경우가 있으며, 치료 약물에 의한 부작용으로 체중이 증가하기도 합니다. 특히 항암 약물 치료를 받는 경우에 많은 환자들이 체중 증가를 호소하고 있습니다. 유방암의 치료 중 혹은 치료 후의 체중 증가는 질병을 관리하는 데 어려움을 줄 수 있습니다. 따라서 규칙적으로 운동하고 저열량, 고영양식으로 식단을 바꾸는 등 생활습관을 개선해 체중을 적정하게 유지하는 것이 중요합니다.

◯ 유방암 치료 중 고용량 비타민은 치료 효과를 떨어뜨릴 수 있습니다

많은 환자들이 유방암 치료를 받는 동안 영양 관리를 위해 다양한 종류의 비타민제를 섭취합니다. 그러나 일부 영양보충제의 경우 오히려 치료 효과를 떨어뜨릴 수 있으므로 주의해야 합니다. 엽산은 일반적으로 세포 분화를 도와서 암을 예방하는 영양소로 잘 알려져 있습니다. 하지만 메토트렉세이트Methotrexate 등의 약물 치료를 받는 경우에 고용량의 엽산은 치료 효과를 감소시킬 수 있으므로 주의해야 합니다. 엽산의 최대 섭취량을 하루에 1mg(1000㎍)을 초과하지 않도록 권장합니다. 그러나 식품의 형태로 엽산을 섭취하는 경우에는 초과될 위험이 없어 엽산 함유 식품의 섭취에는 상한선이 없습니다.

엽산 이외에 항산화 비타민을 과량 섭취하는 경우에도 화학요법 약물의 효과를 떨어뜨릴 수 있습니다. 비타민 A(레티놀)는 1일 3000㎍, 비타민 E(토코페롤)는 540mg, 비타민 C는 2000mg을 초과하여 섭취하지 않도록 합니다. 따라서 영양보충제의 형태보다는 일반 식품으로 이들 영양소를 보충하는 것이 가장 바람직합니다. 이들 영양소를 충분히 공급할 수 있는 식품은 다음과 같습니다.

엽산, 비타민 A, 비타민 C, 비타민 E가 함유된 식품

영양소	주요 식품급원	함량(100g당)
엽산 (㎍)	닭간(날것)	1128
	쇠간(날것)	248
	강낭콩/삶은 강낭콩	186/129
	달걀 노른자	146
	시금치	145.8
	상추	88.8
	완두콩/삶은 완두콩	65/64.9
	배추	46.1
	달걀/삶은 달걀	4.7/45.6
	오렌지	30.3
	떠먹는 요구르트	12
	마시는 요구르트	10.5
	바나나	9.7

영양소	주요 식품급원	함량(100g당)
비타민 A (μg)	쇠간	9472
	마른 김	3750
	당근/삶은 당근	1257/1120
	시금치/데친 시금치	607/1120
	늙은호박/삶은 늙은호박	119/318
	살구	297
	달걀/삶은 달걀	156/147
	토마토	90
	곶감	31
	옥수수/삶은 옥수수	26/24
	단감	23
	귤	10
	감	1
비타민 E (mg)	콩기름	10.3
	옥수수기름	83.2
	말린 아몬드	31.1
	올리브유	12.6
	땅콩/말린 땅콩	9.13/12
	시금치	3.10
	아보카도	1.34
	사과(국광, 아오리/부사)	0.32/0.20
	배	0.1
	양배추	0.1
비타민 C (mg)	딸기	99
	브로콜리/데친 브로콜리	98/50
	오렌지	46
	귤	35
	키위	27
	고구마	25
	감자	21
	토마토	11
	콩나물/삶은 콩나물	8/3

◯ 적정한 체중을 유지하면 암의 재발 위험을 낮출 수 있습니다

유방암의 치료가 끝난 후에는 체중을 적정하게 유지하는 것이 매우 중요합니다. 치료가 끝난 유방암환자들 중 체중과 체지방이 증가한 경우 재발 위험이 높다는 연구 결과들이 다수 있습니다. 체중의 증가는 에스트로겐과 인슐린의 분비량을 증가시키는 원인이 됩니다. 이들 호르몬은 암세포의 성장을 돕는 생리학적인 요인으로 잘 알려져 있습니다. 이외에도 지방 조직의 양이 증가하면 체내에 산화 스트레스와 만성 염증을 일으켜 세포가 변이되거나 비정상적으로 분열하게 됩니다. 따라서 치료 후에 체중이 정상 체중을 넘는 경우에는 식사량을 줄이고 운동을 통해 체중을 감소해야 합니다.

체중이 증가하는 데는 먹는 양만큼이나 음식의 종류도 밀접한 관계가 있습니다. 식물성 식품에 비해 열량이 높은 동물성 식품을 섭취하는 경우 비만도는 증가하게 됩니다. 특히 치료가 끝난 유방암환자의 경우 지방 섭취량의 증가는 암 재발률을 높일 수 있습니다. 따라서 동물성 식품과 식물성 식품을 적절하게 섭취하여 섭취 열량이 필요 열량을 초과하지 않도록 하는 것이 매우 중요합니다.

육류나 지방 섭취가 직접적으로 암의 발생이나 재발을 유도하는 것은 아니므로 지나치게 제한할 필요는 없습니다. 다만 최근에 유방암 치료가 끝난 초기 유방암환자를 대상으로 진행된 연구 결과에 의하면 전체 열량의 20%가 지방으로 구성된 저지방식을 하는 경우 30%가 지방으로 구성된 식사를 할 때에 비해 재발의 위험이 낮은 것으로 나타났습니다. 따라서 식사 구성을 할 때 지방 함량이 20%를 초과하지 않도록 하는 것이 바람직할 것으로 보입니다.

● 유방암에 좋은 음식이라도 양이 지나친 것은 좋지 않습니다

유방암 치료 후 비타민 C와 베타카로틴$^{β-carotene}$을 보충하거나 또는 비타민 C와 비타민 E를 보충하는 경우에 암의 재발률을 낮춘다는 연구 결과가 보고된 바 있습니다. 또 하루 5회 정도 채소나 과일을 섭취하여 혈액 중에 베타카로틴 농도가 높은 사람은 상대적으로 유방암의 재발 위험이 낮다고 합니다. 그러나 영양소의 종류에 관계없이 1일 섭취 권장량 수준을 초과하지 않는 것이 좋고 상한선이 있는 경우에는 그 양을 넘지 않도록 합니다.

Breast Cancer

유방암 예방을 위한 식생활

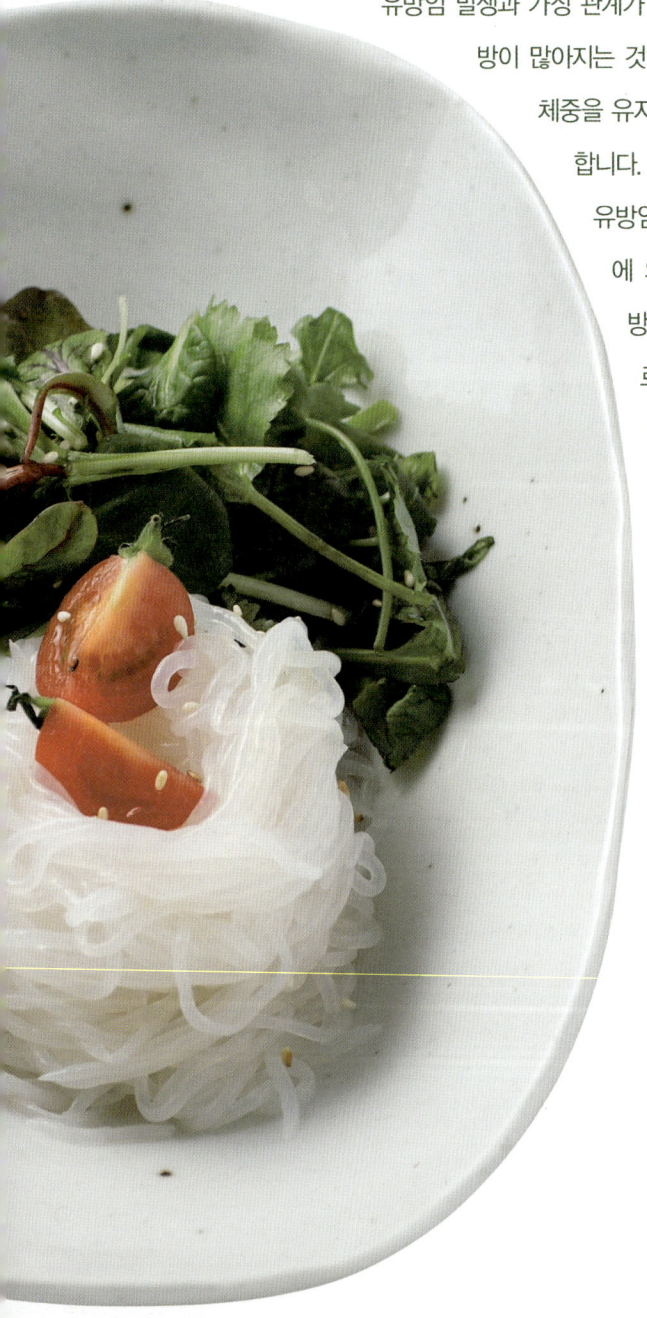

유방암은 여성암 중 흔한 암으로 특히 최근에 그 발생률이 급속히 증가하고 있습니다. 유방암이 증가하는 것은 식사습관의 변화 때문인 것으로 보입니다. 이외에도 여성호르몬의 노출량 및 노출 기간에도 뚜렷한 영향을 받습니다. 지금까지의 연구 결과를 보면 음식을 먹을 때 유방암 발생과 가장 관계가 많은 인자는 체중이 늘어나는 것과 몸에 지방이 많아지는 것입니다. 따라서 유방암을 예방하려면 적절한 체중을 유지하기 위해 식사를 조절하는 것이 가장 중요합니다.

유방암환자와 건강한 사람들을 비교한 연구 결과에 의하면 폐경 후 유방암환자의 경우 몸속 지방 함량과 복부의 지방 함량이 더 높은 것으로 나타났습니다. 이는 폐경 이후 몸속 지방의 증가가 유방암 발생의 원인으로 작용할 수 있음을 의미합니다. 우리나라 사람들은 서양인들에 비해 상대적으로 비만도가 낮아 신경을 많이 쓰지 않는 편이지만, 한국 여성과 서양 여성이 같은 정도로 살이 찐 경우라면 한국 여성의 몸속 지방 함량이 더 높아서, 서양인들 못지않게 비만으로 인한 유방암 발생 가능성이 높습니다.

○ 혈당을 빨리 높이는 식품은 피하고 지방 함량이 낮은 식품을 선택합니다

당화지수란 당질 식품이 얼마나 빨리, 그리고 효율적으로 소화되고 흡수되어 혈중 포도당 수치를 상승시키는지를 보여주는 지표입니다. 식품의 당화지수가 높을수록 같은 양을 먹어도 그 식품을 섭취한 후 혈중 포도당 수치가 더 높아집니다. 가장 간단한 예로 흰쌀밥과 잡곡밥을 비교해볼 수 있습니다. 잡곡밥에 비해 흰쌀밥은 섭취 후 혈중 포도당이 많이 증가하고 그 속도도 빠릅니다. 당뇨병 환자의 경우 흰쌀밥보다는 잡곡밥을 권하는 이유가 이 당화지수 때문입니다. 최근 연구에서 당화지수가 높은 식품을 많이 먹는 사람들이 그렇지 않은 사람들에 비해 유방암이 발생할 위험이 더 높다는 결과가 발표되었습니다.

체중이 늘어나는 것은 지방 섭취량과 밀접한 관련이 있습니다. 보통 지방 섭취량이 많을수록 유방암의 발생 위험이 높아질 것이라고 생각하지만 아직 그러한 인과관계를 확실하게 증명하는 연구 결과는 없습니다. 그러나 앞서 언급한 대로 필요 이상의 에너지를 섭취하면 그만큼 몸속 지방이 늘어나서 유방암의 발생 위험이 많이 높아질 수 있습니다. 지방은 당질이나 단백질과 비교했을 때 같은 양일지라도 생성되는 열량이 2배 이상입니다. 따라서 지방이 많은 식품을 자주 섭취하게 되면 살이 찔 확률이 높아지게 되고, 이는 간접적으로 유방암의 발생 위험을 높일 수 있다는 점을 유념해야 합니다.

현대인이 자주 먹는 식품의 당화지수

식품	당화지수	식품	당화지수
흰빵	71	오렌지주스	52
잡곡빵	50	도넛	76
바게트	95	우유	27
스파게티	41	저지방우유	32
백미	58	아이스크림	61
잡곡밥	55	삶은 감자	56
콘플레이크	83	으깬 감자	70
땅콩	15	구운 감자	85
완두콩	15	감자 칩	75
사과	38	고구마	54
바나나	54		

1회 섭취분량(설탕 100기준)

주요 고지방 식품의 지방 함량

식품명	지질(g)	식품명	지질(g)	식품명	지질(g)
검은콩	15.9	말린 붉은 고추	11.0	청어	8.5
말린 호두	58.5	아보카도	18.7	말린 정어리	24.0
들깨	44.4	닭고기 (넙적다리 구운 것)	15.5	꽁치	14.8
말린 땅콩	45.2	구운 돼지갈비	25.3	고등어	13.0
밤	25.8	돼지고기(삼겹살)	28.4	삼치	10.8
말린 아몬드	54.1	돼지 곱창	22.1	오리알	13.9
말린 잣	68.2	수입 쇠고기	29.0	삶은 달걀	10.5
볶은 참깨	50.7	한우(사태)	63.4	코코아	21.6
		오리고기	21.6	가공 치즈	24.2

채소와 과일을 많이 먹으면 도움이 됩니다

채소와 과일에는 암을 예방할 수 있는 여러 가지 화합물들이 들어 있는 것으로 잘 알려져 있습니다. 채소와 과일을 많이 먹는 사람들이 적게 먹는 사람들에 비해 유방암에 걸릴 가능성이 적다는 직접적인 증거가 부족해서 뚜렷한 결론을 내리기는 어렵습니다. 하지만 일반적으로 채소와 과일을 많이 먹으면 지방 섭취량 등이 낮아지면서 간접적으로 유방암에 걸릴 위험을 낮출 수 있습니다.

최근 발표된 연구 결과를 보면 채소와 과일을 많이 먹는 여성이 채소를 적게 먹는 여성에 비해 유방암의 발생 위험이 적다고 결론짓고 있습니다. 특히 우리나라 여성들에게는 토마토, 고추, 시금치 등이 유방암이 생길 위험을 낮추는 채소인 것으로 발표되었습니다.

채소와 과일은 섬유소의 훌륭한 공급원으로, 최근에 우리나라 여성을 대상으로 진행된 조사에 따르면 섬유소를 많이 먹을 때 유방암의 발생 위험이 낮아진다고 합니다. 섬유소는 포만감이 커 밥을 덜 먹게 하고, 식품 중에 함유된 당분 및 지방성분을 덜 흡수되게 함으로써 열량 섭취를 줄일 수 있어 체중 조절에 용이합니다. 단 과일 속에는 당분이 많이 들어 있어 너무 많이 먹으면 그 속의 섬유소가 열량 섭취를 감소시킨다 하더라도 당분 자체의 열량이 높으므로 비만을 피할 수 없습니다.

○ 아무리 좋은 음식이라도 짜게 먹는 것은 좋지 않습니다

채소를 먹을 때는 가급적이면 짜지 않게 조리하는 것이 중요합니다. 염장식품의 형태로 채소를 가공하거나 조리하면 소금 섭취량이 많아져 위암 등의 발생 위험이 높아질 수 있습니다. 따라서 가능하면 소금 사용을 최소화하고 많은 양을 섭취하고자 하면 삶거나 쪄서 수분량을 줄이는 것이 좋습니다.

○ 대두 및 대두 가공식품은 유방암 발생을 억제시킬 수 있습니다

콩에는 여성호르몬인 에스트로겐과 유사한 구조를 가진 이소플라본Isoflavones이 들어 있습니다. 에스트로겐은 유방암의 발생 위험을 증가시키는 것으로 잘 알려져 있는데 이소플라본이 에스트로겐의 작용을 방해함으로써 유방암의 발생을 억제시킬 수 있다고 생각되고 있습니다. 지금까지의 연구 결과에 의하면 대두 및 대두 가공식품을 많이 먹는 여성의 경우 유방암 발생 위험이 감소하는 것으로 나타났습니다. 특히 청소년기에 대두를 많이 먹으면 유방암 발생 위험이 더 많이 줄어든다고 합니다.

그러나 대두 가공식품 중 된장, 간장 등은 소금 함량이 매우 높아 오히려 위암 등의 발생 위험을 높일 수 있으므로 가능한 짜게 섭취하지 않도록 하는 것이 중요하고, 소금을 넣지 않은 콩·두부 등으로 섭취하면 좋습니다.

○ 알코올은 유방암의 발생 위험을 높이는 가장 뚜렷한 성분입니다

대부분의 연구 결과 알코올, 즉 술을 많이 마실수록 유방암 발생 위험이 높아진다고 보고하고 있습니다. 하루에 섭취하는 알코올량이 10g 증가할 때마다 유방암 발생 위험도 10% 증가한다고 합니다. 알코올은 체내에서 대사되어 아세트알데하이드라는 발암성 독성 물질을 생성할 뿐만 아니라 세포 손상을 일으키는 반응성 산소종의 양도 증가시킵니다.

알코올은 1g당 7kcal를 생산하기 때문에 열량이 높고, 특히 간과 복부에 지방을 쌓이게 합니다. 앞서 언급했듯이 복부 지방이 늘어나면 인슐린에 대한 저항성이 높아지고 유방암 발생 위험도 높일 수 있습니다. 많은 양의 술을 장기간 마시는 경우 흔히 미량 영양소 결핍이 발생하고 이 또한 암 발생의 원인이 될 수 있습니다.

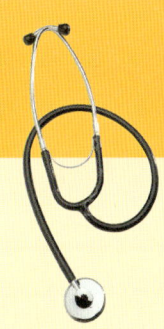

보충제보다는 식품으로 영양을 섭취하는 것이 우선입니다

유방암의 예방을 위해 항산화 비타민, 이소플라본 등의 보충제를 정기적으로 먹는 경우가 있습니다. 현재까지 연구 결과들에 의하면 항산화 영양소를 많이 먹는다고 해서 유방암 발생 위험이 낮아진다는 증거는 충분하지 않습니다. 그러나 몇몇 연구에서는 혈액 중 베타카로틴 및 알파토코페롤의 농도가 높은 사람들이 낮은 사람들보다 유방암 발생 위험이 낮았다고 보고했습니다. 유방암 예방에 도움을 주는 베타카로틴 및 알파토코페롤의 양은 하루 5~6회 정도 채소 및 과일을 먹고, 하루 한 줌 정도의 견과류를 먹는 것으로 채울 수 있으며 노인이나 환자처럼 정상적인 식사가 어려운 경우에만 보충제를 먹어 도움을 받을 수 있습니다.

최근에는 이소플라본 보충제가 폐경기 여성의 건강 유지에 도움이 될 수 있다고 알려져 많은 사람들이 복용하고 있습니다. 이소플라본 보충제는 대두 혹은 레드클로버 등의 허브류에서 추출·가공되는 것으로 이소플라본 함량은 제품별로 다양합니다. 현재까지 인체에서 이소플라본 보충제의 섭취가 유방암의 발생 위험을 낮춰준다는 것을 증명할 만한 신뢰도가 아주 높은 연구 결과는 없으며 특히 농축된 형태로 많은 양을 섭취할 때에는 오히려 암세포의 성장을 도울 수도 있다는 연구 결과들이 제시된 바 있습니다.

이소플라본은 대두 혹은 대두 가공식품에 존재하는 적은 양을 식사에서 꾸준히 섭취하는 것으로 충분하며, 식품으로 섭취하는 것을 가장 좋은 방법으로 권장하고 있습니다.

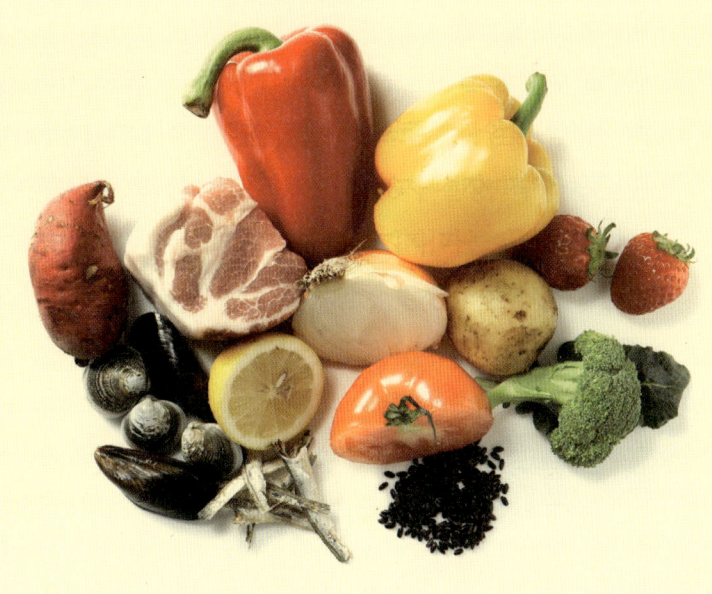

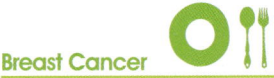

유방암환자의 퇴원 후 식단

여성 환자들은 치료 후 집에서 식사를 할 때 본인이 직접 준비하는 경우가 많습니다. 음식을 준비하고 먹는 사람이 환자 본인이다 보니 몸이 불편하고 식욕이 없을 때는 식사를 대충 해결하려거나 건너뛰는 경향을 보입니다. 억지로 식사를 해야 한다는 부담을 갖지 않더라도 영양을 갖춘 식사를 하는 것은 암을 치료하고 예방하는 데 중요합니다. 식욕이 없을 때는 국수나 비빔밥처럼 간단히 먹을 수 있는 일품요리를 준비하되 영양이 부족하지 않도록 합니다.

● 유방암 치료 및 치료 후 식단

	월	화	수	목	금	토	일
아침	현미밥 시금치된장국 가자미구이 콩나물무침 물김치	바게트빵 연어샐러드 생과일주스	흑미밥 대구맑은국 단호박쇠고기조림 김구이 배추김치	단호박설기 사과호두치커리 샐러드	차조밥 건새우아욱된장국 두부조림 브로콜리볶음 백김치	토스트 그린샐러드 오렌지	완두콩밥 굴배춧국 연어찜 시래기된장무침 깍두기
점심	수수밥 감자다시맛국 닭다리구이 달래무침 깍두기	검은콩밥 맛살조개된장국 쇠고기채소볶음 양배추무침 열무김치	두부비빔밥	강낭콩밥 홍합미역국 장조림 고구마순무침 배추김치	콩국수 배추겉절이	보리밥 시금치순두붓국 코다리조림 취나물무침 알타리김치	흑미밥 쇠고기뭇국 두릅초회 느타리볶음 배추김치
저녁	보리밥 송이버섯국 우럭조림 마늘종무침 배추김치	현미밥 된장찌개 생미역양파무침 무들깨나물 배추김치	완두콩밥 김치찌개 닭살채소볶음 유채겉절이 백김치	보리밥 육개장 조기구이 호박나물 깍두기	흑미밥 꽃게찌개 채소달걀찜 오이무침 배추김치	현미밥 재첩국 돼지고기채소찜 새싹샐러드 양배추깻잎피클	보리밥 팽이버섯국 고등어구이 마늘장아찌 알타리김치
간식	저지방 우유 참외	두유 수박	저지방 우유 오렌지	두유 키위	저지방 우유 바나나	실곤약비빔국수 두유 토마토	저지방 우유 사과

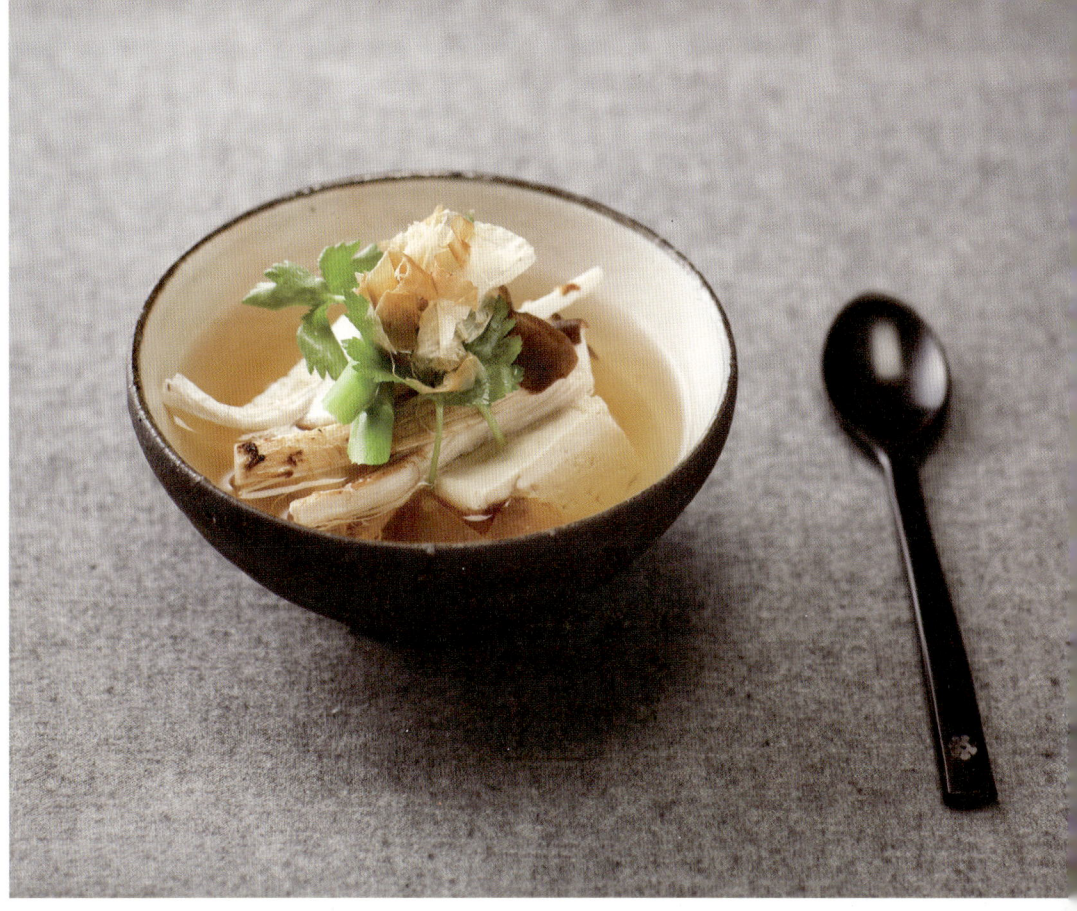

송이버섯국

버섯에는 면역 활성을 높여주는 베타글루칸이라는 다당체 성분이 함유되어 있어 인체 고유의 면역력을 증진시켜 암을 예방하고 암세포가 자라는 것을 억제합니다. 또한 비타민 D 전구체가 많이 함유되어 있으므로 다양한 방법으로 조리하여 자주 먹는 것이 좋습니다.

재료

송이버섯 2개, 새우 2마리, 두부 ½모, 육수(물 4컵, 멸치 10마리, 사방 10cm 다시마 1장), 간장 2큰술, 소금 약간

만드는 법

1. 송이버섯은 면보로 가볍게 닦은 후 4~6등분으로 세로로 찢어놓는다.
2. 새우는 꼬치를 이용하여 등 쪽의 내장을 제거한 후 껍질을 벗긴다.
3. 냄비에 물을 붓고 다시마와 멸치를 넣어 끓인다. 물이 끓기 시작하여 5분 정도 지나면 다시마는 건져내고 불을 끈 뒤 5분 정도 두었다가 면보에 걸러 국물만 사용한다.
4. 냄비에 육수를 붓고 간장, 소금을 넣은 다음 끓으면 두부와 송이버섯, 새우를 넣어 한소끔 끓여낸다.

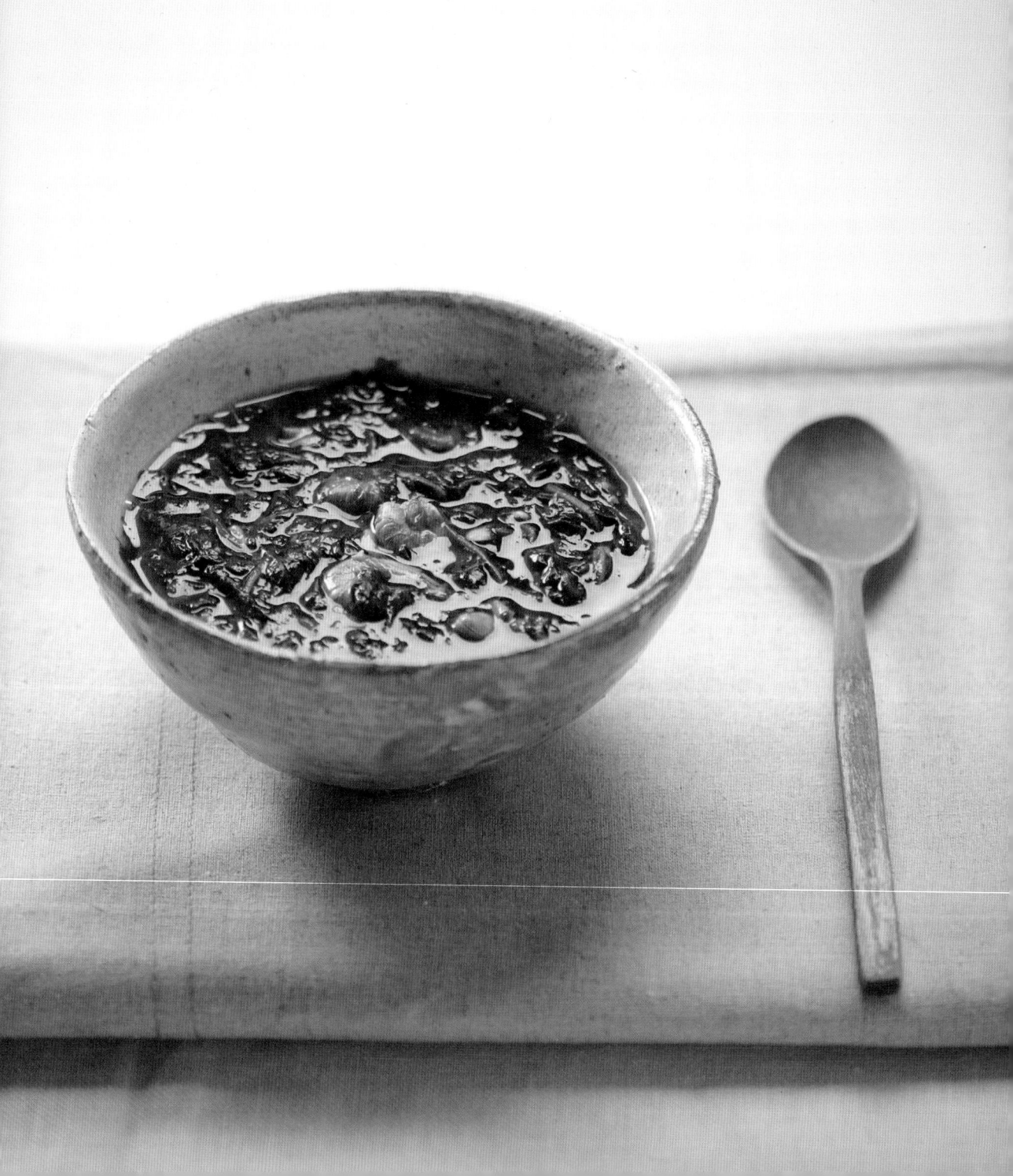

건새우아욱된장국

자주 먹는 된장국은 재료를 다양하게 사용해 새로운 맛을 주는 것이 좋습니다. 같은 된장국이라도 넣는 채소에 따라 어울리는 단백질 재료가 있습니다. 냉이는 조개와 잘 어울리며 근대와 배추는 멸치, 아욱은 새우와 잘 어울립니다.

재 료
아욱 2컵, 마른 새우 ½컵, 대파 ½개, 쌀뜨물 4컵, 된장 2큰술, 다진 마늘 1작은술, 국간장 약간

만드는 법
1. 아욱은 줄기를 벗긴 다음 그릇에 담아 거품이 생길 때까지 여러 번 치대어 푸른 물을 씻어낸다.
2. 마른 새우는 꼬리 부분을 다듬고, 대파는 5cm 길이로 채 썬다.
3. 냄비에 쌀뜨물을 붓고 새우를 넣어 끓인다.
4. 쌀뜨물이 끓으면 된장을 풀고 손질한 아욱을 넣어 더 끓인다.
5. 국물이 우러나면 다진 마늘을 넣고 끓이다가 채 썬 대파를 넣는다. 기호에 따라 된장의 양을 줄이고 국간장으로 간을 해도 좋다.

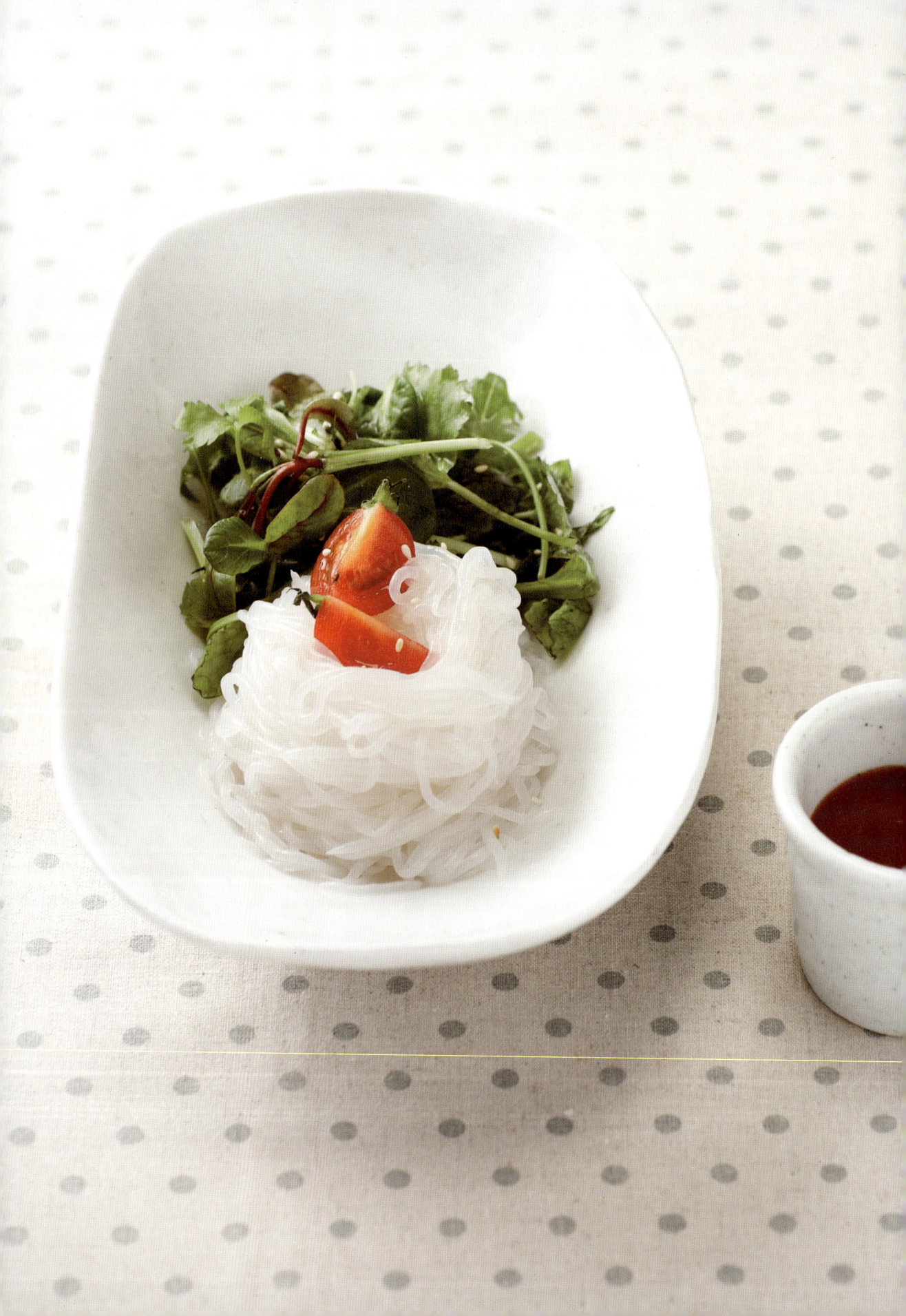

실곤약비빔국수

곤약은 구약감자라고 불리는 감자의 일종을 묵이나 면의 형태로 가공하여 만든 식품입니다. 칼로리는 낮고 포만감은 오래가 다이어트 식품으로 잘 알려져 있습니다. 유방암 환자의 경우 체중 조절을 하는 것이 중요하므로 간식이 생각날 때 칼로리가 낮은 곤약을 이용한 요리를 별미로 먹으면 좋습니다. 입맛을 돋우는 새콤한 비빔국수를 만들 때 밀가루 국수 대신 곤약을 이용하면 채소의 씹히는 맛과도 잘 어우러져 환자의 입맛을 돋워줍니다.

재료

실곤약 1봉지, 새싹채소 1컵, 양념장(고추장 2큰술, 고춧가루 1작은술, 설탕 1큰술, 식초 ½큰술, 다진파 ½작은술, 다진 마늘 ¼작은술, 참기름 ½큰술, 깨소금 약간)

만드는 법

1. 실곤약은 흐르는 물에 씻은 후 끓는 물에 살짝 데쳐낸 다음 찬물에 씻어 체에 밭쳐둔다.
2. 새싹채소는 찬물에 담갔다가 물기를 없앤다.
3. 분량의 재료를 섞어 양념장을 만든다.
4. 물기를 뺀 실곤약을 돌돌 말아 그릇에 담고 양념장과 손질한 채소를 올려 담아낸다. 기호에 따라 삶은 달걀, 방울토마토, 적채, 깻잎채, 오이 등을 곁들여내도 좋다.

➡ **cooking tip**

곤약 특유의 맛이 강하게 느껴져 거부감이 있다면 곤약을 데칠 때 식초 2~3방울을 넣으면 깔끔한 맛을 냅니다. 깻잎, 오이 같은 상큼한 향의 채소와 곁들이면 곤약의 쫄깃하게 씹는 맛과 어우러져 간식으로도 좋습니다.

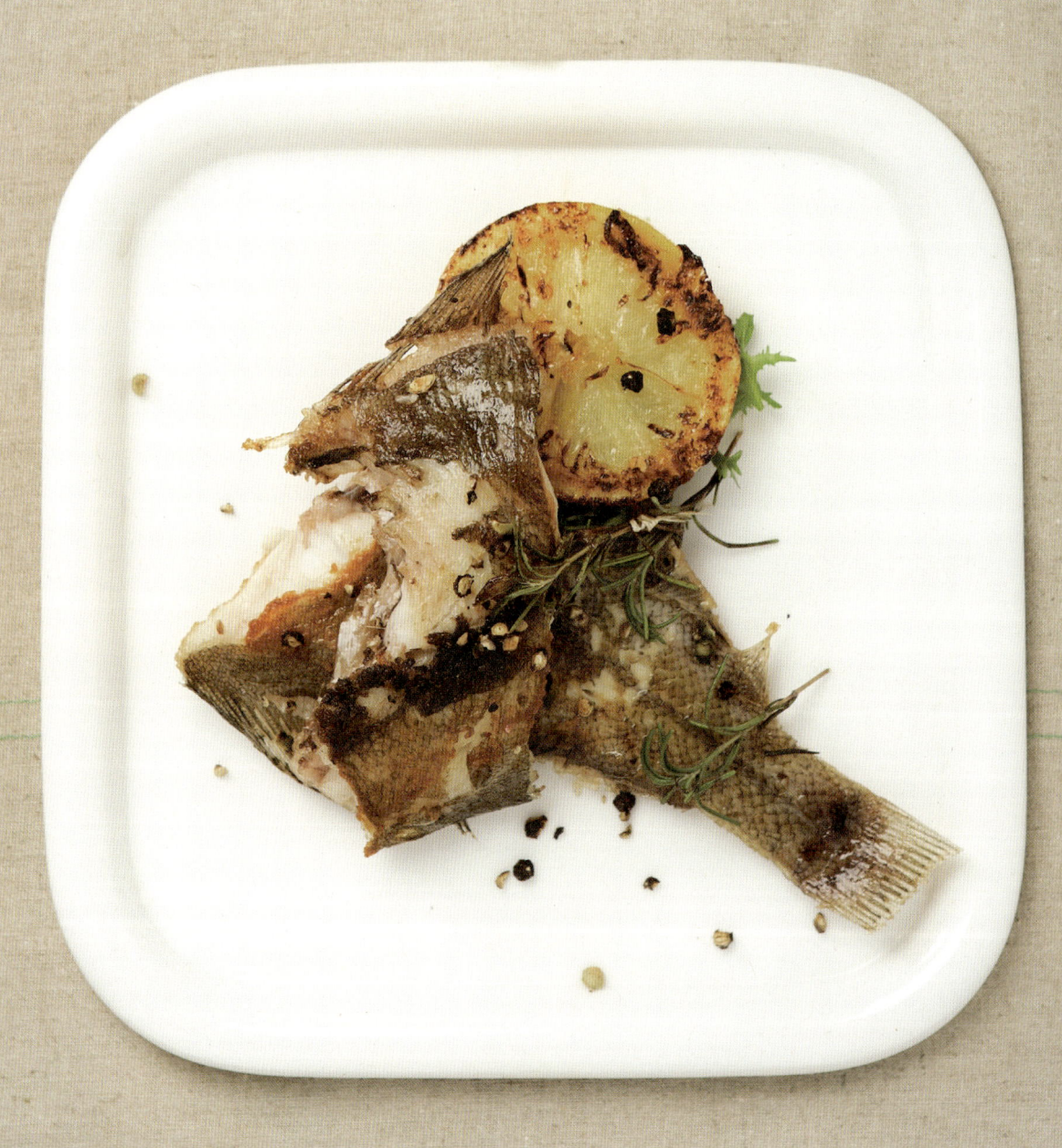

가자미구이

생선을 집에서 굽는 일이 환자에게는 부담이 될 수 있습니다. 냄새에 민감할 때 생선의 비린내는 속을 메스껍게 하고 입맛을 잃게 하기 때문입니다. 가급적 냄새가 적고 담백한 맛을 내는 생선이 좋은데 가자미도 그러한 생선 중의 하나입니다. 청주로 밑간하여 비린내를 없애고 구울 때 소금과 후춧가루로 간을 하면 간단하게 조리해 먹을 수 있습니다.

재 료

가자미 1마리, 청주 1큰술, 소금 · 통후추 · 올리브오일 약간

만드는 법

1. 가자미는 검은빛이 나는 등 쪽에 비늘이 많으므로 비늘을 긁어낸 다음 배 안쪽에 칼집을 내어 내장을 제거한다.
2. 손질한 가자미는 물로 피멍울을 씻어낸 후 반으로 토막을 낸다.
3. 가자미에 청주와 소금을 뿌려놓는다.
4. 팬에 올리브오일을 살짝 두르고 열이 오르면 가자미를 올려 앞뒤로 지져낸다.

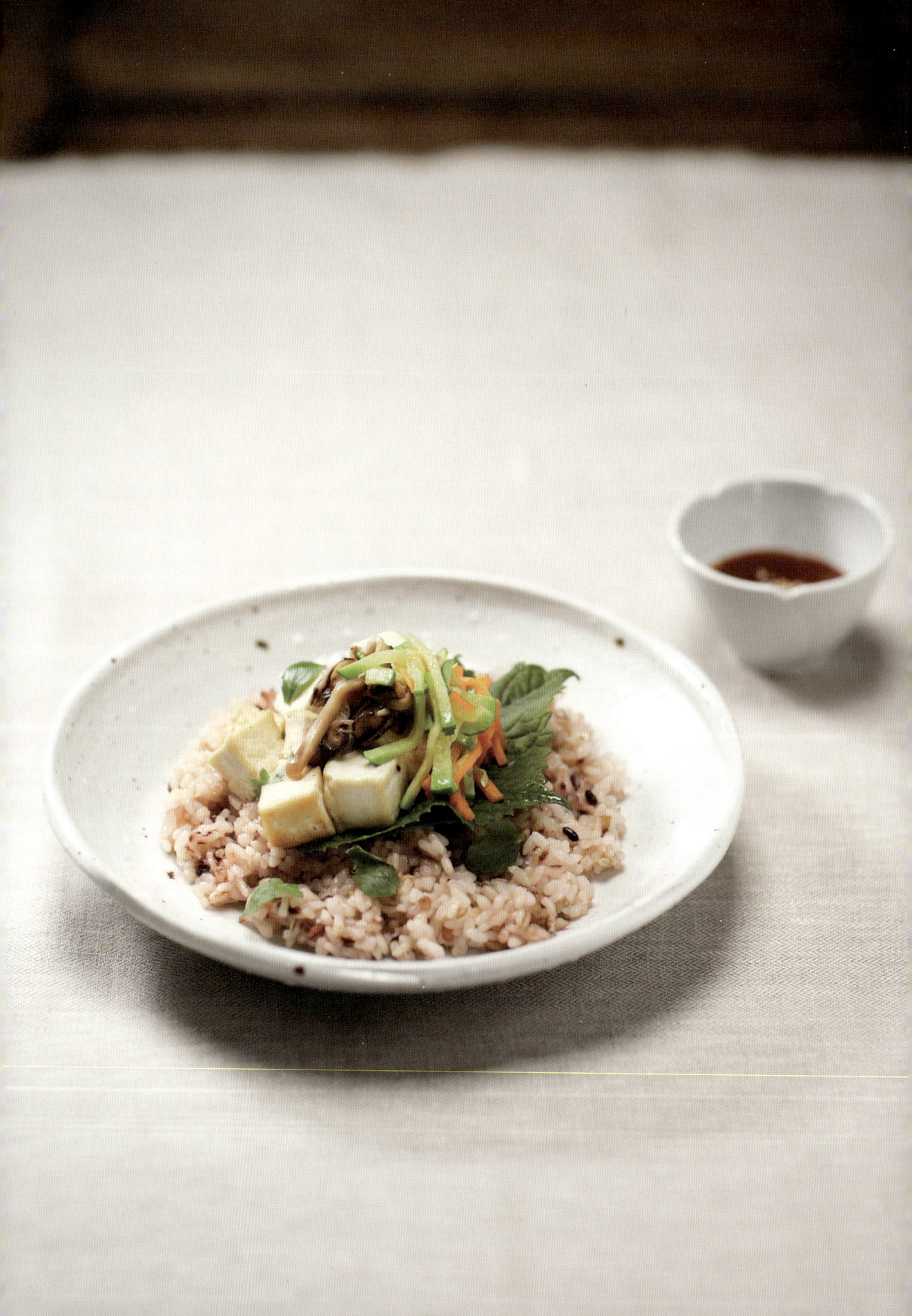

두부비빔밥

갓 지은 밥이 제일 맛있지만 식사 때마다 밥을 새로 하는 것은 번거로운 일이 될 수 있습니다. 비빔밥은 갓 지은 밥이 아니어도 맛깔스럽게 먹을 수 있고 다양한 채소를 곁들일 수 있어 간단한 일품요리로 좋습니다. 콩에는 유방암, 자궁내막암 등에 예방 효과가 있는 것으로 알려진 에스트로겐과 비슷한 식물성 호르몬이 많이 들어 있는데, 이 콩을 원료로 한 두부를 곁들이면 영양적으로도 풍부한 메뉴가 완성됩니다.

재 료

두부 1모, 깻잎 5장, 애호박 ⅓개, 표고버섯 2개, 다진 마늘 1작은술, 참기름 2큰술, 소금 약간, 밑간양념(간장 2작은술, 다진 마늘 ½작은술, 참기름 약간), 볶은 고추장(고추장 ½컵, 물 ⅓컵, 설탕 2큰술, 참기름 1큰술)

만드는 법

1. 두부는 깍둑썰기를 하고 소금과 참기름을 뿌린 뒤 10분 정도 두었다가 팬에 기름을 살짝 두르고 구워낸다.
2. 애호박은 채 썰어 소금에 절인 뒤 물기를 꼭 짠 다음 참기름에 볶는다. 볶으면서 다진 마늘을 넣는다.
3. 표고버섯은 찬물에 30분간 불린 뒤 채 썬다. 깻잎은 여린 잎을 준비하여 씻어둔다.
4. 표고버섯은 분량의 밑간양념 재료를 넣고 조물조물 무친 후 달군 팬에 볶아낸다.
5. 냄비에 참기름을 두르고 고추장을 약한 불에서 볶다가 고추장이 되직해지면 설탕과 물을 넣어 볶는다.
6. 고추장이 타지 않도록 저어가며 볶다가 고추장이 되직해지면 불을 끈다.
7. 고슬고슬하게 지은 밥 위에 구워낸 두부를 얹고 깻잎, 애호박과 표고버섯을 올린 후 볶은 고추장과 같이 곁들여낸다.

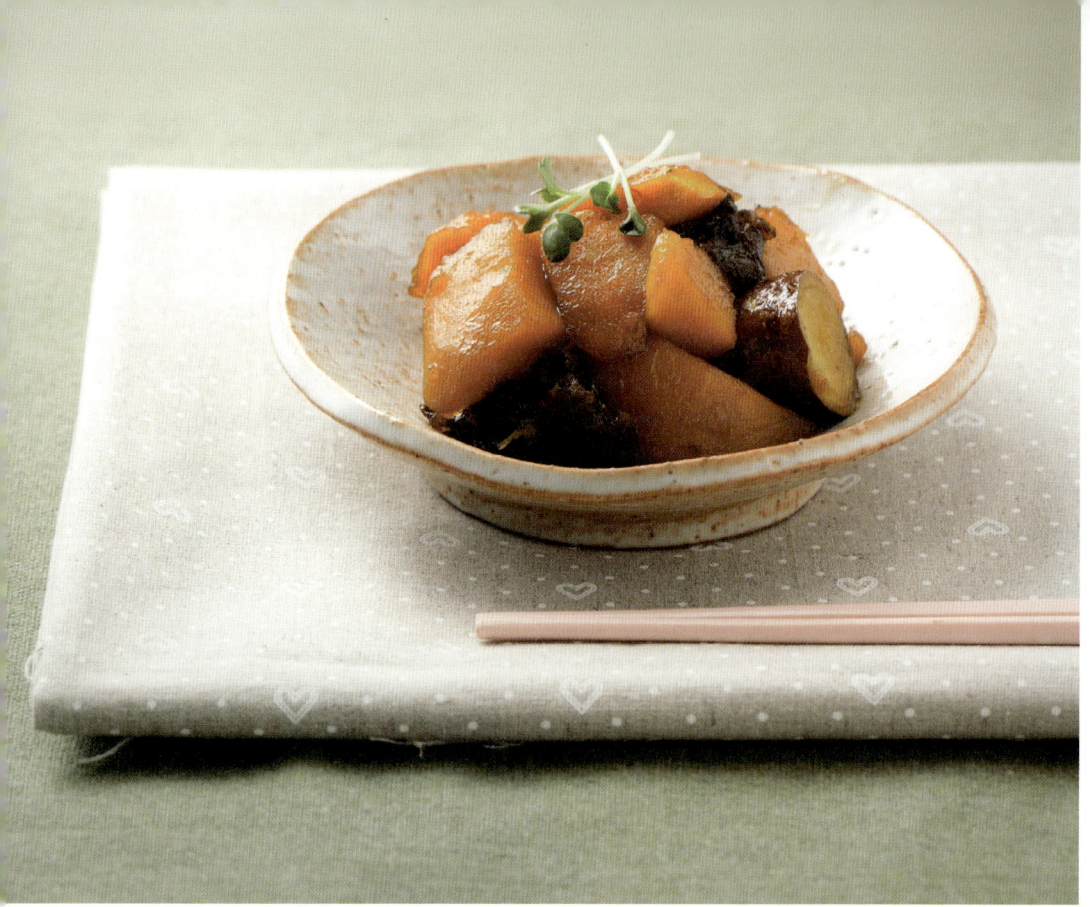

단호박쇠고기조림

식사를 할 때 밥과 국, 반찬의 공식을 늘 따르지 않아도 좋습니다. 영양적으로 균형이 잡힌 요리라면 간식처럼 가볍게 먹어도 하루에 필요한 영양소를 보충할 수 있습니다. 단백질이 풍부한 쇠고기와 섬유질이 풍부한 단호박으로 조리한 단호박쇠고기조림은 포만감을 주면서도 영양이 풍부한 요리입니다.

재료

단호박 ½개, 쇠고기 200g, 고구마 2개, 올리브오일 약간, 설탕 1½큰술, 통깨 1작은술, 조림장(간장 4큰술, 물 2큰술, 다진 마늘 1작은술, 다진 파 1큰술)

만드는 법

1. 단호박은 반으로 갈라 가운데 부분의 섬유질과 씨를 발라내고 껍질을 벗긴다. 껍질을 벗긴 단호박을 한입 크기로 도톰하게 썬다.
2. 고구마는 껍질째 깨끗이 씻어 한입 크기로 썬 뒤 모서리 부분은 둥글게 다듬는다.
3. 쇠고기는 찬물에 30분 정도 담가 핏물을 뺀 뒤 한입 크기로 썬다.
4. 팬에 올리브오일을 넉넉히 두르고 단호박과 고구마를 같이 익을 때까지 약한 불로 익혀낸다.
5. 분량의 재료를 섞어 조림장을 만든다.
6. 팬에 쇠고기를 넣고 볶다가 살짝 익으면 조림장을 부어 조린다. 쇠고기에 간이 어느 정도 배면 익힌 단호박과 고구마를 넣어 다시 조린다.
7. 설탕을 넣어 살짝 버무린 후 불을 끈다. 취향에 따라 통깨를 뿌려낸다.

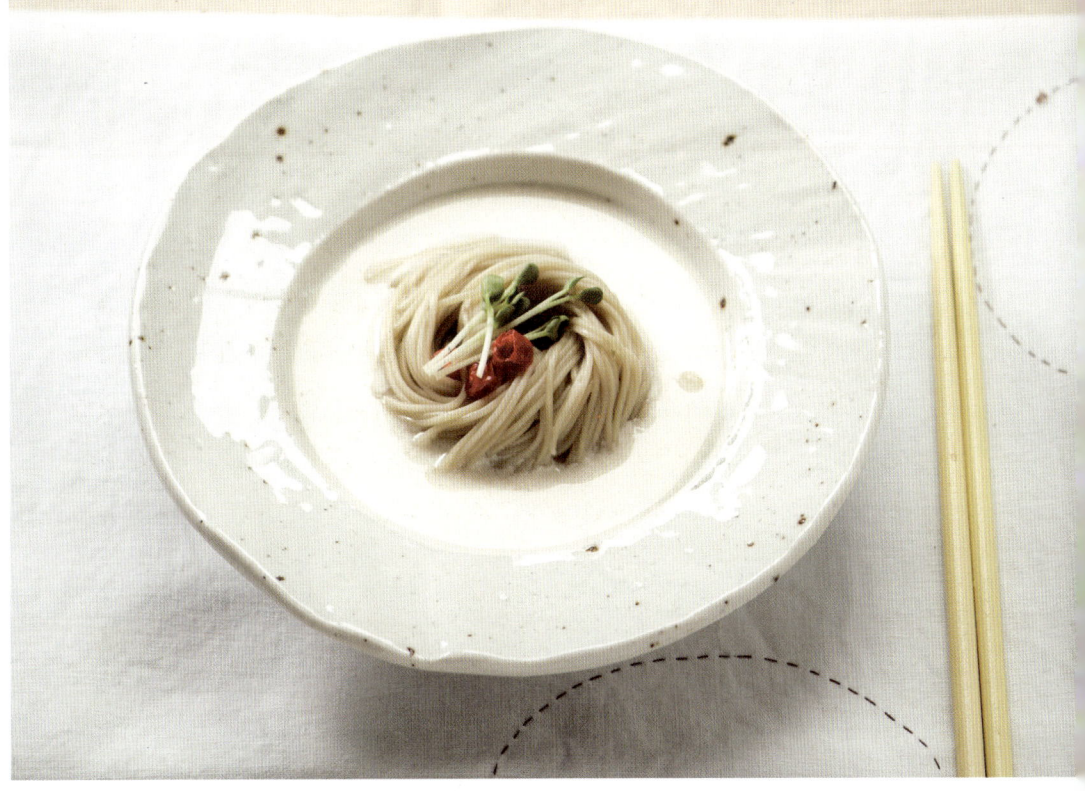

콩국수

콩에는 유방암 발생 위험을 증가시키는 에스트로겐을 억제하는 성분인 이소플라본이 함유되어 있어 여성의 유방암 발생 위험을 감소시킵니다. 아울러 단백질과 지방이 풍부하게 함유되어 있어 콩국수 등은 한 끼 식사로 손색이 없습니다.

재 료

녹차소면 150g, 불린 메주콩 1컵, 깨 1작은술, 물 2½컵, 무순 약간, 소금 약간

만드는 법

1. 냄비에 물을 붓고 찬물에 하루 정도 불린 메주콩을 넣어 10분 정도 끓인다. 너무 오래 끓이면 메주 냄새가 나므로 끓기 시작하면 3~5분 정도만 더 끓인다.
2. 익힌 콩은 찬물에 넣고 문질러 씻어 콩 껍질을 어느 정도 벗겨낸다. 콩 껍질을 제거해야 찌꺼기가 덜 나오고 국물도 맑다.
3. 믹서에 생수 1컵과 익힌 콩, 깨를 넣어 곱게 간다. 곱게 간 콩물은 생수를 부어가며 체에 걸러 콩 찌꺼기는 남기고 국물만 받아낸다.
4. 받아낸 콩물은 냉장고에 넣어 차게 식힌다.
5. 끓는 물에 소면을 넣어 3분 정도 삶은 뒤 찬물에 헹궈 물기를 제거한 다음 그릇에 담는다.
6. 차게 식힌 콩물을 소금으로 간한 뒤 무순 등의 채소와 같이 곁들여낸다.

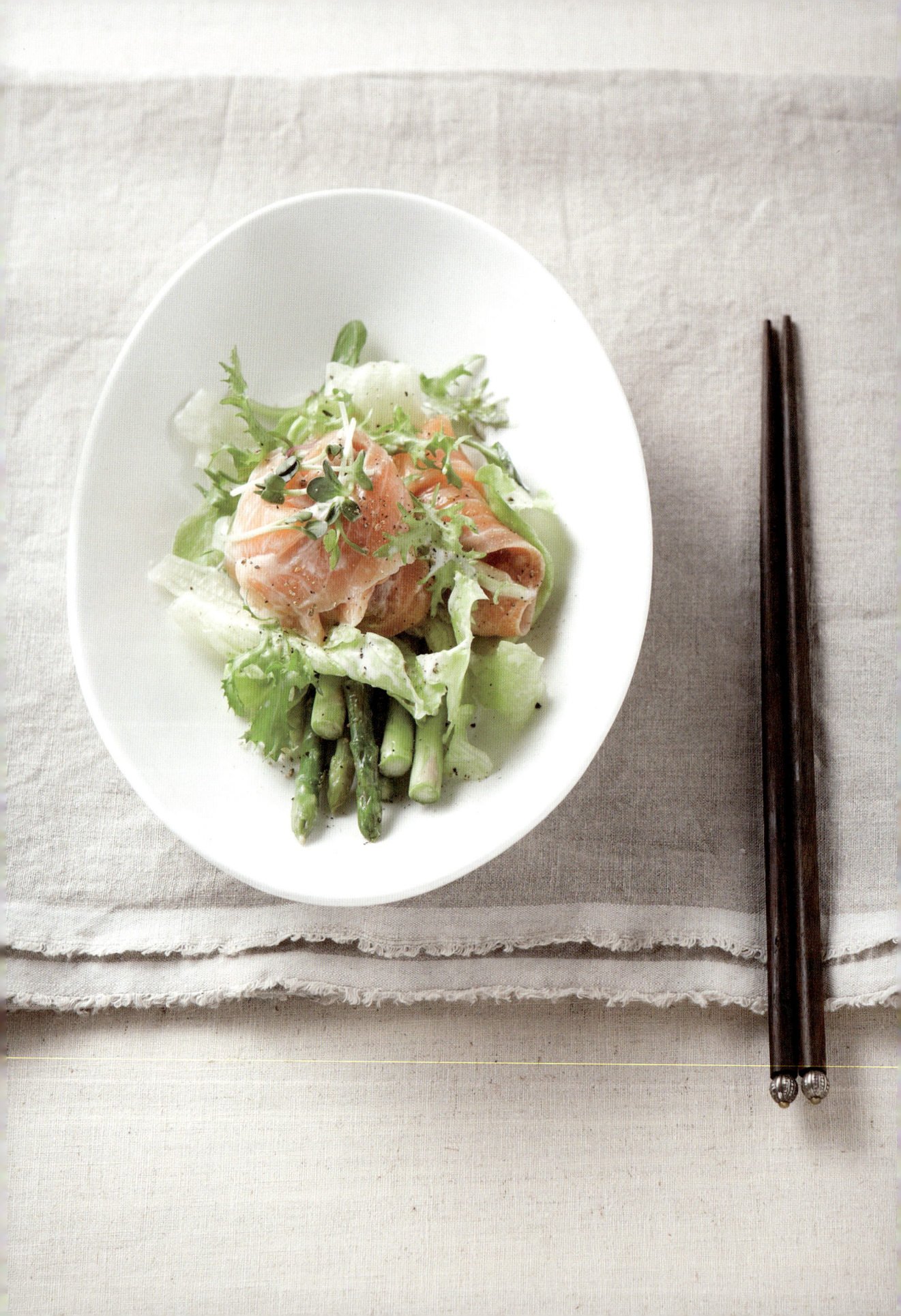

연어샐러드

연어에는 오메가-3 같은 암 예방 효과가 있는 불포화지방산이 많이 들어 있습니다. 다른 생선에 비해 항산화 작용을 하는 비타민 A와 칼슘의 흡수를 돕는 비타민 D 또한 풍부합니다. 연어를 구우면 기름기가 많이 나오는데다 특유의 향이 있어 꺼리는 환자들도 있습니다. 이런 경우에는 훈제연어를 이용한 샐러드로 간편하게 연어를 즐길 수 있습니다. 먹기 직전에 레몬을 살짝 뿌리면 특유의 향을 잡아주고 입맛을 돋울 수 있어 좋습니다.

재료

훈제연어 200g, 양상추 4장, 치커리 약간, 아스파라거스 5개, 소금·후춧가루 약간, 요구르트소스(토마토 ¼개, 오이피클 ½개, 요구르트 1통, 머스터드 1작은술, 식초 1큰술, 설탕 ½큰술, 포도씨오일 1큰술, 소금·후추 약간)

만드는 법

1. 치커리와 양상추는 물에 잠시 담갔다가 체에 밭쳐 물기를 뺀 다음 한입 크기로 찢어놓는다.
2. 아스파라거스는 소금물에 데친 뒤 포도씨오일을 두른 팬에서 소금과 후춧가루로 간하여 볶아낸다.
3. 분량의 소스 재료를 믹서기에 넣고 곱게 갈아 냉장고에 차갑게 식힌다.
4. 채소와 훈제연어는 소스에 살짝 버무려 그릇에 담고 후춧가루를 살짝 뿌려낸다.

저열량 드레싱

다양한 채소를 신선한 상태로 먹을 수 있는 방법으로 샐러드만 한 것이 없습니다. 하지만 샐러드드레싱을 과하게 섭취할 경우 필요 이상으로 칼로리가 높아집니다. 특히 마요네즈가 함유된 시판 드레싱이 그렇습니다. 집에서 만든 저열량 드레싱이라면 열량을 조금이나마 줄일 수 있습니다. 이때 샐러드에 뿌려 먹게 되면 섭취량이 많아질 수 있으니 찍어 먹도록 섭취 방법을 바꿔봅니다. 너무 많은 양을 만들어두면 맛이 변할 수 있으니 한 번에 4~5회 정도 먹을 양을 만들어 냉장 보관해두면 좋습니다.

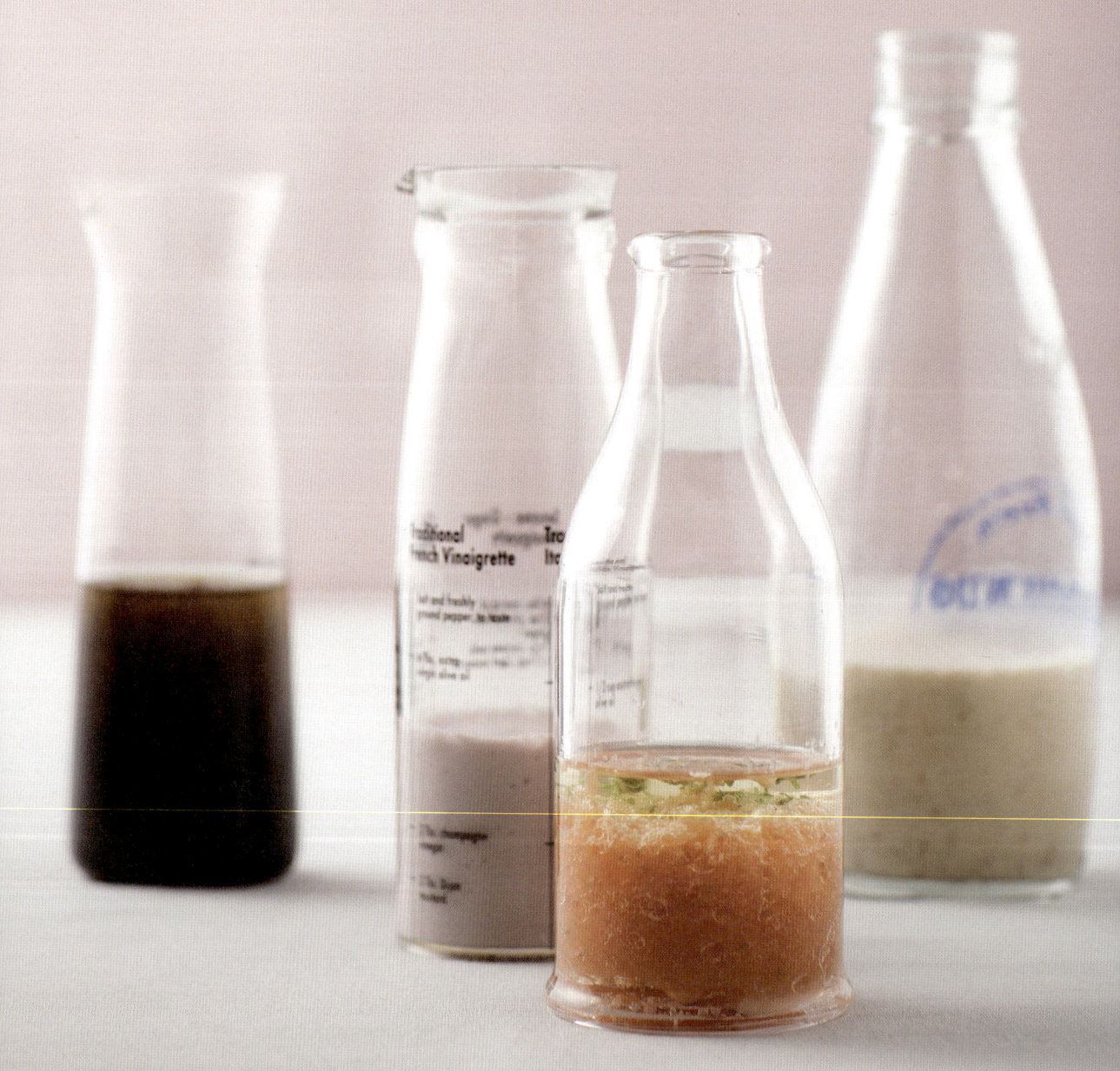

발사믹을 넣은 오일소스

재료

발사믹 식초 5큰술, 설탕(또는 꿀) 1큰술, 올리브오일 2큰술, 다진 양파 1큰술, 사과즙 1작은술, 소금·후춧가루 약간

만드는 법

1. 그릇에 발사믹 식초와 설탕, 올리브오일, 사과즙을 넣어 기름과 분리되지 않도록 잘 섞어준다.
2. 마지막에 소금과 후춧가루로 간을 한다.

마늘을 넣은 바질이탈리안소스

재료

홀 토마토 ½캔, 통마늘 3개, 올리브오일 4큰술, 바질잎 3~4장, 소금·후춧가루 약간

만드는 법

1. 마늘은 편으로 썰어 팬에 올리브오일을 두르고 볶는다.
2. 마늘이 노릇해지면 홀 토마토를 넣고 토마토의 신맛이 날아갈 정도만 볶는다.
3. 굵직하게 다진 바질을 넣고 불을 끈 뒤 소금과 후춧가루로 간을 한다.

두부참깨드레싱

재료

두부 ¼모, 참깨 1큰술, 두유 ¼컵, 레몬즙 1큰술, 소금 약간

만드는 법

1. 끓는 물에 두부를 넣어 살짝 데친 뒤 면보에 올려놓고 물기를 꼭 짠다.
2. 믹서기에 참깨를 넣어 곱게 간 뒤 물기를 제거한 두부와 두유, 레몬즙을 넣어 다시 곱게 간 다음 소금으로 간을 한다.

요구르트드레싱

재료

플레인 요구르트 1개, 레드와인 2큰술

만드는 법

플레인 요구르트에 레드와인을 넣어 잘 섞는다.

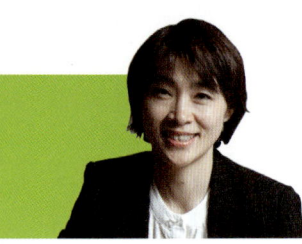

박유경 교수의 조화로운 밥상

Harmony, Variety, In moderation

건강한 식생활을 위해 중요한 것이 무엇인가라는 질문에 어떠한 영양학과 교수님도 비슷한 말씀을 하시리라 생각합니다. 즉 5개 식품군을 다 포함하는 조화로운 식단Harmony, 그리고 각 군에서도 다양한 식품을Variety 적절한 양으로 섭취In moderation하는 것입니다. 좋다고 많이 먹는 것도, 나쁘다고 아예 먹지 않는 것도 건강한 식생활을 위해서는 좋지 않다고 생각합니다.

이런 원칙 하에 집에서 식사를 할 때는 화학 조미료를 가능한 한 사용하지 않으려 하고 대신 말린 멸치나 잔새우, 표고버섯 등의 가루를 찌개나 부침에 넣어 맛을 내고 있습니다. 육류는 일주일에 1~2번 정도 적당히 먹으며, 해산물과 어패류는 일주일에 2번 이상 먹습니다. 집보다는 밖에서 식사하는 일이 많은데 이럴 때는 주로 백반류를 선택하고 중국요리는 최대한 삼가려고 합니다. 이탈리아 음식의 경우에는 해산물로 된 토마토 베이스의 파스타를 주로 선택하고 일식은 샤브샤브처럼 버섯 등의 채소를 먹을 수 있는 요리를 선택합니다. 외식할 때는 아무래도 과식을 하기 쉽기 때문에 양을 조절해가며 천천히 먹는 것도 중요하다고 생각합니다.

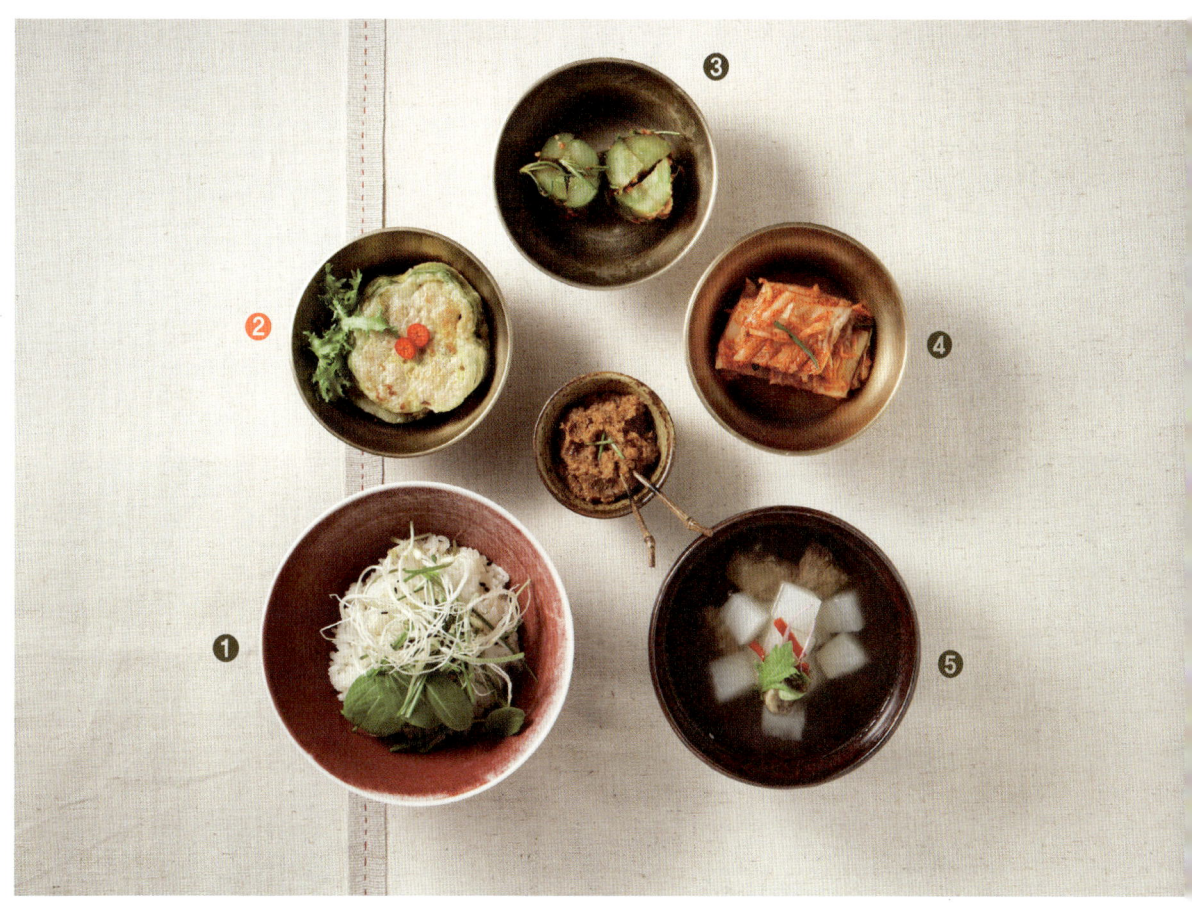

박유경 교수의 밥상 ❶ 된장비빔밥(요리법은 132쪽에) ❷ 피망쇠고기전 ❸ 오이소박이 ❹ 배추김치 ❺ 쇠고기뭇국

● ● **피망쇠고기전**은 이렇게 만들어요

재 료 피망 1개, 다진 쇠고기 200g, 양파 ¼개, 당근 ⅛개, 다진 마늘 1작은술, 참기름 1작은술, 밀가루 ⅛컵, 달걀 1개, 맛술 · 청주 · 소금 · 후춧가루 약간

만들기 양파와 당근은 곱게 다져 소금을 살짝 뿌려 절인 후 물기를 꼭 짠다. 피망은 도톰하게 썰어 가운데 씨 부분을 제거하고 밀가루를 솔솔 뿌려놓는다. 볼에 다진 쇠고기, 준비한 채소, 소금 등의 양념을 넣고 동글납작하게 빚은 뒤 피망에 넣어 모양을 만든다. 접시에 밀가루를 펴서 앞, 뒤로 골고루 묻힌 후 달걀물을 발라 열이 오른 팬에 구워낸다.

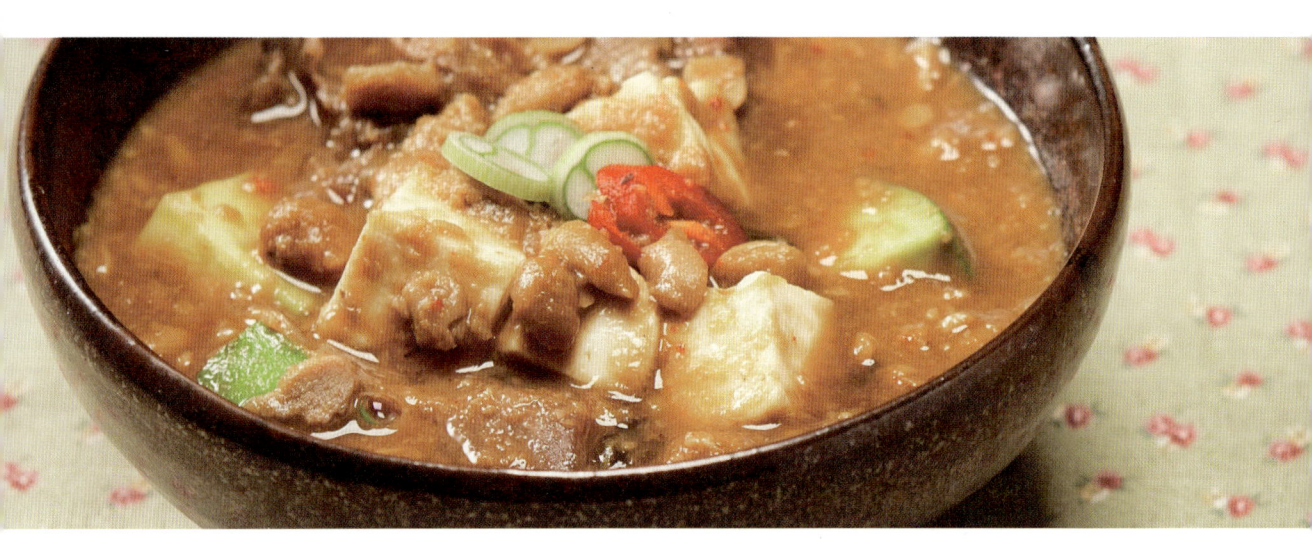

폐암

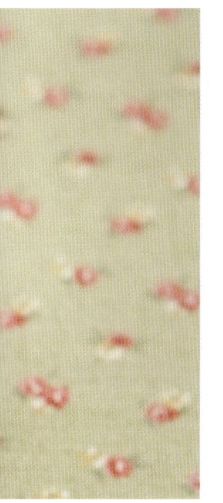

폐암은 암세포가 기관지나 폐포에서 처음 발생한 원발성 폐암과, 다른 기관에서 생긴 암이 혈관이나 림프관을 타고 폐로 이동해 자라는 전이암으로 나뉩니다. 폐암은 다른 암과 마찬가지로 초기에는 특별한 증상이 없습니다. 그러나 실제로 병원을 찾는 폐암 환자 중 증상이 없는 경우는 5~15%에 불과합니다. 대부분의 환자가 상당히 진행된 상태에서 병원을 찾기 때문입니다.

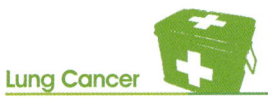

폐암의 증상 및 치료 과정

폐는 우리 몸에서 숨 쉬는 일을 담당하는 중요한 기관입니다. 산소를 마시고 이산화탄소를 내보내는 호흡은 폐포에서 일어납니다. 폐포는 탄력이 있는 얇은 막으로 이루어져 있으며 근육이 없으므로 스스로 늘어났다 줄어들었다 할 수 없습니다. 폐암이란 폐에 생긴 악성종양을 말합니다. 폐암은 암세포가 기관지나 폐포에서 처음 발생한 원발성 폐암과, 다른 기관에서 생긴 암이 혈관이나 림프관을 타고 폐로 이동해 자라는 전이암으로 나뉩니다.

조직학적으로는 비소세포폐암과 소세포폐암으로 구분됩니다. 폐암 중 약 80~85%는 비소세포폐암이며, 이는 다시 편평상피암, 선암, 대세포암으로 나뉩니다. 편평상피암 Squamous cell carcinoma은 주로 폐 중심부에서 발견되며 남자에게 흔히 발생하고, 담배를 피우는 사람에게 많이 생기며 주로 기관지 폐쇄로 인한 증상을 보입니다. 선암 Adenocarcinoma은 최근 들어 그 발생 빈도가 증가하는 추세인데 편평상피암에 비해 폐의 말초 부위에서 잘 발생하고, 여성이나 담배를 피우지 않는 사람에게도 발생하며 크기가 작아도 전이가 되어 있는 경우가 많습니다. 소세포폐암 Small cell lung cancer은 폐암환자의 약 15~25%에서 발생하며, 전반적으로 악성도가 강하고 동시에 여러 곳에서 생기는 경향이 있어, 발견 당시에 이미 전이되어 있는 상태가 많으며 진행 속도가 빠릅니다. 따라서 수술보다는 항암 치료 또는 방사선 치료를 시행하게 됩니다.

폐암은 다른 암과 마찬가지로 초기에는 특별한 증상이 없습니다. 그러나 실제로 병원을 찾는 폐암환자 중 증상이 없는 경우는 5~15%에 불과합니다. 대부분의 환자가 상당히 진행된 상태에서 병원을 찾기 때문입니다. 현재 비소세포폐암환자의 20% 정도만이 완치를 목적으로 한 수술이 가능합니다. 25% 정도는 암세포가 주위 림프절로 퍼져 있어 그중 일부만 수술이 가능하며, 나머지 약 55%는 다른 장기로 전이가 되어 전혀 수술을 할 수 없습니다.

1A: 선암　　1B: 대세포암　　1C: 편평상피암　　1D: 소세포폐암

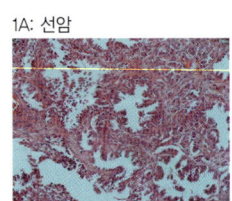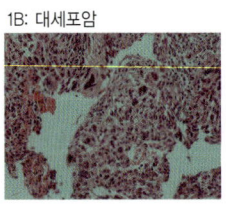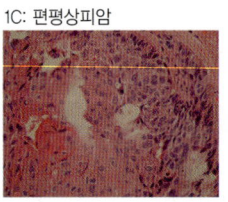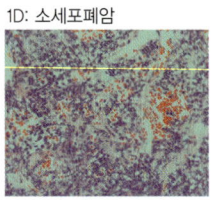

폐암의 조직학적 분류

○ 폐암은 흡연 외에도 다양한 발생 원인이 있습니다

폐암의 발생 원인으로는 흡연이 가장 잘 알려져 있습니다. 폐암환자의 85~90%가 흡연을 했거나 흡연을 한 과거력이 있습니다. 그러나 흡연자의 20% 정도만 폐암이 발생하므로 흡연 외에 다른 인자도 폐암의 발생 원인으로 여겨집니다.

흡연자의 경우 담배를 피우는 양이 많을수록, 일찍 흡연을 시작할수록, 흡연 기간이 길수록 폐암의 발생 위험이 증가합니다. 직접 흡연 외에도 간접 흡연 또한 폐암의 원인이 됩니다. 최근 담배를 피우기 시작하는 나이가 점차 어려지고 여성들의 흡연이 늘어나고 있어, 앞으로 여성의 폐암 발생률이 특히 높아질 것으로 예상됩니다.

흡연 외에 폐암의 발생 원인으로는 석면과 같은 직업성 발암물질, 라돈Radon 등의 환경 방사능, 공해, 유전적 원인 등이 있습니다.

○ 초기에는 증상이 없지만 진행되면 다양한 증상을 동반합니다

폐암의 증상은 폐 안에 발생한 덩어리로 인한 호흡기 증상과 전이에 의한 증상, 전신 증상(부종양 증후군)으로 나눌 수 있습니다. 호흡기 증상에는 기침, 객혈, 호흡 곤란, 흉통 등이 있습니다. 기침은 가장 흔한 증상으로 다른 여러 호흡기질환에도 동반될 수 있어 기침만으로 폐암이 생겼는지는 알 수 없지만, 기침이 장기간 계속되면 폐암이 아닌지 의심해볼 필요가 있습니다. 객혈 또한 다른 폐질환에 동반될 수 있으나, 반드시 전문의의 진찰이 필요한 증상입니다.

또 다른 국소 증상으로 종양이 종격동 조직을 침범하여 상대정맥을 누르면서 상대정맥증후군을 일으킬 수 있습니다. 상대정맥증후군이란 혈액 순환 장애로 머리와 양쪽 팔에서 심장으로 들어오는 정맥 혈관이 폐암 덩어리로 인해 막혀서 머리와 팔의 피가 심장으로 흐르지 못하고 고여 심하게 붓거나 호흡 곤란이 발생하는 증상입니다. 또한 후두 신경을 침범하여 목소리가 쉬기도 합니다.

그 외에 뇌 전이로 인한 두통, 구토, 뇌기능 장애, 뼈로 전이되어 뼈의 통증 등이 발생할 수 있습니다. 암세포에서 만들어지는 물질로 인한 전신 증상으로 식욕부진, 체중 감소, 전해질 이상 등도 발생할 수 있습니다.

🔸 폐암은 조직 검사를 통해 확진됩니다

일반적으로 폐암은 흉부 방사선, 흉부 단층촬영에서 의심되는 병변이 보일 때 이 병변에 대한 조직 검사를 통해 확진이 됩니다. 조직 검사는 기관지 내시경, 경피적 폐생검 혹은 흡인술, 수술적 생검 등을 통해 시행합니다. 가래를 뱉어 그 안에 암세포가 있는지를 검사해 쉽게 진단하는 경우도 있습니다. 암이 진행되는 단계를 확인하기 위해 흉부 전산화단층촬영을 합니다. 이를 통해 폐암의 크기를 재고, 주변 림프절과 간, 부신 등에 전이가 있는지 확인합니다.

그 외에도 뼈 전이 여부를 확인하기 위한 전신 뼈 스캔, 뇌 전이 여부를 확인하기 위한 뇌 자기공명영상, 기타 전이 확인을 위한 양전자단층촬영을 시행합니다. 추가로 종격동 림프절의 전이 정도를 확인하기 위한 종격동 내시경, 초음파 기관지 내시경을 시행하기도 합니다.

비소세포폐암은 TNM분류법으로 1~4기까지 병기를 나눕니다. T$^{Tumor, 종양}$는 원발기관에서 원발종양의 크기와 침윤 정도를, N$^{Node, 림프절}$은 원발종양에서 주위 림프절로 얼마나 퍼졌는지를, M$^{Metastasis, 전이}$은 몸의 다른 장기로 암이 전이되었는지를 나타냅니다.

비소세포폐암은 1~4기로 병기가 구분되지만 소세포폐암은 급속히 성장하여 조기에 전이되는 경향이 있어 제한성 병기와 확장성 병기로 나뉩니다. 폐암의 병기 구분은 다음과 같습니다.

◆ **비소세포폐암의 병기**

− **1기**
암이 폐에만 존재하며, 림프절로는 전이되지 않은 상태

− **2기**
암이 폐에 국한되어 있으며 근처 림프절이나 폐문부 림프절까지 전이된 상태, 또는 림프절 전이가 없으나 흉벽, 횡격막, 흉막, 심낭 등으로 진행된 상태

− **3기**
암이 폐에 국한되어 있으며 종격동 림프절까지 전이가 있거나 큰 혈관,

종격동, 기관, 식도 등을 침범한 상태
- 4기

   폐의 다른 엽에 전이되었거나 악성흉수, 뇌, 뼈, 간, 부신, 골수 등 다른 장기로 전이된 상태

◆ **소세포폐암의 병기**
   - 제한성 병기 : 암이 종격동을 포함해서 폐의 한쪽에만 국한된 상태
   - 확장성 병기 : 암이 반대편 폐나 다른 장기로 전이된 상태

병기와 환자의 전신 상태에 따라 치료 방법이 결정됩니다

폐암의 치료 방법으로는 수술·방사선·항암제 치료가 있으며, 비소세포폐암과 소세포폐암은 다른 원칙에 의해 치료하게 됩니다. 폐암환자 중 대부분은 비소세포폐암으로 1기에서 3기까지는 수술로 잘라내는 것이 기본 치료이며, 3기 중 수술이 어려운 경우에는 항암제와 방사선 병합치료 혹은 항암제 치료를 단독으로 시행하며, 4기는 항암제 치료를 하게 됩니다. 비소세포폐암은 초기에는 수술로 완치가 가능하고 가장 효과적인 치료 또한 수술이지만 실제로 수술을 할 수 있을 정도로 비교적 초기인 환자는 전체 폐암환자의 25% 이하입니다. 소세포폐암은 제한성 병기의 경우 항암제 치료와 방사선 치료를 같이 시행하고, 확장성 병기의 경우 특별한 이유가 없는 한 항암제 치료만 시행합니다.

폐암의 수술은 일부 비소세포폐암의 경우에만 시행합니다

수술을 할 때는 암이 있는 폐의 부분 혹은 전체와, 암 덩어리 근처에 있어 암의 전이가 가능한 림프절 조직들을 함께 잘라냅니다. 수술로 폐를 잘라내고 나면 폐기능이 저하됩니다. 따라서 수술 전 폐기능이 어느 정도 유지되어야 수술이 가능합니다.

   수술 후 회복은 환자의 나이, 건강 상태 등에 따라 다릅니다. 소세포폐

암은 앞서 언급한 대로 대부분 수술의 대상이 되지 않습니다. 절제 가능한 병기라고 해도 눈에 보이지 않는 미세전이가 신체 곳곳에 퍼져 있을 가능성이 매우 높아서 수술이 그다지 도움이 되지 않습니다.

◯ 폐암환자는 대다수 항암제 치료를 받게 됩니다

비소세포폐암환자의 55~80%가 근치적 절제가 불가능한 3~4기 환자이고, 근치적 수술을 받은 환자라 해도 약 20~50%가량 재발하므로 결국 대다수의 환자는 항암제 치료를 받게 됩니다. 비소세포폐암의 경우 1기의 일부와 2·3기의 환자는 수술 후 재발 방지를 위해 보조 항암제 치료를 시행하며, 3·4기의 환자는 증상 완화와 생명 연장을 위해 항암제 치료를 시행합니다. 항암제 치료는 대개 3~4주 간격으로 시행하며 반응 정도에 따라 계속 치료할지를 결정하게 됩니다.

수술이 불가능한 폐암환자의 평균 생존 기간은 4개월 정도이지만, 항암제 등의 치료를 통해서 8~12개월까지 연장이 가능합니다. 1차 항암제 치료 후 반응 여부에 따라 약제를 변경하며 치료하게 됩니다. 폐암의 항암제 치료를 위해 사용되는 약제는 시스플라틴, 비노렐빈Vinorelbine, 파클리탁셀, 도세탁셀, 젬시타빈Gemcitabine, 페메트렉시드Pemetrexate 등이 있습니다. 그 외에 EGFR 유전자 돌연변이를 가지고 있는 일부 환자에게 경구 항암제인 제피티닙Gefitinib(이레사), 엘로티닙Erlotinib(탈세바)이 사용되고 ARK 유전자 동연변이 환자에게는 크리조더닙이Crizotinib(젤코리)라는 분자 표적 치료제가 사용되는데, 이들 약제는 부작용이 비교적 적은 것이 장점입니다. 또한, 이러한 표적 치료제를 사용할 수 있는 환자들은 비교적 예후도 좋아, 일반 3·4기 폐암 환자들에 비해 약 2배 이상 생존 기간이 깁니다.

소세포폐암의 경우 치료를 받지 않은 환자의 평균 생존 기간은 6~17주에 불과하지만 치료를 받으면 40~70주로 늘어납니다. 소세포폐암에 사용되는 항암제는 이리노테칸, 시스플라틴, 에토포사이드Etoposide, 아드리아마이신, 빈크리스틴Vincristine, 시클로포스파미드Cyclophosphamide 등이 있습니다. 비소세포폐암에 비해 항암 치료의 반응률은 높으나, 항암 치료의 내성률도 쉽게 발생하여 예후가 좋지 않습니다.

⊙ 방사선 치료는 폐암의 중요한 치료법입니다

방사선 치료는 폐암에 대한 근본적 치료일 뿐 아니라 여러 전이 부위 및 폐의 국소 증상을 없애기 위해 이용되는 중요한 치료입니다. 초기 비소세포암 환자 중 고령 혹은 동반 질환으로 전신 상태가 좋지 않아, 수술을 할 수 없는 경우 수술을 대신하여 완치 목적으로 방사선 치료를 하거나, 수술을 한 후라도 항암제 치료와 함께 재발 방지를 위한 보조 치료로 시행하기도 합니다. 또한 수술이 불가능한 3기 이상의 환자에게는 항암제 치료와 함께 암을 완치시킬 목적으로 시행됩니다.

소세포폐암의 경우에는 초기(제한성 병기)에 완치 목적으로 항암제 치료와 함께 사용되고 있습니다. 소세포폐암은 제한성 병기라 해도 진단 시에 미세전이가 있는 경우가 많아 항암제 치료를 같이 하는 것이 치료원칙으로 되어 있습니다. 또한 뇌 전이, 뼈 전이로 인한 증상이나 폐의 국소종괴로 인한 호흡곤란 등의 증상을 호전시키기 위해 방사선 치료를 시행하기도 합니다.

폐암환자를 위한 식생활

Lung Cancer

폐암환자는 암의 치료 방법에 따라 적정한 식사량이 달라질 수 있습니다. 치료 과정에 따라서는 악액질, 감염 등이 일어날 수 있어 식사를 할 때 이에 대한 적절한 대처가 필요합니다. 일반적으로는 기초대사량이 증가하므로 이에 맞게 섭취량을 늘려야 하는데 체중 감소나 식욕부진 등의 부작용을 예방하기 위해서는 환자의 입맛에 맞는 적절한 식단을 준비하도록 합니다. 다음은 폐암환자의 식단에서 주의해야 할 항목입니다.

- 체중 감소가 많이 일어나지 않도록 합니다.
- 열량, 단백질, 탄수화물, 수분의 섭취를 늘립니다.
- 필요열량은 보행을 하지 않거나 앉아 있는 환자는 25~30kcal/kg, 약간의 대사항진이 있거나 체중 증가를 요하는 환자는 30~35kcal/kg, 대사항진이나 심한 스트레스 혹은 흡수 불량이 있는 환자는 35~40kcal/kg 정도 권장됩니다.
- 단백질의 경우 스트레스가 없는 환자는 1.0~2.0g/kg, 대사항진이나 심한 근육 소모가 있는 환자는 1.5~2.5g/kg 정도 권장됩니다.
- 약물 또는 치료에 따른 부작용에 따라 식사를 조절합니다.
- 식사는 조금씩 자주 먹습니다.
- 치료 시에는 비타민(특히 비타민 A와 비타민 C), 무기질 공급이 필요하므로 채소와 과일의 섭취를 늘리며 영양보충제의 섭취는 주치의 지시에 따릅니다.
- 약물에 따라 변비를 일으킬 수 있고 어떤 약제의 경우에는 오심, 구토가 흔히 나타날 수 있으므로 이에 따른 적절한 대응이 필요합니다. 또 위염, 식욕부진, 설사를 일으키는 경우도 있으므로 주의합니다. 약제에 따라 다른 약제와 병용할 경우 식욕부진, 위염, 오심, 구토 등이 나타날 수 있습니다.

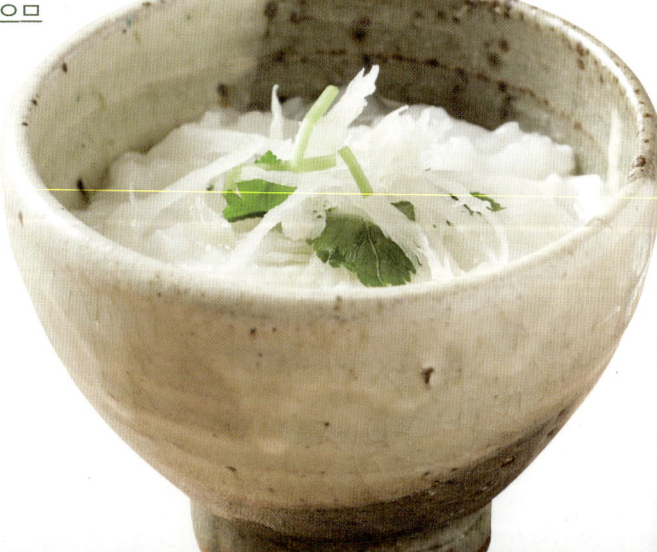

○ 치료 과정 시 발생하는 부작용에 적절하게 대처하며 식사합니다

◆ 식욕부진

식욕부진은 항암 치료 시 가장 일반적으로 나타나는 증세로 메스꺼움이나 구토, 미각 변화가 동반되어 식사 섭취량이 눈에 띄게 줄어들기도 합니다. 이러한 경우에는 식사 시간에 구애받지 말고 적은 양을 자주 먹는 것이 좋습니다. 식사를 강요하지 말고 식욕을 느낄 때 식사를 할 수 있도록 합니다. 식사량이 아주 적은 경우에는 크래커 등의 마른 음식이나 신선한 채소, 과일 등의 간식으로 식욕을 높일 수 있습니다. 식욕부진이 계속된다면 그린비아, 뉴케어 등의 특수 영양보충음료를 이용하면 도움이 됩니다.

음식을 조리할 때 양념을 강하게 사용하면 식욕을 돋게 할 수도 있습니다. 찌개류, 초고추장무침, 양념구이, 조림류, 젓갈류, 양념장을 이용해보도록 합니다. 식사하기 전에 물이나 음료를 많이 마시면 식욕이 떨어질 수 있으므로 적당히 조절하는 것이 좋습니다.

◆ 메스꺼움

메스꺼움은 종양 그 자체 또는 항암 치료에 의해 생깁니다. 치료 후 2~3일이 지나면 가라앉기는 하지만, 이 증상으로 인해 식사량이 현저히 떨어지기 때문에 잘 조절해야 합니다. 적은 양을 천천히 자주 먹되 메스꺼움이 심할 때는 먹지 않는 편이 낫습니다. 메스꺼움을 느낄 때는 시원한 음료가 도움이 될 수 있는데 식사 전후에 다량의 물이나 음료를 마시는 것은 피하는 것이 좋습니다.

향이 강하거나 기름진 음식, 더운 음식은 메스꺼움을 더할 수 있으니 가급적 피하고 식사 후에는 입안을 헹궈 청결하고 상쾌한 상태를 유지하는 것이 도움이 됩니다. 치료 1~2시간 전에는 음식을 먹지 않도록 합니다.

환자에 따라서는 메스꺼움이 있더라도 잘 먹을 수 있는 음식이 있을 수 있습니다. 어떤 환자분은 다른 음식은 못 먹어도 오이는 먹을 수 있어 항암 치료 후 메스꺼움이 나타날 때 오이만 먹는 경우도 있었고, 또 어떤 분은 죽만 먹을 수 있는 경우도 있었습니다. 따라서 메스꺼움이 있을 때 먹을 수 있는 음식이 무엇인지 찾아보는 것이 좋습니다.

◆ 구토

구토는 약물이나 음식 냄새, 병원에 입원해 있는 것 자체에 의해 유발될 수 있습니다. 구토가 가라앉기 전에는 먹지 않는 것이 좋습니다. 일단 구토가 가라앉고 나면 맑은 미음, 음료, 국물 등의 유동식이나 죽과 같이 부드러운 음식을 조금씩 자주 섭취하도록 합니다. 수분이 적은 음식, 기름기가 없는 음식, 부드러운 과일 및 채소 등도 구토를 가라앉히는 데 도움이 됩니다. 구토가 심할 경우에는 의사와 상담 후 진토제를 먹는 것도 하나의 방법입니다.

◆ 입맛의 변화

종양 자체 혹은 약물에 의해 입맛이 변화되고, 냄새에 민감해질 수 있습니다. 특히 고기나 생선 등의 식품이 쓰거나 금속 맛이 나고 대부분의 음식이 맛이 없게 느껴질 것입니다. 입안에 문제가 있는 경우에 정도가 더 심해질 수 있고 개인에 따라 느끼는 정도가 다를 수 있지만, 대개 치료가 끝나면서 해결됩니다.

고기가 싫으면 생선이나 달걀, 두부, 콩, 우유나 유제품으로 단백질을 섭취합니다. 고기나 생선을 조리할 때 향이 있는 양념(레몬즙·맛술·과일즙 등)과 새콤달콤한 소스(식초·설탕·케첩 등), 강한 양념(마늘·양파·고추장·카레 등)이나 깻잎, 브로콜리와 같은 향이 있는 채소를 이용하면 도움이 됩니다.

◆ 입과 목의 통증

약물에 의해 구강 점막이나 식도 점막이 헌 경우 입이나 목이 아파서 음식물을 삼키기가 힘들어질 수 있습니다. 입안이 쓰린 경우에는 빨대를 이용하면 삼키기가 한결 수월해집니다. 뜨거운 음식은 삼킬 때 입속이 아플 수 있으므로 음식은 차게 하거나 또는 상온으로 식혀서 먹도록 합니다. 또 짜거나 시고 매운 음식, 강한 양념, 마른 빵, 비스킷, 주스 등은 헐어버린 점막에 자극을 주어 삼킬 때 아플 수 있으니 피하고, 자극적이지 않고 부드러우며 삼키기 쉬운 음식을 먹도록 합니다.

- 죽 : 흰죽, 닭죽, 쇠고기죽, 전복죽, 깨죽, 채소죽
- 미음 : 조미음, 잣미음, 깨미음
- 어육류 : 푹 익혀 잘게 다진 고기나 생선, 연두부찜, 달걀찜, 콩국물
- 채소류 : 호박, 가지, 숙주 등의 푹 익힌 부드러운 채소
- 영양음료 : 미숫가루, 우유, 두유, 요구르트, 영양보충음료(그린비아, 뉴케어 등)
- 과일 간 것 : 바나나, 배, 수박, 토마토 등 시지 않은 과일
- 부드러운 간식 : 우유에 적신 카스텔라, 젤리, 밀크셰이크, 수프, 으깬 감자, 치즈

◆ 구강건조증

입안이 마르면 식욕이 떨어지고 식사를 제대로 하는 것이 어렵습니다. 레모네이드처럼 아주 달거나 신 음식을 먹으면 침 분비가 많아질 수 있습니다. 단 입안이 헐거나 인후통이 있는 경우에는 삼가는 것이 좋으며 대신 무설탕 껌이나 사탕을 먹는 것이 침 분비에 도움이 됩니다.
부드러운 음식이나 국물이 있는 음식은 삼키기 쉽습니다. 유제품과 기름지거나 건조한 음식은 삼가도록 합니다. 식사할 때는 물을 조금씩 자주 마시고, 침의 점성이 증가하면 연식이나 유동식을 시작합니다.

◆ 설사

변이 묽거나 물처럼 나올 때는 음식 먹는 것을 중단하고 맑은 미음이나 보리차 등을 마셔 탈수를 예방합니다. 고춧가루, 카레, 후추 등의 강한 양념과 커피나 홍차 등의 카페인 음료, 그리고 탄산음료는 장을 자극할 수 있으므로 피하는 것이 좋습니다. 지방이 많거나 기름에 튀긴 음식과 양배추, 옥수수, 콩, 브로콜리같이 섬유질이 많은 채소는 설사를 악화시킬 수 있으므로 삼가

고, 설사가 심한 경우에는 우유와 유제품을 먹지 않도록 합니다. 설사로 손실된 전해질을 보충하기 위해서는 스포츠음료나 염분, 칼륨 등이 함유된 식품을 먹는 것이 좋습니다.

◆ **변비**

장 운동을 촉진하기 위해서는 물이나 음료를 많이 마시고 가능한 몸을 많이 움직이는 것이 좋습니다. 자기 전이나 아침에 일어나서 차가운 물을 마시면 장 운동에 도움을 주어 변을 부드럽게 만듭니다. 규칙적으로 식사하고 곡류, 채소, 생과일 등 섬유질이 많은 음식을 자주 먹도록 합니다.

◆ **면역기능의 약화**

영양 상태가 좋지 않거나 항암 약물 치료를 할 경우 면역기능이 떨어지게 됩니다. 이때는 미생물, 바이러스, 곰팡이 등에 오염될 수 있는 식사의 섭취를 제한하거나 주의해야 합니다. 면역기능이 회복될 수 있도록 충분한 영양 공급을 하는 것이 중요합니다.

면역력 저하 시 허용식품과 제한식품

구분	허용식품	제한식품
육류 및 어류	잘 익힌 육류 및 어류	익히지 않은 육류 및 어류
마른 콩	익힌 콩	날콩
달걀	잘 익힌 달걀	생달걀, 덜 익힌 달걀
견과류	구운 견과류	날견과류
우유 및 유제품	멸균 우유 및 유제품 생균이 포함되지 않은 요구르트	생균이 포함된 요구르트, 말린 과일이 포함된 요구르트, 치즈, 아이스크림
빵, 시리얼 등	모두 요리하고 구운 제품	건포도나 말린 과일이 들어간 시리얼
채소	모든 익힌 채소	모든 생채소
과일	과일통조림 주스	모든 생과일 구운 요리에 재료로 들어가지 않은 말린 과일 생과일주스
양념	잘 익힌 양념	요리한 후에 뿌리는 익히지 않은 양념

음식은 가급적 익혀서 먹는 것이 좋습니다. 특히 육류, 생선류, 조개류 등은 완전히 익혀서 먹도록 합니다. 항암 치료 후 백혈구 수치가 과도하게 저하된 경우에는 과일과 채소처럼 생으로 먹는 음식은 피해야 하며, 백혈구 수치가 정상인 경우에도 신선한 것을 골라 깨끗하게 씻어 먹도록 합니다. 상온이나 오염 위험온도(7~60℃)에서 음식을 오래 방치할 경우 오염 가능성이 커지므로 버리거나 다시 한 번 끓입니다. 조리하기 전에는 식품의 유통기간을 확인하여 최근에 제조된 것을 사용합니다. 면역기능이 저하된 환자의 경우 물은 끓여 마시는 것이 좋은데, 여름철에는 특히 신경을 써야 합니다. 아울러 주방도 청결하게 유지해야 합니다.

◆ **체중 감소**

암환자는 치료 과정에서 몸무게가 줄어드는 경우가 자주 있습니다. 이러한 체중 감소는 환자를 허약하게 만들고 암에 대한 저항력과 치료 효과 등을 떨어뜨립니다. 따라서 체중 감소를 예방하기 위해 열량과 단백질 등을 충분히 섭취해야 합니다. 열량을 보충하기 위해서는 다양하게 조리하여 식욕을 자극합니다.

식사량이 적을 때는 간식으로 부족한 영양을 보충할 수 있습니다. 감자, 고구마, 떡, 만두, 빵, 과일, 크래커, 과일주스, 과일통조림 등 지방보다는 탄수화물이 많이 포함된 간식을 먹으면 포만감이 빨리 사라지므로 더 편안함을 느낄 수 있습니다.

조리법을 변경하는 것도 열량을 보충하는 좋은 방법이 됩니다. 빵이나 떡은 설탕·꿀·잼·버터 등을 발라 먹기도 하고, 감자는 버터를 발라 구워 먹으면 좋습니다. 나물은 볶거나 무침을 할 때 식용유·참기름·들기름 등을 넉넉히 사용하고, 채소샐러드를 먹을 때는 마요네즈나 샐러드드레싱을 충분히 사용하면 부족한 열량을 보충하는 데 도움이 됩니다. 우유나 두유 등 음료를 마실 때 설탕, 꿀, 초콜릿, 미숫가루, 분유 등을 타서 먹는 것도 열량을 높이는 방법입니다. 과일은 과일통조림을 먹거나 우유, 아이스크림과 혼합하여 셰이크로 만들어 먹어도 좋습니다. 입맛이 쓰게 느껴져 고기를 잘 먹지 못할 때는 조리 전에 고기를 과일주스에 담가두거나 과일통조림과 함께 조리하면 도움이 됩니다. 또한 마늘, 양파, 고추장, 카레, 케첩 등 향이 강한 양념으로 조리하면 환자의 입맛을 돋울 수 있습니다.

단백질을 보충하려면 달걀, 콩, 두부, 생선 등을 반찬으로 이용합니다. 달걀은 프라이, 찜, 수란, 오믈렛, 조림 등으로 조리할 수 있습니다. 채소 샐러드에 삶은 달걀을 다져 넣고, 부침 등에도 물 대신 달걀을 많이 사용하면 부족한 단백질을 보충할 수 있습니다. 콩이나 두부는 콩밥, 두유, 연두부찜, 두부조림, 된장찌개, 콩자반 등으로 조리합니다. 생선은 포, 전, 조림, 어묵, 마른 오징어 등으로 섭취합니다. 유제품은 우유, 요구르트, 아이스크림, 밀크셰이크, 치즈 등으로 섭취하도록 합니다.

◆ 체중 증가

치료를 받는 동안 체중이 증가하는 사람들도 간혹 있습니다. 약물에 의해 몸속에 수분이 증가하거나 식욕이 정상 수준보다 높아지는 것 등이 원인입니다. 그러나 체중이 증가했다고 바로 체중조절을 해야 하는 것은 아닙니다. 먼저 주치의와 상담을 통해 원인을 찾아야 합니다. 만약 항암제 치료를 받는 동안 수분이 많이 들어가서 체중이 증가한 경우라면 소금이 체내에 수분을 축적시키는 작용을 하므로 가공식품, 김치, 젓갈, 장아찌 등 소금이 많이 들어간 식품을 제한하고 가능한 한 싱겁게 먹는 것이 좋습니다. 식욕이 증가된 경우에는 탄산음료, 초콜릿, 사탕, 과자류같이 열량이 높고 영양가가 없는 식품들을 제한하도록 합니다.

체중조절을 하는 데 다음과 같은 방법들이 도움이 됩니다. 먼저 고기는 기름을 제거한 뒤 먹고 저지방 우유 및 유제품을 선택합니다. 조리할 때는 버터, 마요네즈, 감미료 등을 추가로 사용하지 않는 것이 좋습니다. 튀기고 볶는 대신 끓이고 찌는 조리 방법을 이용하고, 가벼운 운동을 자주 합니다.

○ 폐암 수술 후에는 고단백의 충분한 열량을 섭취해야 합니다

수술 전후의 영양 관리는 성공적인 수술뿐만 아니라 환자의 신체적, 정신적 건강에 매우 중요한 역할을 합니다. 환자에게 적절한 영양을 공급함으로써 상처 회복을 빠르게 하고 수술로 인한 후유증의 기간을 짧게 할 수 있습니다.

일반적으로 수술 후에는 에너지 대사가 항진되므로 충분한 열량을 섭취해야 합니다. 상처의 빠른 회복과 출혈로 인한 적혈구의 회복, 빈혈 예방 등을 위해서는 단백질 역시 충분히 섭취해야 합니다. 비타민과 무기질 또한 상처 회복에 중요한 역할을 하므로 채소와 과일 등을 자주 먹고, 수술 직후 탈수와 쇼크 상태를 방지하기 위해 수분과 전해질의 균형이 적절히 유지되어야 하므로 수분을 충분히 섭취합니다.

○ 치료를 마친 후에도 암 예방을 위한 식사원칙을 지켜야 합니다

치료가 종료되고 육체적, 정신적으로 회복되기 시작하면 식욕 또한 정상으로 돌아오게 됩니다. 이때부터는 치료 중의 고단백·고열량 식사보다는 활동 상황에 알맞은 열량을 섭취하고 건강에 유익한 식품을 선택해 건강한 식습관을 갖도록 하며, 이를 위해서는 암 예방을 위한 식사원칙을 꾸준히 유지해야 합니다.

무엇보다 여러 가지 식품을 골고루 섭취하도록 합니다. 우리 몸에 필요한 모든 영양소가 어떤 특정한 한 가지 식품에 들어 있지 않기 때문입니다. 단 주의해야 하는 음식에 관해서는 주치의에게 확인합니다. 신선한 과일과 채소를 많이 먹고, 현미 등 도정하지 않은 곡류를 섭취합니다. 이들은 복합당질, 비타민과 무기질, 그리고 섬유소를 제공합니다.

기름, 소금, 설탕, 술 그리고 소금에 절인 음식이나 훈제식품 등은 가급적 삼가는 것이 좋습니다. 고기는 기름이 적은 부위를 선택하고, 닭고기는 껍질을 제거한 후 조리합니다. 이때 튀기기보다 끓이거나 삶는 조리법을 이용하도록 합니다.

Lung Cancer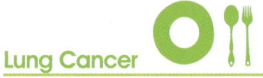

폐암 예방을 위한 식생활

폐암의 발병은 음식과는 큰 관련이 없는 것으로 알려져 있습니다. 가장 가능성이 높은 위험 요인은 흡연이고, 가족력이 있는 경우에는 일반 사람들보다 2~3배 정도 발병 위험이 높은 것으로 보고되어 있습니다.

따라서 현재 상황에서 권장할 수 있는 폐암 예방법으로는 금연 이외에는 확실한 것이 없습니다. 단 폐암 예방을 목적으로 하는 보충제를 필요 이상 복용하는 것은 오히려 해가 될 수 있습니다. 그러므로 균형 잡힌 식생활을 유지하고 토마토, 양배추, 브로콜리 등 신선한 과일과 채소는 바람직한 음식이므로 적절히 섭취하도록 합니다.

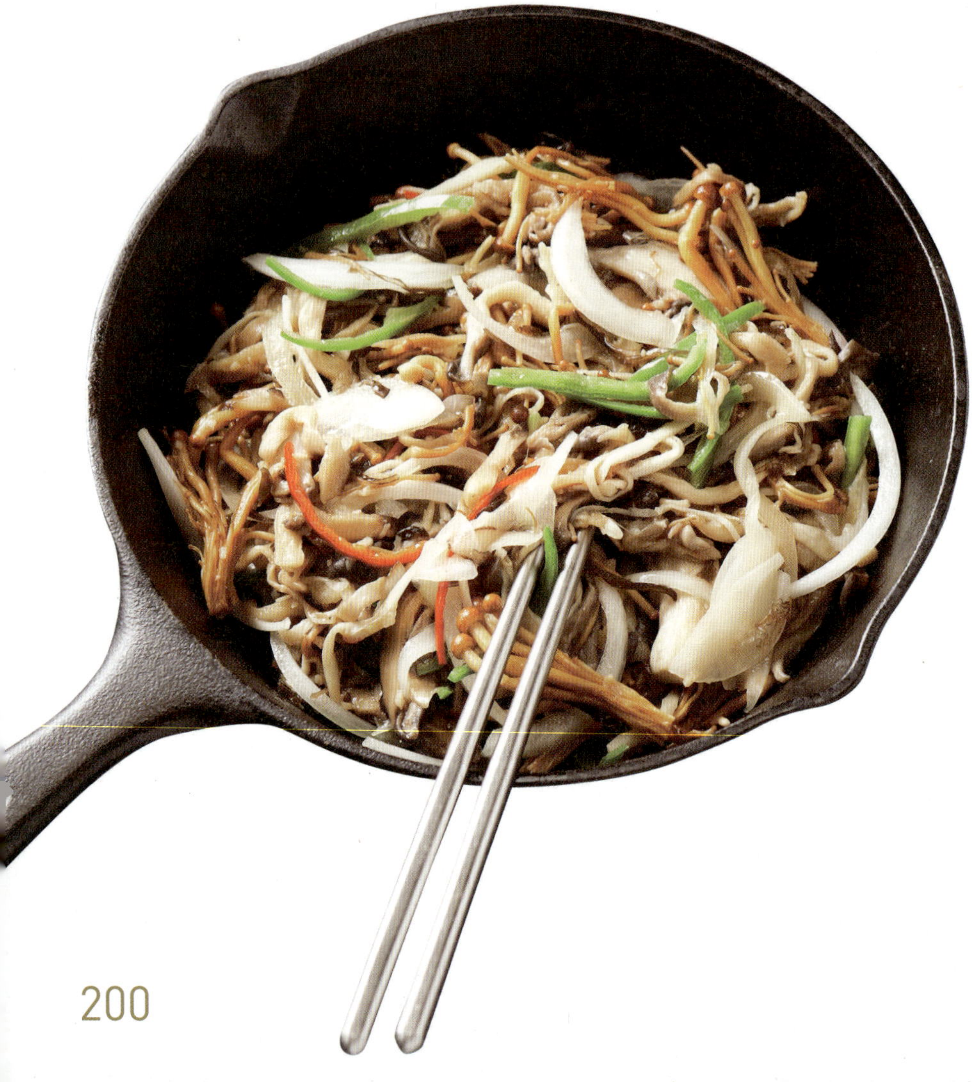

🔸 채소와 과일의 섭취는 폐암 발생의 위험을 떨어뜨립니다

폐암의 예방 차원에서 몇몇 학자들이 과일이나 채소 혹은 그것들이 함유하고 있는 미량의 영양소가 체내 산화물질에 의한 DNA 손상을 막아 폐암의 발생을 줄일 수 있는가에 대해 관심을 가지고 연구를 진행했으나 아직까지 폐암의 예방과 음식의 관련성에 대해서는 특별히 알려진 것이 없습니다.

비전분성 채소Non-starchy vegetable는 식이섬유소와 엽산, 셀레늄Selenium, 인돌Indole, 클로로필Chlorophyll, 플라보노이드 등의 항산화 성분을 특별히 많이 함유하고 있어서 보호 효과가 있을 것으로 여겨집니다. 또한 과일도 많은 연구 결과를 통해 폐암에 대해 보호 효과가 있는 것으로 보고되었습니다. 과일 섭취량이 80g씩 증가될 때마다 폐암 위험률이 6% 감소되는 결과를 보였습니다. 이는 과일 안에 함유된 비타민 C와 카로테노이드나 페놀, 플라보노이드 등의 작용입니다.

여러 항산화 성분 중에서 베타카로틴에 대한 연구가 가장 많이 시행되었고 알파카로틴α-carotene과 라이코펜Lycopene, 플라보노이드와 이소티오시아네이트Isothiocyanate 알코올 등에 대해서도 연구가 진행되어왔으며 대부분은 매우 긍정적인 효과를 보였습니다. 그러나 베타카로틴을 보충제로 복용하면 흡연자의 경우 오히려 폐암 발생을 증가시킨다는 보고도 있습니다.

🔸 항산화 성분이 함유된 식품은 폐암 발병률을 감소시킵니다

카로티노이드는 항산화 영양소로서 과산화지질을 감소시킵니다. 카로티노이드를 함유한 식품들에 대한 연구 결과는 약 27개 정도가 있는데, 이런 식품을 먹는 사람들을 7~16년 정도 살펴본 역학연구 결과 카로티노이드 섭취량이 가장 높은 집단의 폐암 발병률이 24% 감소되었습니다.

이외에도 셀레늄이나 쿼세틴Quercetin이 함유된 식품에 대한 연구 결과들을 보면, 적게 섭취한 사람들보다 많이 섭취한 사람들에게서 보호 효과가 있는 것으로 나타나 있기는 하나 폐암 발병을 막는 데 효과적이라고 말하기에는 그 증거가 부족한 실정입니다.

항산화 성분의 체내기능과 주요급원

항산화 성분	체내기능	주요급원
베타카로틴	노화 지연, 항암 효과, 당뇨병 합병증 예방, 폐기능 증진	당근, 늙은호박, 고구마, 망고, 파파야, 키위, 살구, 브로콜리, 시금치, 케일 등
루테인	시각기능, 백내장 및 황반 퇴화 예방, 시각 퇴화 속도 지연, 암 위험도 감소	케일, 시금치, 키위, 브로콜리, 아욱, 양배추, 양상추, 배추 등
라이코펜	전립선암과 심장병 예방	붉은색 과일과 채소(토마토, 고추, 자몽, 수박 등)
지아잔틴	황반 퇴화 지연, 항암 효과	옥수수, 시금치, 늙은호박, 달걀노른자 등

● 육류 및 육가공류는 폐암 발병의 위험을 높입니다

10여 개의 연구 결과에서 육류의 섭취가 폐암 발병의 위험을 증가시키는 것으로 나타났습니다. 육류에 함유된 헴철Heme iron이 그 원인으로 자유 유리기를 만들어내기 때문에 몸에 해롭습니다. 또한 고기를 삶는 경우에는 다르지만 고온의 불로 고기를 가열하게 되면 이종환식아민Heterocyclic amine과 다종방향족탄화수소Polycyclic aromatic hydrocarbon라는 발암물질을 만들어내므로 피하는 것이 좋습니다. 가공육에 포함된 아질산염은 위에서 N-니트로소 화합물을 만드는데 이는 발암물질로 이미 알려져 있습니다. 따라서 가급적 적게 섭취하는 것이 좋습니다.

대부분의 연구에서 지방 섭취와 폐암 발병은 큰 관계가 없는 것으로 나타나 있으므로 적당량의 지방 섭취는 염려할 필요가 없습니다.

● 흡연자는 보충제를 섭취할 때 주의하는 것이 좋습니다

흡연자 혹은 과거 흡연 경험이 있는 경우에는 보충제를 섭취할 때 주의를 기울이는 것이 좋습니다. 흡연자가 베타카로틴을 보충제로 하루 20mg 섭취했을 때 폐암 발병률이 17% 증가한다는 연구 결과가 있습니다. 즉 베타카로틴을 식품으로 섭취했을 때는 폐암 보호 효과가 있지만 고용량으로 베타카로틴을 섭취하면 보호 효과가 없어지는 것으로 보이므로 주의해야 합니다.

흡연자나 과거 흡연 경험이 있는 사람이 고용량의 비타민 A를 섭취하는 경우 폐암 발병의 위험이 증가한다는 연구 결과도 주목할 필요가 있습니다.

다만 그 외의 연구에서는 비타민 A의 고용량 섭취에 대한 위험은 특별하게 나타나지 않는 것으로 보입니다.

최근 항산화 제품으로 각광을 받는 셀레늄 보충제에 대한 연구가 하나 있습니다. 1300명의 대상자에게 13년간 셀레늄을 하루에 200μg을 주었을 때 폐암 예방에는 큰 효과가 없는 것으로 나타났습니다. 셀레늄을 과량 섭취하더라도 폐암을 예방하는 보호 효과는 없지만 셀레늄이 부족한 경우에는 항산화기능이 떨어지므로 부족증이 생기지 않도록 유의해야 합니다.

폐암 관련 권고사항

구분	위험 감소(암 예방)	위험 증가
확실한 근거가 있는 사항	-	비소(마시는 물) 고용량의 베타카로틴의 보충(흡연자)
가능한 근거가 있는 사항	과일 카로테노이드 함유 식품	소금, 피클, 염장식품
근거는 미약하지만 가능성이 있는 사항	비전분성 채소 셀레늄, 케르세틴 함유 식품 신체 활동	붉은색 고기, 가공육류 지방, 버터 레티놀 보충(흡연자) 적은 체지방

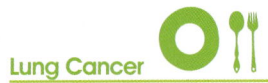

폐암환자의 퇴원 후 식단

대부분의 암 식사가 그렇듯이 균형 잡힌 식사가 무엇보다 중요합니다. 치료 중에도 특별한 음식을 가리기보다는 평소에 섭취하던 음식 위주로 골고루 섭취하는 식생활을 계속하는 것이 중요합니다.

● 폐암 치료 및 치료 후 식단

	월	화	수	목	금	토	일
아침	미숫가루와 우유 과일샐러드	더덕현미죽 배추김치	쌀밥 다시마뭇국 병어구이 김무침 물김치	흑미죽 메추리알장조림 양파피클	더덕현미죽 배추김치	현미밥 건새우미역국 콩조림 양송이피망볶음 백김치	강낭콩밥 달걀팟국 쇠고기도라지볶음 깻잎찜 배추김치
점심	보리밥 두부청국장찌개 동태전 연근조림 열무김치	쌀밥 시래기된장국 갈치조림 브로콜리마늘볶음 숙주나물 깍두기	우엉영양밥과 달래양념장	쌀밥 유부실팟국 제육불고기 감자채볶음 가지나물 오이소박이	검은콩밥 들깨배추된장국 쇠고기부추볶음 더덕구이 알타리김치	쌀밥 팽이버섯된장국 오징어불고기 콩나물무침 배추김치	흑미밥 꽃게찌개 연두부찜 실파무침 솎음배추무침
저녁	완두콩밥 쇠고기뭇국 닭간장조림 버섯잡채 배추김치	보리밥 북어콩나물국 제육보쌈 배추겉절이 단호박부추전	쌀밥 육개장 솎음깻잎볶음 도라지나물 배추김치	현미밥 해물탕 두부구이 고춧잎나물 배추김치	수수밥 사골국 채소달걀말이 톳두부무침 양배추쌈 무생채	보리밥 호박된장국 제육볶음 취된장무침 마늘종볶음	쌀밥 쑥된장국 조기양념구이 콜리플라워볶음 배추김치
간식	배 우유	사과 두유	토마토 우유	귤 고구마	오렌지 요구르트	키위 감자	자몽 두유

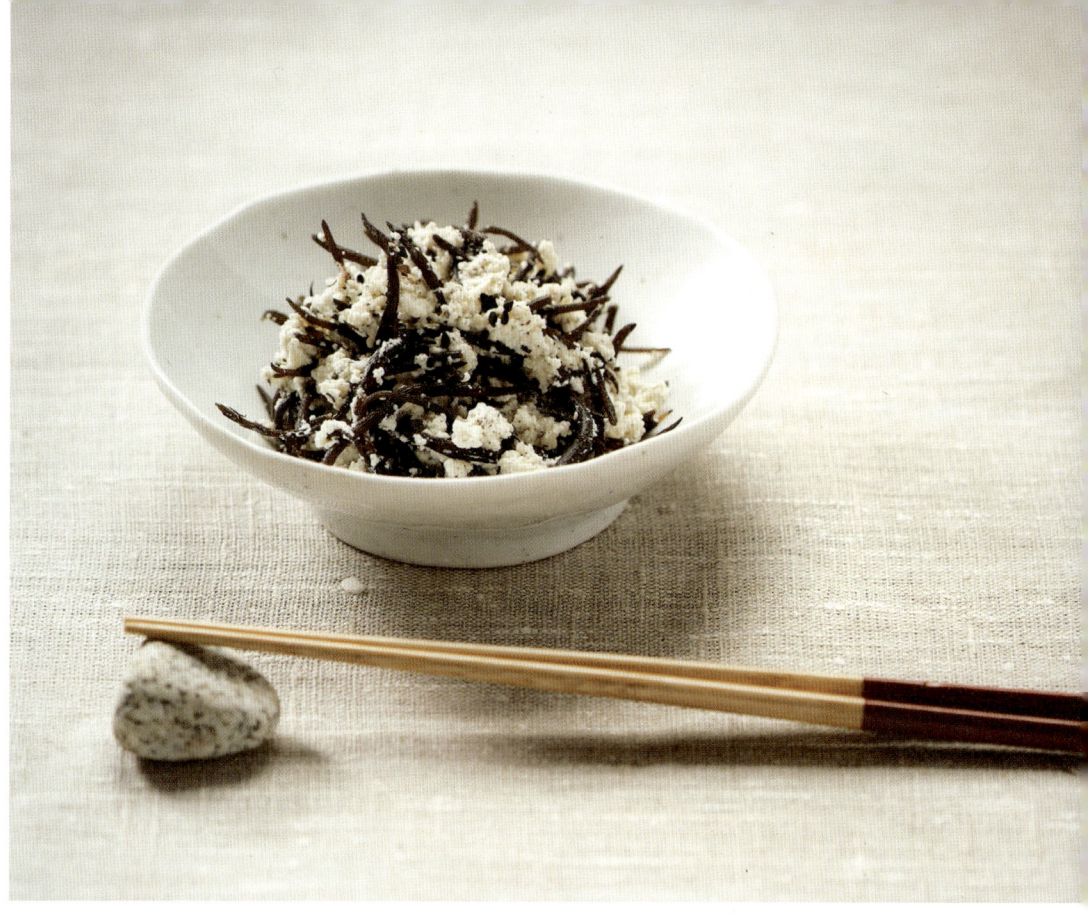

톳두부무침

두부는 부드럽고 소화가 쉬워 환자들에게 자주 권하는 재료입니다. 자주 먹는 음식이니 환자가 식상해할 수 있으므로 함께 요리하는 재료를 다양하게 하여 씹는 맛을 달리하는 것이 좋습니다. 파랗게 데친 톳은 오독오독 씹는 맛이 좋아 환자의 입맛을 돋워줍니다.

재료

톳 1컵, 두부 1모, 다진 마늘 ½작은술, 다진 파 1작은술, 참기름 2큰술, 흑임자 1큰술, 소금 약간

만드는 법

1. 톳은 억센 부분을 제거한다. 냄비에 물을 넉넉히 붓고 끓으면 손질한 톳을 넣어 뚜껑을 열고 파랗게 데친다. 데친 톳은 재빨리 찬물에 담가 씻는다.
2. 데친 톳은 소화되기 쉽게 2~3cm 크기로 잘라 물기를 꼭 짠 뒤 무침용 그릇에 담는다.
3. 두부는 면보에 올려 칼등으로 으깬 후 물기를 꼭 짠다. 이때 물기를 완전히 없애는 것이 좋다.
4. 톳에 다진 파와 마늘, 참기름, 소금, 흑임자를 넣고 다진 두부와 함께 골고루 무쳐 그릇에 담아낸다.

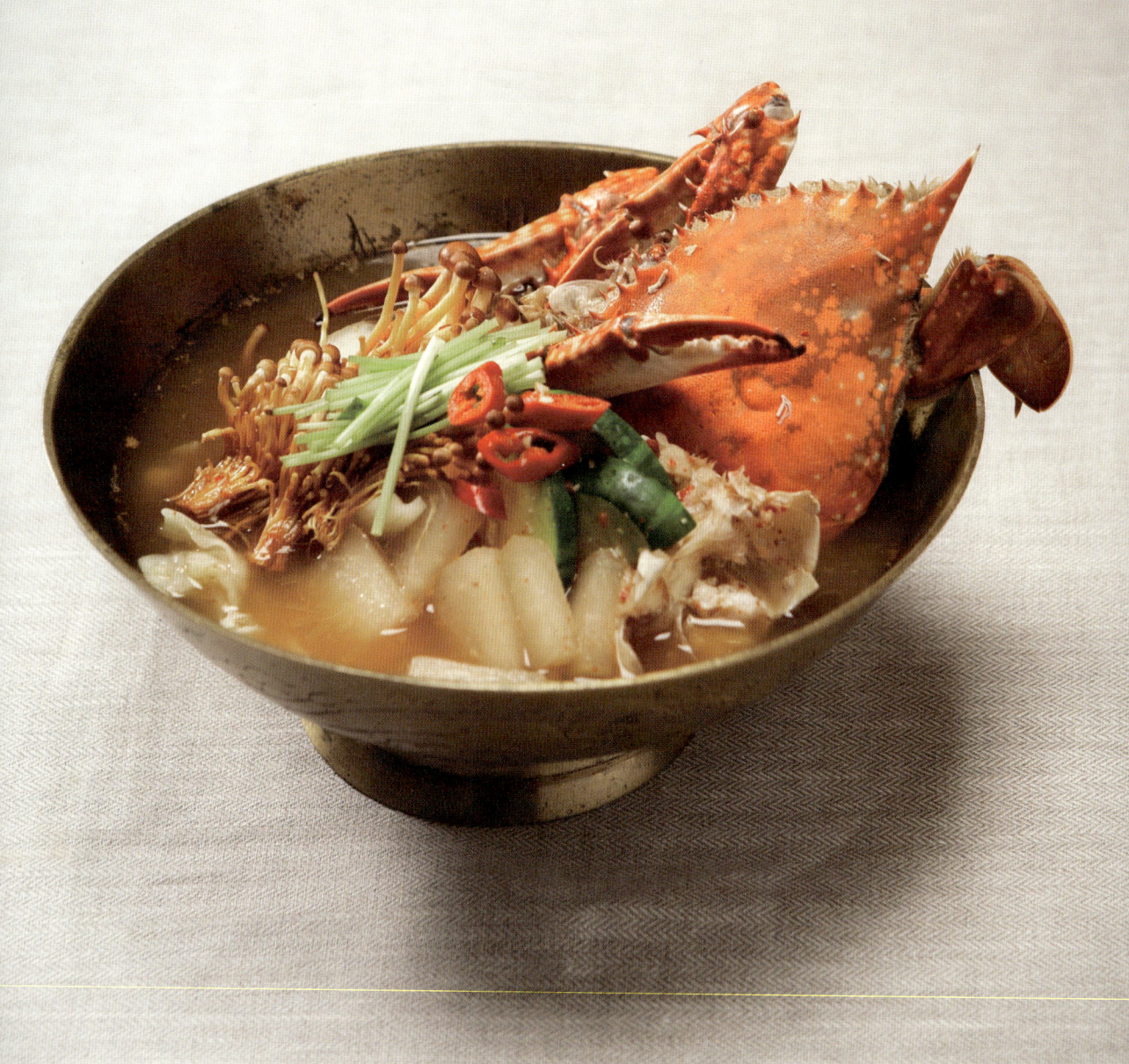

꽃게찌개

저지방 고단백 식품인 꽃게는 환자의 입맛을 돋우고 기력을 회복하는 데 좋은 식품입니다. 무를 넣고 끓인 시원한 국물에 고춧가루를 약간 넣으면 담백하면서도 매콤한 맛이 메스껍고 불편한 입맛을 달래줄 수 있습니다. 꽃게찌개에서 가장 중요한 맛은 얼마나 신선한 게를 사용하느냐에 달려 있으므로 냉동 꽃게보다는 가능한 한 생물을 이용하는 것이 좋습니다.

재 료

꽃게 1마리, 1cm 두께로 썬 무 2토막, 대파 ½대, 양파 ½개, 된장 2큰술, 국간장 1½큰술, 고춧가루 1작은술, 청주 1큰술, 다진 마늘 1큰술, 물 4컵, 소금 약간

만드는 법

1. 꽃게는 껍데기를 떼어내고 솔로 문질러 씻은 후 모래주머니를 제거한 다음 흐르는 물에 가볍게 씻어놓는다.
2. 대파는 어슷하게 썰고 양파는 굵게 채 썬다. 무는 납작하게 썬다.
3. 냄비에 물을 붓고 무를 넣은 후 무가 투명하게 익으면 손질한 꽃게를 넣고 센 불에서 끓인다. 끓일 때 생기는 거품은 걷어낸다.
4. 꽃게가 어느 정도 익어 빨갛게 되면 된장과 다진 마늘, 고춧가루, 국간장, 청주, 소금을 넣고 한소끔 끓인다.
5. 썰어놓은 양파와 대파를 넣고 다시 한소끔 끓으면 불을 끈다.

➡ **cooking tip**
기호에 따라 붉은 고추, 팽이버섯, 미나리, 애호박 등의 채소를 마지막에 넣어 함께 끓이면 국물 맛이 한층 풍부해집니다.

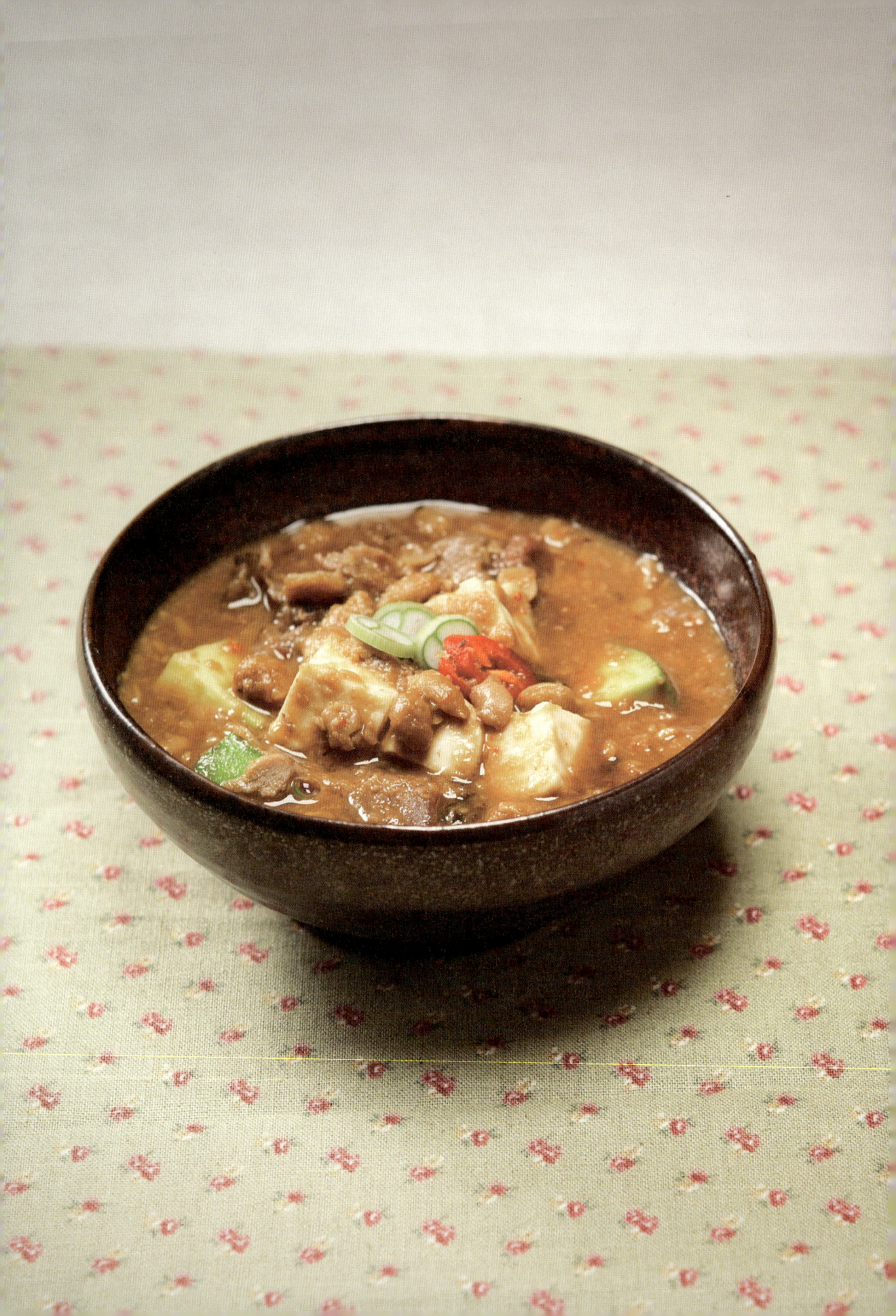

두부청국장찌개

항암 효과가 뛰어난 콩을 발효한 청국장은 발효되는 과정에서 바실루스균 같은 이로운 물질이 만들어진다고 합니다. 문제는 청국장의 냄새가 아주 강해 환자가 거부감을 느낄 수 있다는 것입니다. 청국장의 냄새가 역하다고 느낄 정도라면 된장으로 대체하는 것이 좋으며, 냄새를 어느 정도 받아들일 수 있는 환자라면 먹기 전에 적당히 식혀 냄새를 줄이면 도움이 됩니다.

재료

청국장 3큰술, 쇠고기 30g, 얼갈이배추 3대, 두부 ¼모, 대파 ⅓대, 호박 ¼개, 붉은 고추 1개, 쌀뜨물 1½컵, 육수(멸치와 다시마 우린 물) 1½컵, 소금 약간

만드는 법

1. 쌀을 불린 후 쌀뜨물만 받아둔다.
2. 두부와 쇠고기는 사방 1.5cm 정도로 깍둑썰기를 한다. 대파는 어슷하게 썰고 호박은 반달 모양으로 썬다. 붉은 고추는 어슷 썰어 씨를 떨어놓는다.
3. 뚝배기에 쇠고기를 넣고 볶다가 육수와 쌀뜨물을 부어 끓인다.
4. 얼갈이배추는 끓는 물에 소금을 약간 넣고 데친 뒤 찬물에 헹군 다음 먹기 좋은 크기로 썰어 물기를 꼭 짠다.
5. 물이 끓으면 쇠고기와 얼갈이배추, 대파, 붉은 고추를 넣고 청국장을 푼 다음 두부와 호박을 넣고 한소끔 끓으면 불을 끈다. 기호에 따라 고춧가루를 첨가한다.

➥ **cooking tip**
청국장은 오래 끓일수록 간이 짜지고 구수한 향이 없어지므로 너무 오래 끓이지 않는 것이 좋습니다.

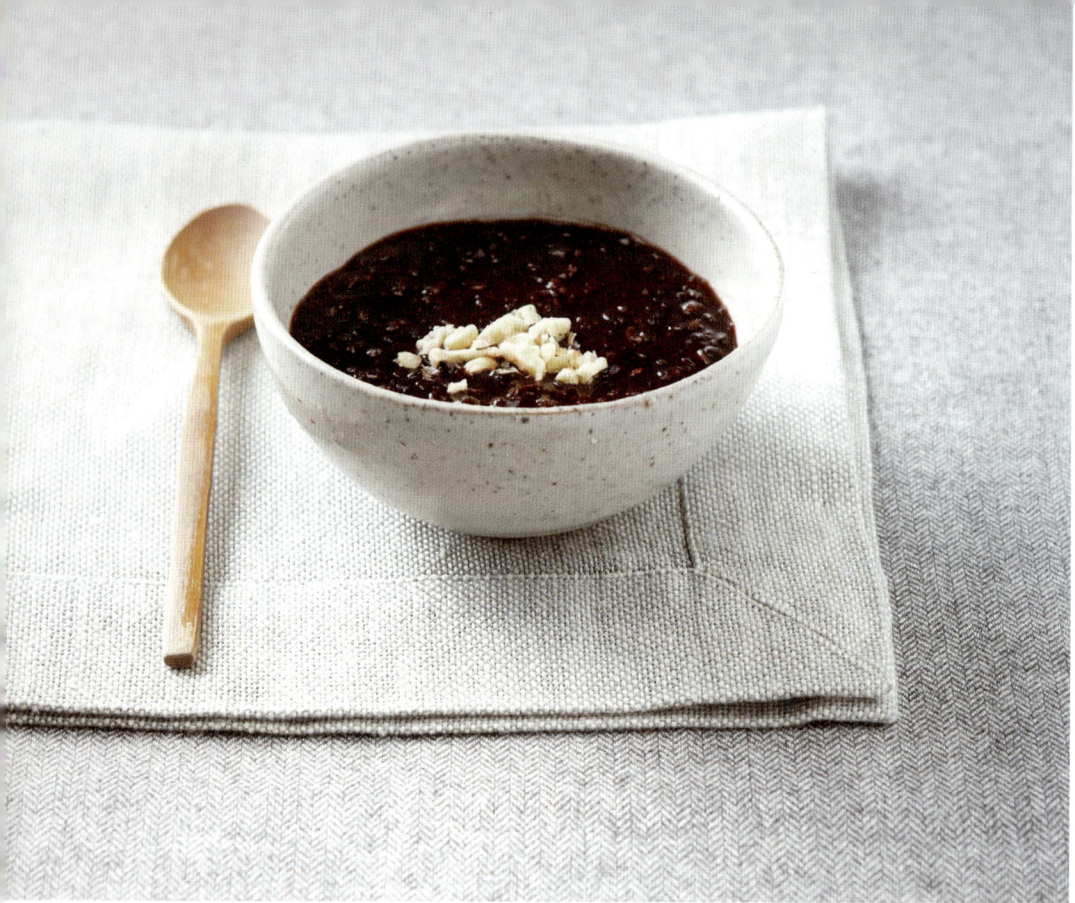

흑미죽

흑미에 들어 있는 안토시아닌과 셀레늄 성분은 항산화, 면역 증강 작용이 뛰어나 환자들에게 권할 만한 식품입니다. 다만 흑미로만 밥을 짓거나 죽을 끓일 경우 너무 색이 짙어져 식욕을 떨어뜨릴 수 있으니 흑미와 찹쌀을 1:1 비율로 섞는 것이 적당합니다.

재료

흑미 1컵, 찹쌀 1컵, 물 6컵, 다진 호두 3큰술, 소금 약간

만드는 법

1. 흑미와 찹쌀은 죽 끓이기 2~3시간 전에 미리 불려둔다.
2. 냄비에 물을 붓고 흑미와 찹쌀을 넣어 나무주걱으로 저어가며 끓인다.
3. 죽이 완성되면 뚜껑을 덮고 뜸을 들인 후 소금으로 간을 한다.
4. 죽을 그릇에 담아 다진 호두를 올려낸다.

➡ **cooking tip**
흑미는 멥쌀보다 소화가 더딜 수 있으므로 곱게 갈아서 죽을 끓여야 소화하는 데 도움이 됩니다.

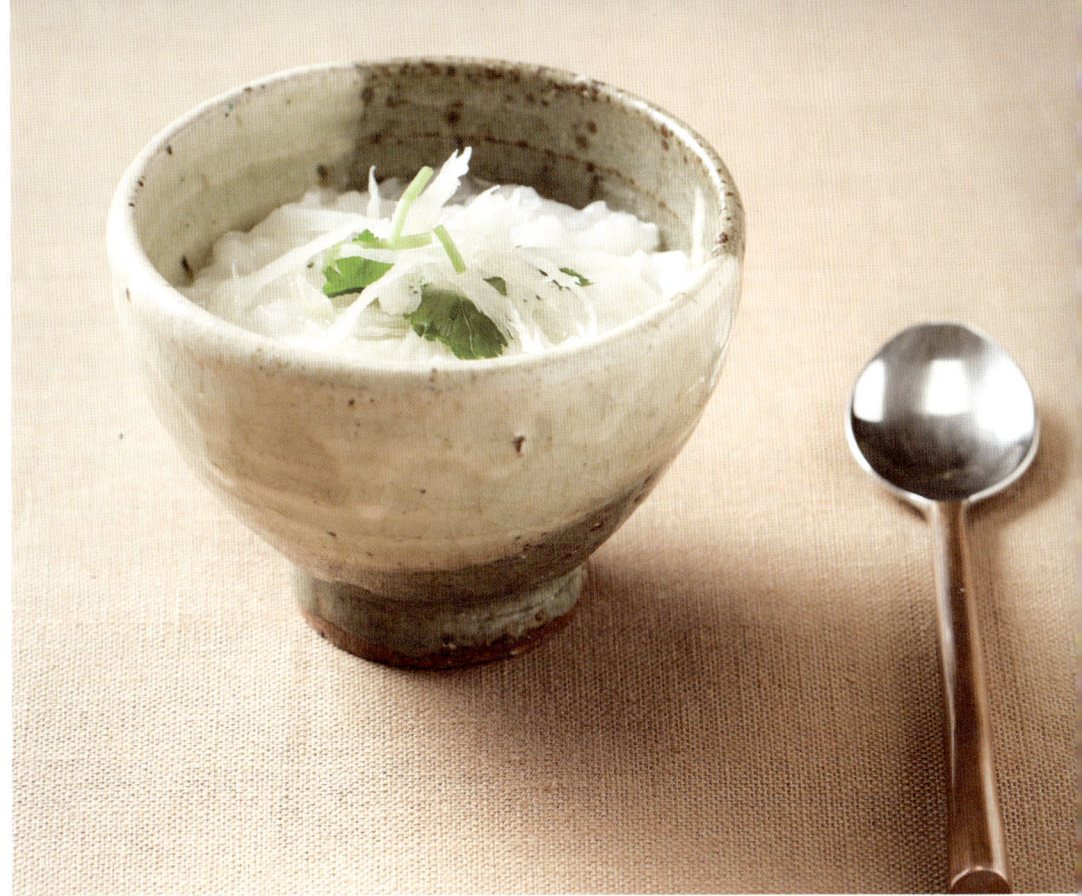

더덕현미죽

현미는 백미에 비해 영양소가 풍부하지만 까칠까칠하여 씹기 불편하고 소화가 잘 되지 않는다고 해서 거부감을 갖는 환자들이 있습니다. 현미죽은 이러한 현미의 단점을 보완해주는 조리법입니다. 향긋한 더덕을 넣으면 현미의 고소한 맛과 잘 어우러져 특히 권할 만합니다.

재 료
현미찹쌀 1컵, 더덕 5뿌리, 물 6½컵, 소금 약간

만드는 법
1. 현미찹쌀은 1~2시간 물에 불린 후 믹서에 넣어 곱게 간다.
2. 더덕은 껍질을 벗기고 반으로 가른 뒤 방망이로 밀어 잘게 찢는다.
3. 냄비에 물을 붓고 현미찹쌀을 넣어 끓이다가 쌀알이 투명하게 퍼지면 더덕을 넣고 소금으로 간을 한다.

➥ **cooking tip**
더덕은 오래 끓이면 향이 증발하므로 먹을 양만큼 손질한 후 먹기 직전에 끓여내는 것이 좋습니다.

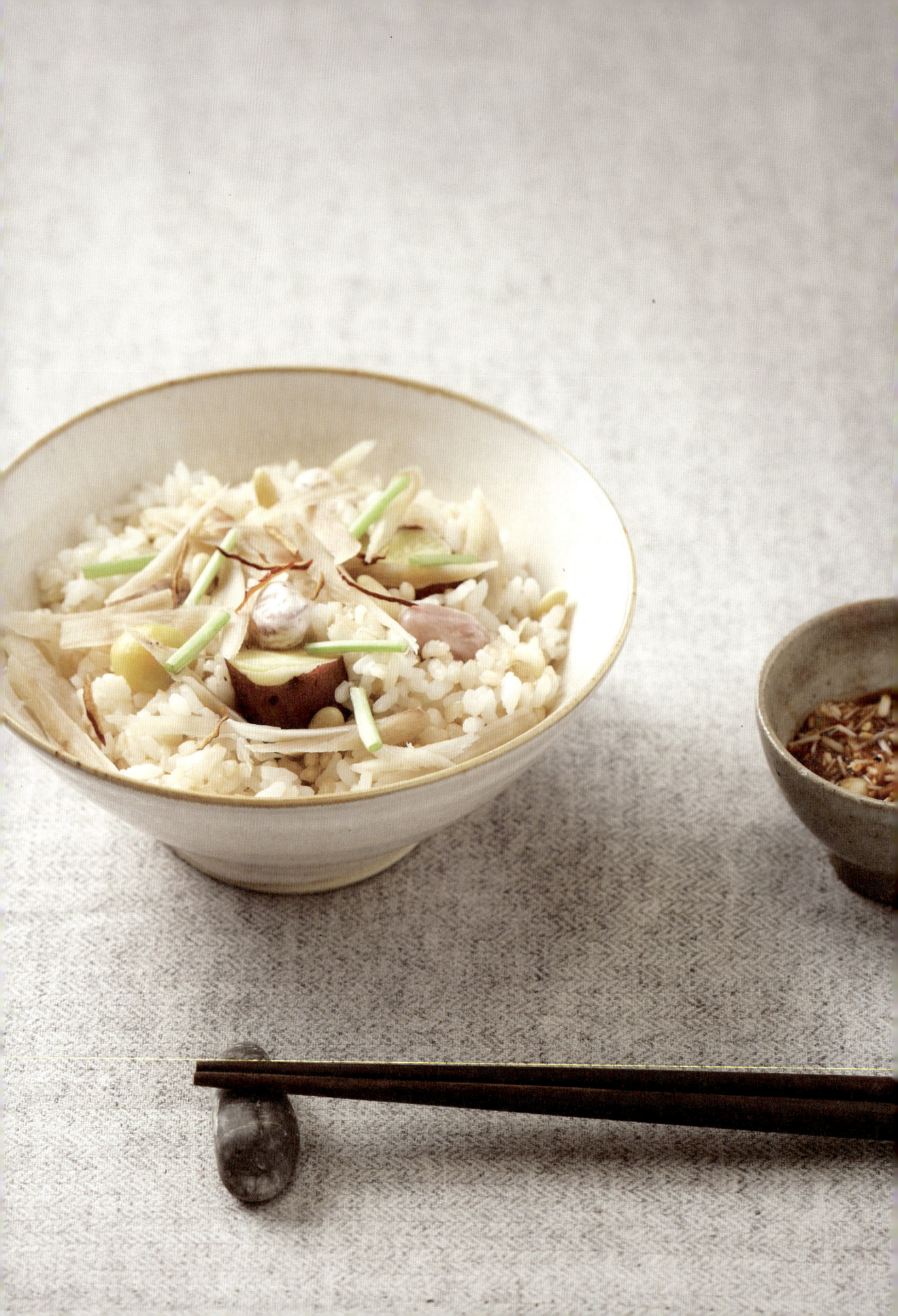

우엉영양밥과 달래양념장

당질이 많은 알칼리성 식품인 우엉은 섬유질이 풍부해 변비에 효과적이며 체내 콜레스테롤과 장내의 발암물질을 억제해줍니다. 또한 이뇨 작용을 돕고 혈당치도 내려주어 심장병과 당뇨병에도 효과가 있습니다. 우엉의 영양을 고스란히 담은 우엉영양밥은 다양한 재료가 한데 어우러져 별미로 즐기면 좋습니다.

재료

멥쌀 1½컵, 찹쌀 ½컵, 우엉 ¼대, 물 2컵, 포도씨오일 ½큰술, 간장 1큰술, 밤 6개, 대추 2개, 청주 2큰술, 사방 10cm 다시마 1장, 우엉밑간양념(간장 1큰술, 청주 1큰술), 미나리 5대, 달래양념장(달래 15대, 간장 3큰술, 고운 고춧가루 1작은술, 통깨 1큰술, 참기름 1큰술, 설탕 약간)

만드는 법

1. 찹쌀과 멥쌀을 섞어 씻은 뒤 솥에 넣고, 청주와 다시마를 넣어 밥물을 맞춘다. 30분 정도 우려낸 뒤 다시마는 건져낸다.
2. 우엉은 필러로 껍질을 벗긴 후 연필 깎듯이 썰어 간장과 청주에 살짝 버무려놓는다.
3. 대추는 돌려 깎은 뒤 적당한 크기로 채 썰고, 밤은 껍질을 깎아놓는다.
4. 밥물에 간장과 포도씨오일을 넣고 고르게 섞는다. 섞어놓은 밥물에 미나리를 제외한 재료를 얹고 밥을 짓는다. 처음엔 센 불로 끓이다가 끓기 시작하면 약한 불로 줄인다.
5. 달래는 머리 부분을 손질한 후 씻어 곱게 다진 다음 분량의 양념을 고루 섞어 달래양념장을 만든다.
6. 밥이 완성되면 썰어놓은 미나리를 넣고 잠시 뜸을 들인 후 재료가 골고루 잘 섞이도록 저어준 다음 그릇에 담아낸다.

➡ cooking tip
대추와 밤 외에도 고구마, 덩굴콩 등을 함께 넣어 밥을 지어도 좋습니다.

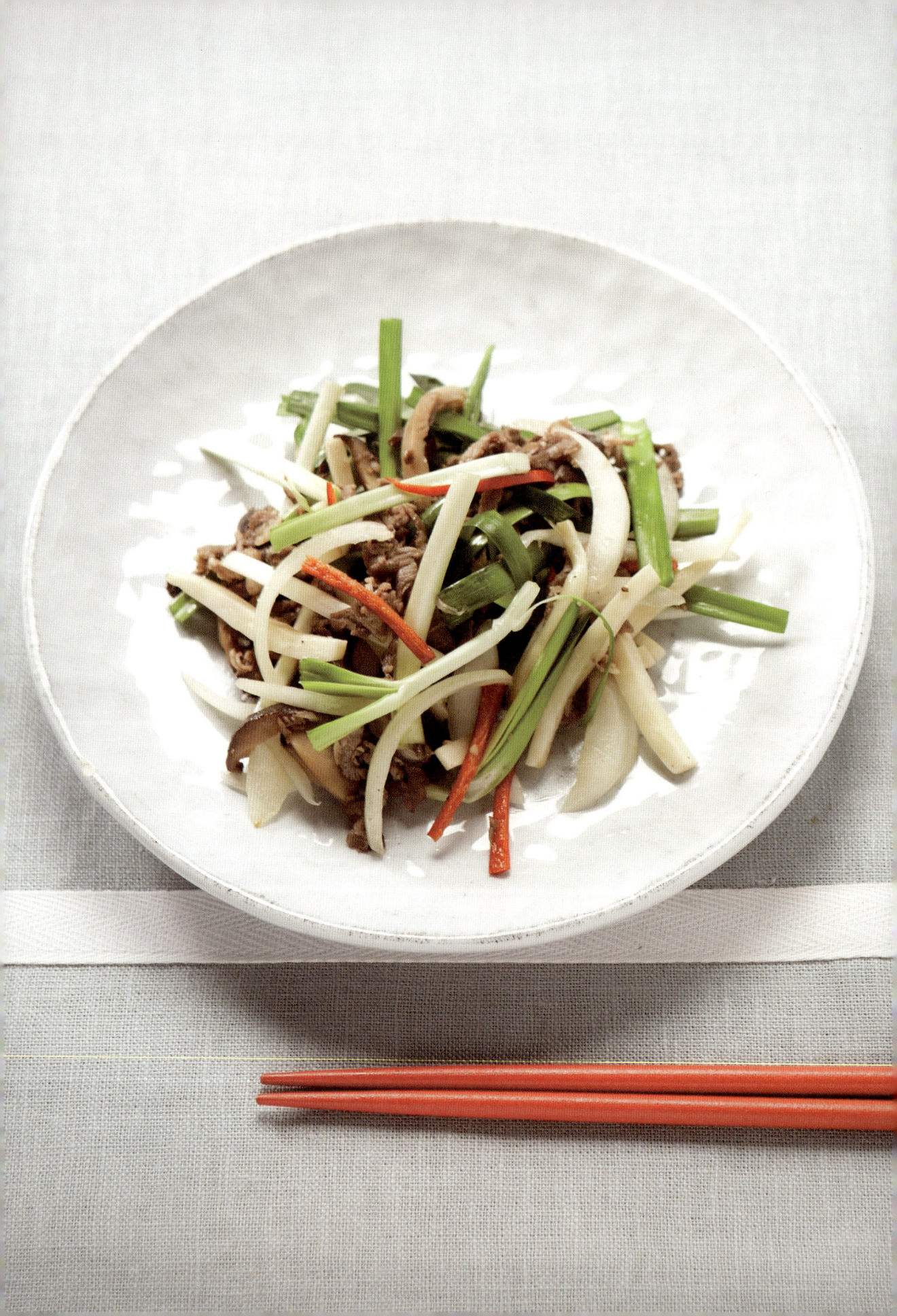

쇠고기부추볶음

부추에는 비타민과 각종 미네랄, 식이섬유가 많이 함유되어 신체의 적절한 대사기능을 돕습니다. 특히 부추의 엽록소는 항산화 작용을 할 뿐만 아니라 발암물질을 흡착시켜 암을 예방하는 데도 효과가 있습니다. 기력을 회복하는 데 도움을 주는 풍부한 단백질의 쇠고기와 부추를 곁들인 볶음요리는 영양적으로 균형이 잘 잡힌 메뉴입니다. 쇠고기는 소화가 잘될 수 있도록 얇은 두께로 준비하는 것이 좋습니다.

재료

쇠고기(로스구이용 두께) 250g, 중국부추 20대, 새송이버섯 1개, 양파 ½개, 대파 ⅓대, 붉은 고추 1개, 마늘 2톨, 굴소스 1큰술, 참기름 1작은술, 소금·후춧가루 약간, 쇠고기밑간양념(간장 2큰술, 청주 1큰술, 설탕 1큰술, 다진 마늘 ⅔큰술, 참기름 ⅔큰술, 후춧가루 약간)

만드는 법

1. 쇠고기는 살코기가 많은 부분으로 준비하여 채 썬 뒤 밑간양념으로 미리 간을 한다.
2. 새송이버섯은 길게 채 썰고 중국부추는 다듬어 4~5cm 길이로 썬다.
3. 대파는 길게 채 썰고 양파와 마늘도 채 썬다.
4. 붉은 고추는 채 썰어 씨를 떨어낸다.
5. 팬에 참기름을 두르고 마늘과 붉은 고추를 넣고 볶다가 매운 향이 나면 굴소스를 넣고 중간 불로 줄인다.
6. 쇠고기와 양파를 넣고 센 불에서 볶다가 새송이버섯을 넣는다.
7. 중국부추와 대파를 넣고 참기름을 넣어 볶은 후 후춧가루와 소금으로 간을 한다.

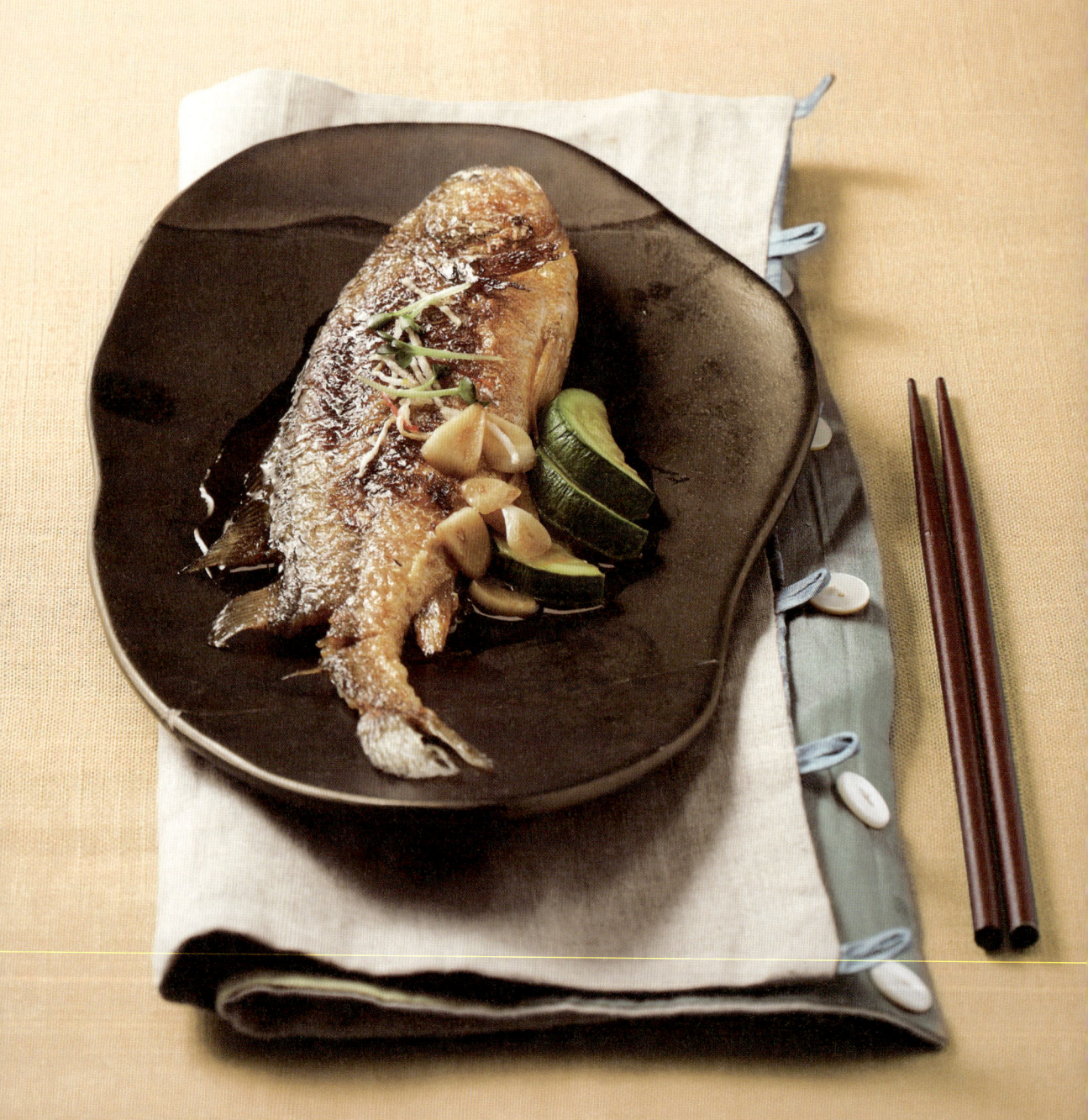

조기양념구이

조기는 위장기능을 돕고 기력을 회복하는 데 도움을 줍니다. 특히 이른 봄 산란기에 잡은 조기는 맛이 가장 좋으며 영양 또한 풍부합니다. 싱싱한 것을 골라 깨끗하게 손질하여 조리하면 강한 양념을 쓰지 않더라도 풍부한 맛으로 환자의 식욕을 찾아줍니다.

재 료

조기(중) 1마리, 애호박 ¼개, 마늘 3~4톨, 식용유 약간, 조기밑간양념(간장 2큰술, 청주 2큰술, 소금 약간), 조림장(굴소스 1큰술, 간장 1큰술, 청주 1큰술, 설탕 1작은술, 다진 마늘 ½작은술, 식용유 3큰술, 물 5큰술)

만드는 법

1. 조기는 비늘을 긁어내고 아가미를 통해 내장을 빼낸 다음, 등 쪽의 지느러미를 제거하고 배 쪽으로 잔 칼집을 3~4번 정도 낸다.
2. 칼집을 낸 조기는 분량의 양념을 넣어 30분 정도 밑간해둔다.
3. 애호박은 1cm 두께로 썰고 마늘은 편으로 썬다.
4. 분량의 재료를 섞어 조림장을 만들어둔다.
5. 팬에 기름을 살짝 두르고 썰어놓은 마늘을 볶는다. 마늘을 볶은 기름에 밑간한 조기를 지진다.
6. 조기의 육즙이 올라오면 뒤집어 익힌 후 조림장을 붓고 썰어둔 애호박을 넣은 후 양념이 없어질 때까지 약한 불에서 바짝 졸인다.

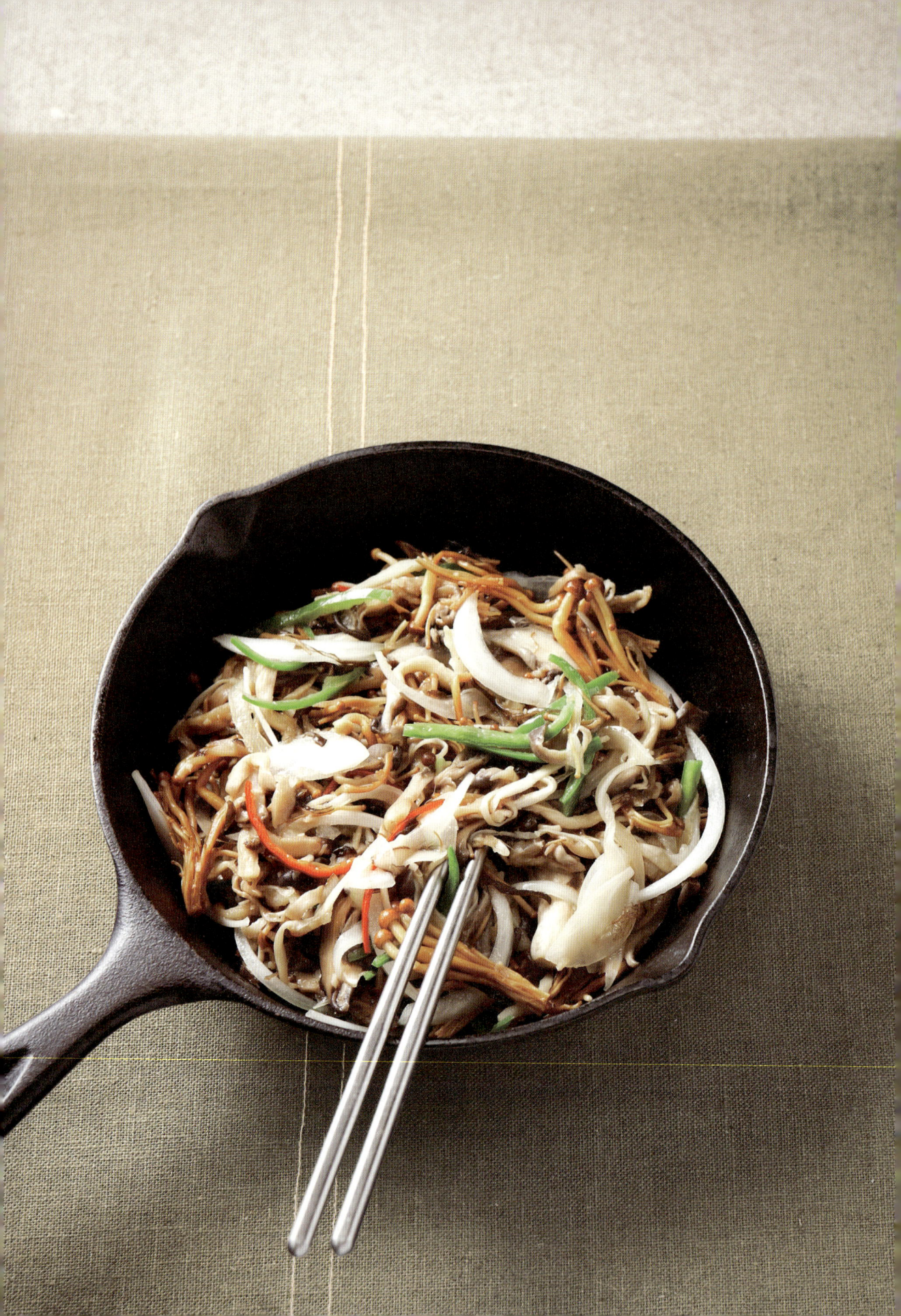

버섯잡채

버섯에 들어 있는 레티난 성분은 천연 방어 물질인 인터페론을 만들어 암세포의 활동을 억제하는 효과가 있습니다. 암 억제 기능 외에도 혈중 콜레스테롤을 떨어뜨리고 동맥경화를 억제하는 건강 재료가 바로 버섯입니다. 국이나 찌개의 재료로 사용해 평소 자주 먹는 것이 좋으며 버섯잡채처럼 다양한 종류의 버섯을 함께 즐길 수 있는 요리도 준비하도록 합니다.

재료

새송이버섯 2개, 표고버섯 5장, 느타리버섯 1컵, 황금팽이버섯 1봉지, 양파 ½개, 풋고추 1개, 붉은 고추 1개, 고추기름·굴소스·소금·후춧가루 약간, 버섯밑간양념(간장 1½큰술, 다진 마늘 1작은술, 참기름 1큰술, 후춧가루 약간)

만드는 법

1. 표고버섯은 미지근한 물에 불려 포를 떠 가늘게 채 썬다.
2. 느타리버섯은 끓는 물에 데친 후 가늘게 찢어놓는다.
3. 새송이버섯은 모양대로 가늘게 썰고, 양파는 가늘게 채 썬다.
4. 황금팽이버섯은 밑동을 자르고 손으로 찢어놓는다.
5. 풋고추와 붉은 고추는 채 썰어 씨를 떨어낸다.
6. 표고버섯과 느타리버섯은 분량의 양념을 넣어 10분간 밑간해둔다.
7. 팬에 고추기름을 두르고 양파를 센 불에서 재빨리 볶아낸다. 볶으면서 소금과 후춧가루로 간을 한다. 볶아낸 양파는 그릇에 넓게 펼쳐놓는다.
8. 팬에 기름을 두르고 밑간한 표고버섯과 느타리버섯을 재빨리 볶은 다음 그릇에 펼쳐 수분이 생기지 않게 한다.
9. 팬에 기름을 두르고 새송이버섯과 황금팽이버섯을 볶다가 표고버섯과 느타리버섯, 썰어둔 풋고추와 붉은 고추를 넣고 다시 한 번 볶아준다. 마지막에 굴소스를 넣고 볶은 후 재빨리 그릇에 담아낸다.

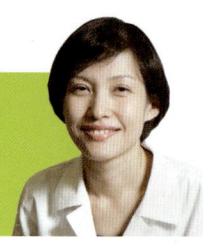

이지선 영양사의
제철 건강 밥상

3대가 같이 생활하고 있어 기본적인 밑반찬은 넉넉히 만들어두고 먹고 있으며 식사 때마다 신선한 채소를 준비합니다. 어른들께서 상추나 배추 등의 채소를 직접 재배하고 계셔서 봄부터 가을까지는 다양한 쌈류를 즐겨 먹습니다. 다만 식단이 지나치게 채식으로만 치우칠 경우 영양소의 균형이 깨질 수 있어 채소와 함께 곁들일 수 있는 육류나 생선요리를 일주일에 한 번 정도 준비합니다. 평소에도 단백질이 풍부한 달걀이나 두부, 콩으로 만든 요리가 빠지지 않도록 신경을 쓰는 편입니다.

환자의 식사에 대해 궁금해하는 분들께도 영양소의 균형을 생각하여 식사하시라고 권합니다. 어떤 음식이 무조건 나쁘니 피하라고 하기보다는 음식을 즐겁게 대하고 몸에 적절한 양을 꾸준히 섭취하는 습관을 가지는 것이 중요하지요.

예전에 비하면 외식을 하는 일이 많은데 늘 좋아하는 음식만 선택하다 보면 영양적인 면에서 한쪽으로 치우치기 쉽습니다. 외식을 하더라도 그날 하루 식사, 길게는 일주일간 먹었던 음식을 생각해보며 부족한 영양소를 채워 전체적으로 영양의 균형을 잡을 수 있는 메뉴를 선정하는 것이 좋습니다.

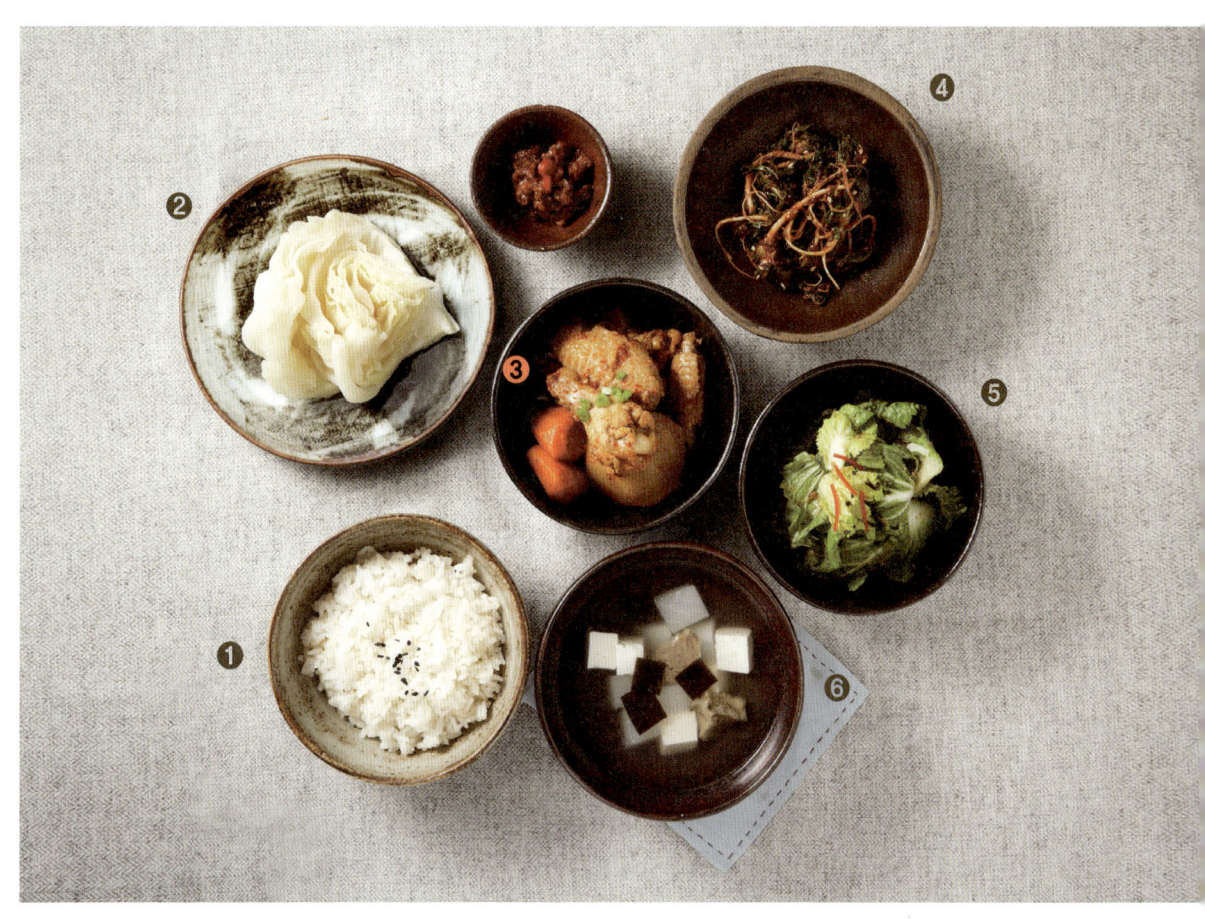

이지선 영양사의 밥상 ❶ 쌀밥 ❷ 양배추쌈과 쌈장 ❸ 닭고기채소찜 ❹ 냉이초고추장무침 ❺ 봄동된장무침(요리법은 106쪽에) ❻ 두부다시맛국(요리법은 104쪽에)

● ● **닭고기채소찜**은 이렇게 만들어요

재 료 닭 800g 1마리, 감자 2개, 당근 ½개, 붉은 고추 1개, 양파 1개, 양념장(간장 6큰술, 설탕 2½큰술, 맛술 2큰술, 청주 1큰술, 다진 마늘 1큰술, 다진 파 1큰술, 참기름 1작은술, 후춧가루 약간)

만들기 토막 낸 닭은 기름기를 제거하고 끓는 물에 3분 정도 데친 후 찬물에 씻어놓는다. 채소는 먹기 좋은 크기로 썰어 준비하고 분량의 재료를 섞어 양념장을 만든다. 냄비에 참기름을 조금 두르고 붉은 고추를 볶은 후 데친 닭고기를 넣어 볶는다. 미리 만든 양념장을 붓고 양념이 잘 섞이게 뒤적인 다음 물을 붓는다. 국물이 바글바글 끓으면 채소를 넣고 끓이다 어느 정도 국물이 배어들면 접시에 담아낸다.

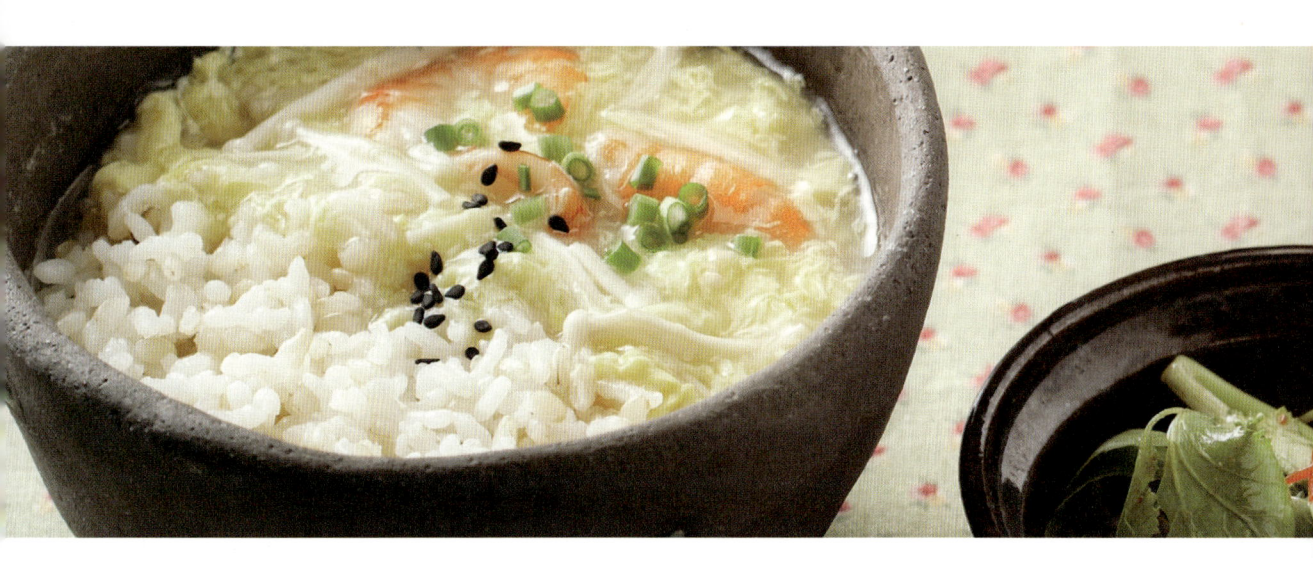

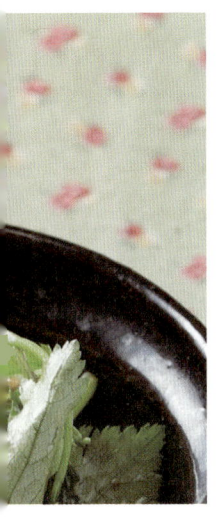

전립선암

전립선은 방광 바로 밑에 위치하며 여기서 발생하는 악성종양이 전립선암입니다. 전립선암은 우리나라에서 가장 빨리 증가하고 있는 암으로 2008년에는 전체 암 발생의 3.6%로 7위를, 남성 암 중에서는 5위를 차지했습니다. 전립선암의 원인으로는 유전적 요인, 남성호르몬의 영향, 음식 및 식사습관 등이 관련 있을 것으로 추측됩니다.

Prostate Cancer

전립선암의
증상과 치료 과정

전립선은 정액을 구성하는 액체 성분의 일부를 만들어서 분비하는 남성의 생식기관입니다. 전립선은 방광 바로 밑에 위치하며 여기서 발생하는 악성종양이 전립선암입니다. 전립선암은 우리나라에서 가장 빨리 증가하고 있는 암으로 2008년에는 전체 암 발생의 3.6%로 7위를, 남성 암 중에서는 5위를 차지했습니다. 주로 60대 이상의 노인에게서 많이 발생하는데, 발병률은 60대가 38.2%, 70대가 37.3%, 80대 이상이 14.6%입니다.

전립선암의 원인으로는 유전적 요인, 남성호르몬의 영향, 음식 및 식사습관 등이 관련 있을 것으로 추측됩니다. 특히 지방 섭취가 늘어난 것이 원인으로 꼽히는 가운데 식생활의 서구화가 관련이 있을 것으로 여겨집니다. 그 외에 전립선의 감염성 질환, 성생활의 정도, 사회·경제적인 상태 등이 거론되는데 아직 명확히 확인된 것은 없습니다.

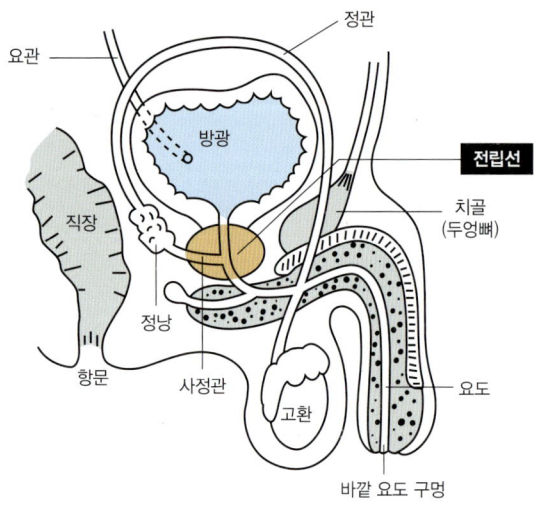

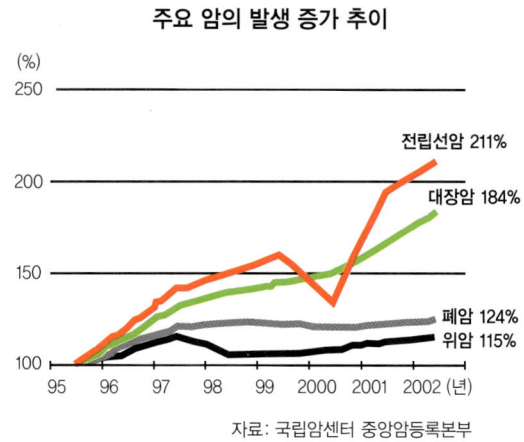

○ 전립선암은 소변을 보는 데 이상을 가져옵니다

전립선암은 다른 대부분의 암과 비교하여 증식하는 속도가 느립니다. 따라서 초기에는 증상이 없으나 암이 어느 정도 진행되면 각종 배뇨 증상과 전이에 의한 증상이 발생하게 됩니다. 배뇨 증상으로는 전립선암이 요도를 압박하여 소변이 잘 나오지 않거나 소변줄기가 가늘어지면서 자주 소변을 보게 되고, 소변을 본 후에도 소변이 남은 듯한 느낌이 들게 됩니다. 일부는 요실금 증상을 보이기도 하고 간혹 정액에 피가 섞여 나오거나 혈뇨를 보기도 합니다. 이러한 증상은 전립선암이 주로 요도로부터 먼 쪽에 발생하므로 초기 암의 증상으로 나타날 가능성은 매우 적습니다.

전립선암이 진행되면 변비, 복통, 직장 출혈과 요관 폐쇄로 인한 신기능 부전 등이 나타날 수 있습니다. 또한 전이로 인한 증상이 처음 증상으로 나타날 수도 있는데, 주로 뼈 전이에 의한 통증이 주된 증상이며 일부는 진단할 때부터 병적 골절이 동반되기도 합니다.

○ 전립선암도 조직 검사를 통해 확진됩니다

다른 암처럼 전립선암도 조직 검사를 통해 암세포가 확인되면 확진을 하게 됩니다. 최근에는 혈청 전립선특이항원^{PSA} 검사가 많이 사용되고 있습니다. 혈청 전립선특이항원의 수치는 4ng/ml 이하가 정상으로, 수치가 상승할수록 진행 중인 암일 확률이 높습니다. 전립선특이항원 수치가 4~10ng/ml인 전립선암환자의 3분의 2는 전립선 속에 국한된 암이고, 혈청 전립선특이항원 수치가 10ng/ml 이상인 환자의 50% 이상은 진행된 암으로 봅니다. 또한 전립선암은 나이가 많을수록 증가하며 인종에 따라서도 차이가 있습니다. 전립선 비대증, 전립선염처럼 양성 전립선 질환에서 전립선암으로 발전할 수 있으니 주의가 필요합니다.

한편 직장수지 검사를 통해 전립선암을 조기에 발견할 수도 있는데 이는 항문을 통해 전립선을 만져서 전립선 후면의 변화를 관찰하는 방법입니다. 주로 50세 이상의 남성에게 PSA와 함께 조기발견을 위한 선별 검사로 이용하고 있습니다. 일반적으로 전립선암의 조직 검사를 위해서는 항문을 통해 초음파 검사를 하는데 그 초음파로 보면서 바늘로 찔러 조직을 떼어낸 후 병리조직 검사를 합니다.

전립선암으로 진단이 되면 치료 방법을 결정하고 예후를 예측하기 위해 먼저 병기를 결정합니다. 전립선암의 병기는 주웨트^{Jewett} 혹은 TNM 병기분류법을 사용합니다. 두 병기분류법은 방법이 크게 다르지 않으며 전립선암의 주변 장기 침윤 정도와 림프절 전이, 타 장기 전이의 3가지 인자를 종합하여 병기를 결정합니다.

주웨트 병기분류법은 전립선암을 병기 A, B, C, D로 분류합니다. 병기 A는 우연히 발견된 암으로 임상적으로 아직 촉지되지 않는 전립선암의 경우를 이릅니다. 병기 B(T2)는 임상적으로 촉지되었지만 전립선 내에 국한된 경우이고, 병기 C(T3와 T4)는 전립선 주위 조직을 침범한 전립선에 국한되지 않은 암을 이릅니다. 전이된 암은 병기 D로 분류되는데 현미경적 골반 림프절 전이가 있는 경우를 병기 D1으로, 뼈 전이나 원격전이가 있는 경우를 병기 D2로 분류합니다.

● 병기와 환자의 전신 상태에 따라 치료 방법이 결정됩니다

전립선암의 치료법으로는 대기 관찰요법, 근치적 수술, 방사선 치료, 호르몬 치료 또는 항암제 치료 등이 있습니다.

전립선암이 전립선에 국한되어 있는 국소전립선암의 치료에 가장 많이 이용되는 수술은 근치적 전립선절제술입니다. 전체 전립선과 주변 조직을 제거해 완치를 목적으로 하는 치료 방법입니다. 근치적 전립선절제술은 수술을 성공적으로 마친 경우 10년 이상의 생존이 예상됩니다. 임상적으로 전립선에 국한되어 있는 암이고 수술의 다른 금기 사항이 없는 경우에 이 수술을 시행합니다.

방사선 치료는 수술과 마찬가지로 전립선과 그 주변에 있는 암세포를 공격하는 국소적인 치료법의 하나로, 대부분이 고령인 전립선암환자에게 수술과 함께 많이 시행되고 있습니다. 수술 후에 암세포가 남아 있는 것으로 판명된 경우에 추가적으로 방사선 치료를 시행하기도 합니다. 국소적으로 진행된 전립선암의 경우에 흔히 시행되며, 뼈나 다른 장기로 암이 전이된 경우에도 통증을 없애기 위해 시행할 수 있습니다.

　　　　암이 전립선을 벗어나 주변 장기로 퍼져 있고 완치를 기대하기 어려운 경우 남성호르몬 억제제를 이용하여 치료합니다. 남성호르몬이 전립선 암세포의 성장을 촉진시키기 때문에 남성호르몬을 만들지 못하게 하거나 기능을 억제함으로써 치료 효과를 볼 수 있습니다.

　　　　호르몬제가 전립선암의 진행을 억제하긴 하지만 완치시키는 것은 아닙니다. 이를 대신하여 남성호르몬을 만드는 고환을 적출하는 방법을 택하기도 합니다. 혹은 황체화 호르몬 방출호르몬 촉진제를 투여하거나 항남성 호르몬제제, 에스트로겐 제제를 투여하는 방법도 있습니다. 일반적으로 일정 기간 호르몬 치료를 지속할 경우 어느 시점에서 호르몬 치료가 효과를 보이지 않는 불응성 전립선암으로 진행하게 됩니다. 이러한 경우 환자의 상태에 따라 항암제 치료를 시행합니다. 최근 탁센계 항암제인 도세탁셀이 전립선암에 효과를 보인다는 임상시험 결과가 발표됨에 따라 이 항암제를 기본으로 한 항암 치료가 시행되고 있습니다.

　　　　분화도가 좋은 초기 전립선암이 고령의 환자에게서 발견된 경우에는 대기관찰요법을 적용합니다. 이는 병의 진행을 면밀하게 추적 관찰하다가 적절한 치료를 시작하는 방법입니다. 이 방법은 전립선암이 진행될 가능성이 있으므로 주의가 필요합니다.

　　　　근치적 절제술 후 국소전립선암의 재발은 생화학적 재발(혈액 검사상 PSA의 상승)이 5년 안에 30% 정도 발생한다고 하지만 이는 임상적인 재발(증상의 변화)과는 차이가 있습니다. 따라서 수술 후 10년간 재발하지 않고 생존하는 경우는 70~85%까지 보고되고 있습니다. 그만큼 전립선암은 진행 양상을 예측하기 어렵고 같은 병기의 환자라고 해도 그 예후가 매우 다양하여 적절한 치료법의 선택에 어려움이 있습니다.

전립선암환자 및 예방을 위한 식생활

전립선암의 원인으로는 서양인들의 과다한 지방 섭취가 주목을 받아왔으나, 현재까지 과학적으로 증명되거나 보고된 바에 의하면, 전립선암의 발병에 영향을 주는 식사습관으로는 가공식품을 과량 섭취하거나 우유 및 유제품의 섭취가 지나치게 높은 경우를 들 수 있습니다.

우유 이외에도 칼슘강화식품을 섭취하거나 칼슘 함량이 높은 식품을 많이 섭취하면 전립선암 발생을 증가시키는 요인이 될 수 있다고 제시하고 있습니다. 반면에 전립선암의 발병을 감소시킬 가능성이 있는 것으로 라이코펜Lycopene 및 셀레늄 함유 식품을 들 수 있습니다. 학술적 근거는 충분하지 않지만 콩류 및 콩제품, 비타민 E 함유 식품, 알파토코페롤 보충제는 전립선암 발생을 감소시킨다는 연구 보고가 있습니다. 특히 콩에 포함된 이소플라본 등에는 항암 효과가 있는 것으로 알려져 있습니다. 이는 콩류에 포함된 성분이 에스트로겐 대사에 영향을 미치기 때문일 것으로 여겨지며, 테스토스테론에 의한 전립선의 증식을 억제할 수도 있기 때문입니다.

전립선암의 치료가 끝나고 육체적, 정신적으로 회복되기 시작하면서 식욕도 정상으로 돌아오게 됩니다. 이때부터는 치료 중의 고단백, 고열량 식사보다는 활동 상황에 알맞은 열량과 건강에 유익한 식품을 먹는 등의 건강한 식사습관을 갖도록 하며 이를 위해서는 암 예방을 위한 식사원칙을 꾸준히 유지합니다.

무엇보다 여러 가지 식품을 골고루 섭취하도록 합니다. 우리 몸에 필요한 모든 영양소들이 어떤 특정한 한 가지 식품에 들어 있지 않기 때문입니다. 단 특별한 식사조절이 필요한지 여부는 담당의사 선생님께 확인합니다.

신선한 과일과 채소, 도정하지 않은 곡류를 많이 먹도록 합니다. 이들은 복합당질, 비타민과 무기질 그리고 섬유소를 제공합니다. 대

대한비뇨기과학회에서 권하는 전립선 예방 7대 수칙

- 된장, 두부, 청국장 등 콩이 많이 함유된 식품을 즐긴다.
- 동물성 고지방식을 피한다.
- 신선한 채소와 과일을 많이 섭취한다.
- 항산화 물질인 라이코펜이 풍부한 토마토를 익힌 상태로 섭취한다.
- 일주일에 3번 이상, 1회 30분 이상 운동을 한다.
- 50대 이상 남성은 1년마다 전립선암 검진을 받는다.
- 가족 중에 전립선암에 걸린 사람이 있다면 40대부터 매년 전립선암 검진을 받는다.

신 기름, 소금, 설탕, 술 그리고 염장이나 훈제식품 등의 섭취는 제한하는 것이 좋습니다. 고기는 기름이 적은 부위를 선택하고, 닭고기는 껍질을 제거한 후 이용합니다. 이때 튀기기보다 끓이거나 삶는 요리법을 이용하도록 합니다. 만약 과체중이라면 음식에서 지방의 양을 줄이고 활동량을 늘리는 방법으로 체중을 줄이는 것을 고려해야 합니다.

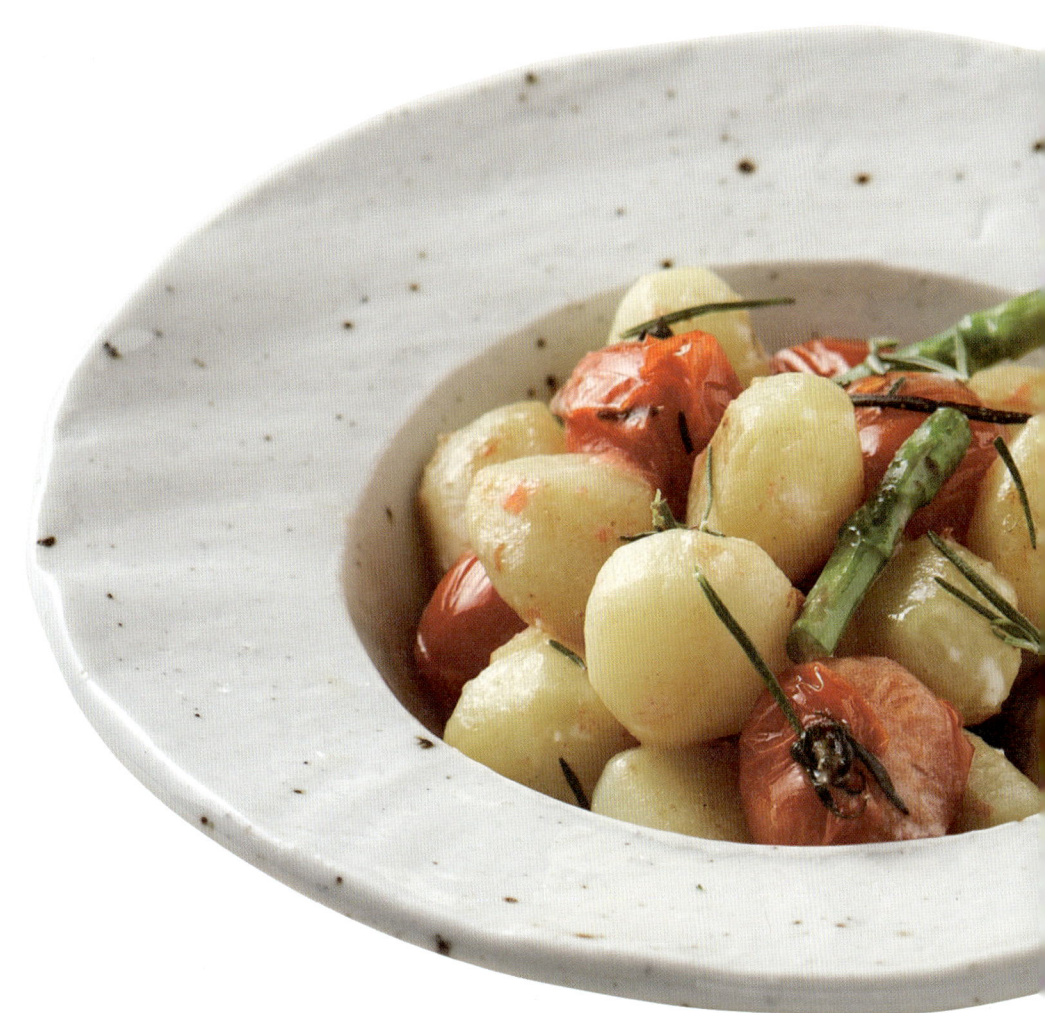

○ 가공육은 가급적 섭취를 삼가야 합니다

가공육을 많이 섭취할수록 발암 가능성은 높아집니다. 가공육을 만드는 과정 중에 첨가하는 아질산염은 N-니트로소 화합물을 생성할 수 있는데, 이는 발암물질로 보고된 바 있습니다. 또한 육류를 높은 온도에서 가열할 때 발생하는 이종환식아민과 다중방향족탄화수소 또한 암 발병을 촉진합니다. 이외에도 가공육에는 많은 양의 염분이 들어 있어 발암 가능성을 높이므로 주의하는 것이 좋습니다.

○ 우유 및 유제품, 칼슘의 섭취를 제한하는 것이 좋습니다

우유와 전립선암과의 관계에 대해서는 20여 건 이상의 대규모 연구들이 발표된 바 있습니다. 메타분석 결과 우유의 섭취량이 많으면 많을수록 진전된 암과의 관련성이 높습니다. 고농도의 칼슘 섭취는 비타민 D_3로부터 비타민 D의 활성 형태로의 전환을 방해하고 전립선 내 세포를 과증식시켜 전립선암 발생에 영향을 끼친다고 할 수 있습니다. 칼슘은 하루에 1,500mg 이상 과잉 섭취하면 전립선암 발생을 증가시키는 것으로 보고되었습니다.

○ 셀레늄이 부족하지 않도록 해야 합니다

한 연구에서 하루에 셀레늄 보충제를 200μg씩 복용하게 한 결과 전립선암 발생을 줄이는 것으로 나타났습니다. 셀레늄 섭취가 부족하면 항염, 항산화기능이 높은 셀레노단백질Selenoprotein을 만들지 못하게 되므로 정상 전립선의 성장을 저해하게 됩니다. 따라서 셀레늄을 식품으로 매일 섭취하는 것이 좋습니다. 다만 보충제를 섭취할 경우에는 전문의와 상의해야 합니다. 여러 종류의 셀레늄을 섭취하여 셀레늄 하루 총 섭취량이 권장량을 넘는 것은 좋지 않기 때문입니다.

셀레늄 함유 식품

식품	마이크로그램 (μg)
참치 통조림(85g)	63
쇠고기(90g)	35
미트볼 스파게티(1인분)	34
대구(1토막)	32
닭가슴살(90g)	20
달걀(1개)	14
쌀밥(½공기)	12
현미밥(½공기)	10
오곡 식빵(1조각)	10
일반 식빵(1조각)	4
호두(30g)	5

● 라이코펜과 비타민 E는 매우 강력한 항산화 효과가 있습니다

라이코펜은 매우 강력한 항산화 영양소로 알려져 있습니다. 세포의 과증식을 억제하고 체내 면역기능을 증가시키며 감염률을 감소시키는 등의 효과가 있습니다. 주로 토마토나 토마토소스, 수박, 자몽(그레이프프루트), 구아바, 파파야, 살구 등에 함유되어 있습니다. 채소나 과일로 공급되는 라이코펜은 음식을 조리하거나 퓌레(재료를 갈아서 체로 걸러 걸쭉하게 만든 음식)가 된 상태에서 체내흡수율이 가장 높습니다.

비타민 E의 산화 방지 혹은 노화 방지 작용은 이미 오래전부터 널리 알려져 있는 사실입니다. 근래에 보고된 바에 의하면 비타민 E는 DNA의 손상을 예방하고 과산화지질을 방지하며, 니트로소아민류의 중화 등에 관여합니다. 그 외에도 비타민 E는 체내 면역기능을 증진시켜 암의 예방에도 큰 역할을 할 수 있습니다. 비타민 E를 함유한 식품으로는 대두, 야자유, 옥수수기름, 해바라기 기름 등이 있습니다.

비타민 E 보충제 섭취와 관련된 연구 결과를 보면 비타민 E의 섭취가 전립선암 예방에 긍정적인 결과를 보입니다. 남성 흡연자들을 대상으로 한 알파 토코페롤, 베타카로틴에 의한 암 예방 연구ATBC 연구에 의하면 비타민 E를 복용하는 경우 복용하지 않는 사람들에 비해 전립선암의 발병률이 현저하게 낮은 것으로 나타났습니다. 비타민 E의 복용은 흡연자에게 있어서는 전립선암 예방 효과가 있는 것으로 보입니다.

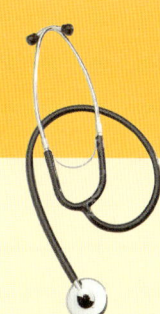

베타카로틴은 전립선암 예방에 효과적입니다

베타카로틴은 활성산소 억제 작용이 있어서 항산화기능이 탁월한 것으로 알려져 있으며 면역기능의 증진과도 관계가 깊습니다. 베타카로틴의 충분한 섭취는 전립선암의 예방에 효과가 있다는 보고가 있으므로 식품으로 자주 섭취하는 것은 권장됩니다. 베타카로틴의 가장 좋은 공급원으로는 녹황색 채소로 당근, 고구마, 늙은호박, 단호박 등이나 시금치, 브로콜리, 양배추, 냉이, 근대와 같은 채소들입니다. 베타카로틴을 보충제로 섭취하는 것은 전립선암 예방에는 큰 효과가 없는 것으로 알려져 있습니다.

전립선암 관련 권고사항

구분	위험 감소(암예방)	위험 증가
확실한 근거가 있는 사항	-	-
가능한 근거가 있는 사항	라이코펜 함유 식품 셀레늄 함유 식품	칼슘 함량이 높은 식품 (1일 1.5g을 넘는 경우에 해당)
근거는 미약하지만 가능성이 있는 사항	콩 및 콩제품 비타민 E 함유 식품 알파토코페롤(1일 50mg 이상의 보충제를 섭취하게 한 연구에서 산출된 결과)	훈제, 염장, 보존제가 포함된 가공육

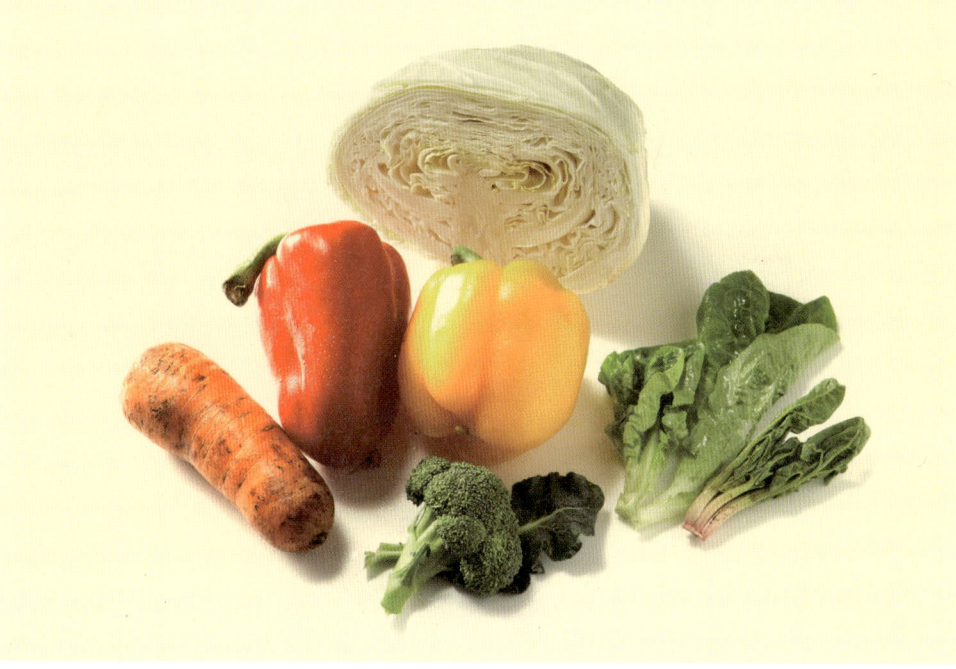

Prostate Cancer

전립선암환자의 퇴원 후 식단

남성 환자의 경우 대부분 잦은 외식으로 육식의 섭취량이 많고 채소와 과일, 그중에서도 특히 과일의 섭취량이 전체 식사량에 비해 많이 부족합니다. 과일을 간식으로 이용하여 섭취량을 늘리도록 하는 것을 권장합니다.

● 전립선암 치료 및 치료 후 식단

	월	화	수	목	금	토	일
아침	보리밥 쇠고기버섯들깻국 조기구이 냉이된장무침 물김치	현미콩밥 호박된장국 달걀프라이 무말랭이무침 백김치	토스트 닭가슴살샐러드 오렌지주스	팥밥 콩나물국 쇠고기채소조림 꽈리고추무침 배추김치	토마토수프 오곡식빵 샌드위치 우유	현미밥 바지락뭇국 제육불고기 숙주미나리 초무침 배추김치	호박죽 물김치
점심	현미밥 북엇국 돼지고기케첩 볶음 콩조림 배추김치	미트볼스파게티 마늘빵 오이당근스틱	보리밥 두부청국장찌개 고등어구이 시금치나물 동치미	차조밥 해물찌개 감자토마토볶음 실파무침 알타리김치	흑미밥 달래된장국 잡채 깻잎양념절임 배추김치	버섯달걀덮밥 미소된장국 깍두기	강낭콩밥 근대된장국 굴숙회 다시마쌈 토란대들깨나물 배추김치
저녁	쌀밥 배추된장국 대굿살스테이크 가지피망구이 새싹샐러드	흑미밥 쇠고기뭇국 마파두부 해바라기씨멸치 볶음 김구이 배추김치	현미밥 미역국 장어구이 통마늘채소구이 상추겉절이 배추김치	검은콩밥 아욱된장국 꽁치구이 근대나물 무생채 열무김치	보리밥 순두부국 쇠고기등심구이 브로콜리마늘 구이 솎음배추겉절이 깍두기	오곡밥 동태맑은국 닭살잣즙냉채 죽순삼색볶음 해초무침 파김치	현미밥 홍합탕 두부토마토소스 볶음 열무무침 깍두기
간식	단호박찜 사과	키위 우유	방울토마토 두유	고구마 딸기	귤 콩떡	토마토주스 감자	수박 우유

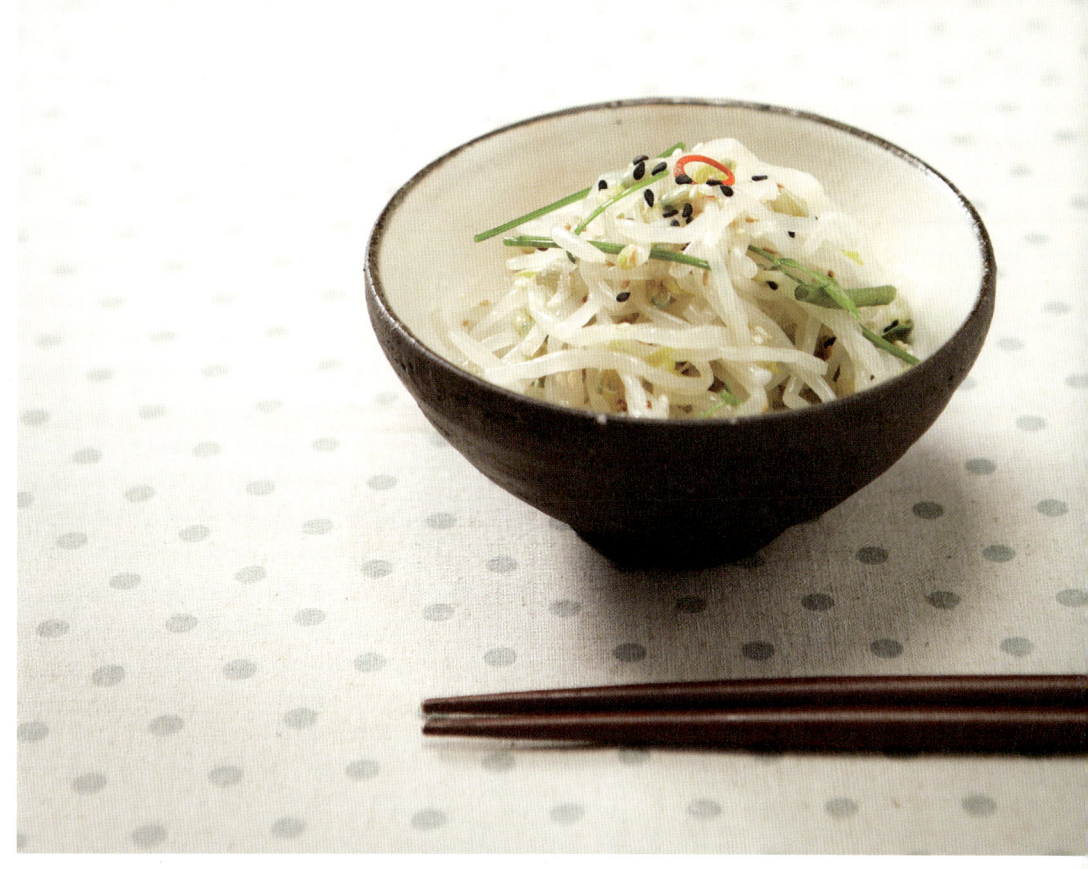

숙주미나리초무침

새콤한 맛은 입맛을 돋워주고 피로를 회복하는 데 도움을 줍니다. 식초 자체가 가진 살균 작용이 있어 채소를 데치거나 생선회, 초밥을 만들 때 사용하기도 합니다. 초무침을 할 때 사용하는 식초는 양조 식초 대신 사과나 현미, 감 등의 천연 재료로 만든 식초를 사용할 것을 권합니다.

재 료

숙주 1봉지, 미나리 10대, 소금 약간, 무침양념(간장 1작은술, 참기름 1큰술, 깨소금 ½작은술, 식초 ½큰술, 소금 1작은술)

만드는 법

1. 숙주는 꼬리를 떼어내고 끓는 물에 소금을 약간 넣고 데친 뒤 찬물에 헹궈 물기를 꼭 짠다.
2. 미나리도 다듬어 끓는 물에 소금을 약간 넣고 데친 다음 물기를 꼭 짠다.
3. 숙주와 미나리에 분량의 무침양념 재료를 넣고 잘 버무려낸다.

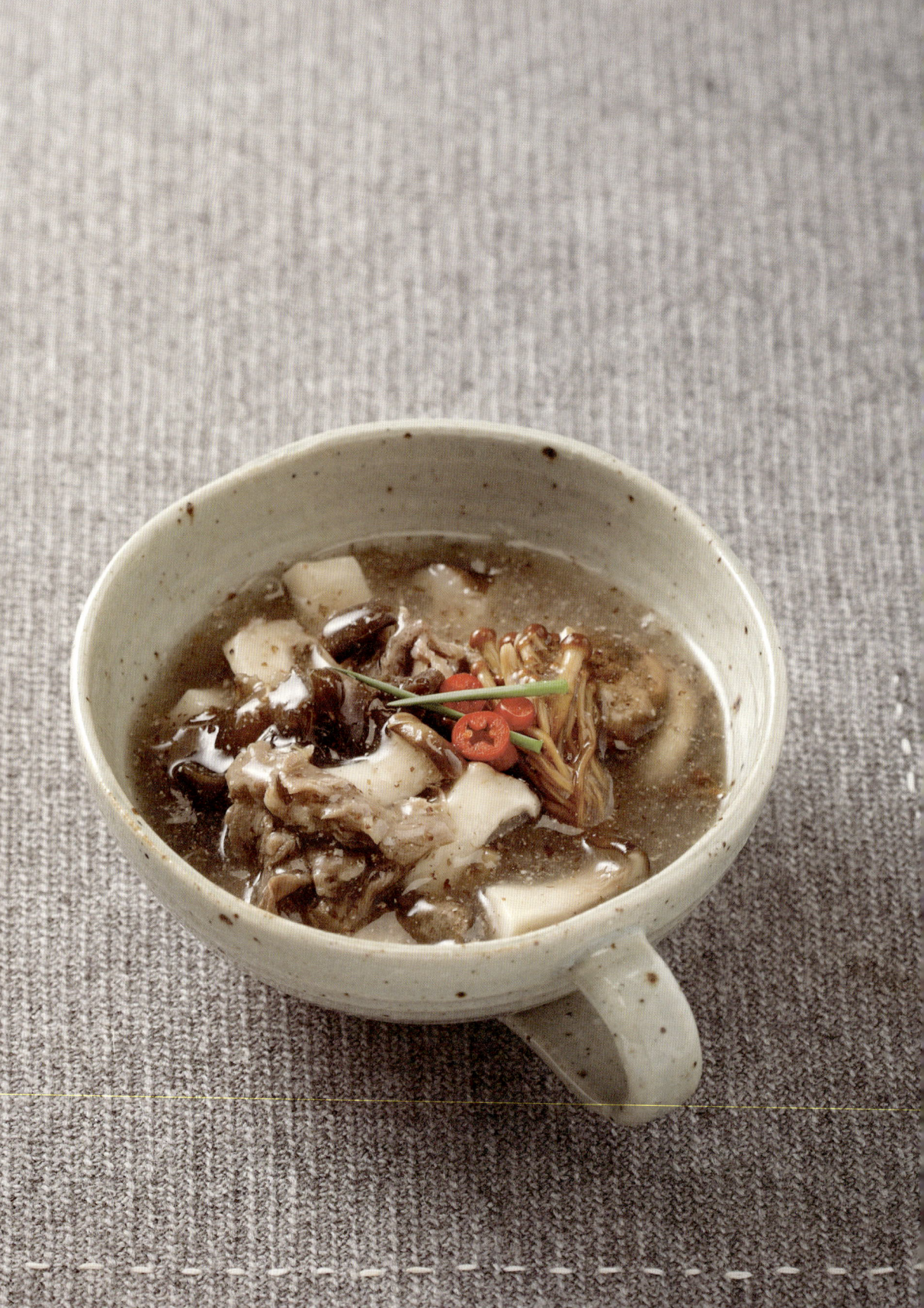

쇠고기버섯들깻국

들깨는 비타민이 풍부하여 환자의 기력을 회복하는 데 도움을 줍니다. 고기와 함께 곁들이면 콜레스테롤을 떨어뜨리는 역할도 합니다. 섬유질이 많은 채소와 함께 먹으면 소화 흡수가 잘되므로 채소요리에 자주 곁들이면 좋습니다.

재료

쇠고기(치맛살 양지) 600g, 느타리버섯 7개, 양송이버섯 5개, 표고버섯 2장, 붉은 고추 1개, 대파 ⅓대, 물 10컵, 국간장 3큰술, 다진 마늘 1작은술, 들깻가루 ½컵, 찹쌀물(물 ½컵, 찹쌀가루 ⅓컵), 소금 약간

만드는 법

1. 쇠고기는 2~3덩어리로 썰어 찬물에 1시간 정도 담가 핏물을 뺀다.
2. 냄비에 물을 붓고 쇠고기를 넣어 끓인다. 센 불에서 끓이다가 끓기 시작하면 약한 불에서 1시간 정도 끓여낸다.
3. 느타리버섯은 먹기 좋게 손으로 찢고 표고버섯은 납작하게 썬다.
4. 양송이버섯은 모양대로 썰고, 대파는 5cm 길이로 썬다. 붉은 고추는 어슷하게 썰어놓는다.
5. 찹쌀가루에 물을 섞어 찹쌀물을 걸쭉하게 만들어놓는다.
6. 삶은 쇠고기는 먹기 좋은 크기로 찢어놓고 국물은 기름을 걷어낸다.
7. 냄비에 국물을 붓고 손질한 버섯류와 썰어놓은 대파와 붉은 고추, 다진 마늘을 넣은 뒤 한소끔 끓인다. 국간장과 소금으로 간을 한다.
8. 찹쌀물을 넣어 농도를 맞춘 다음 들깻가루를 넣고 불을 끈다.

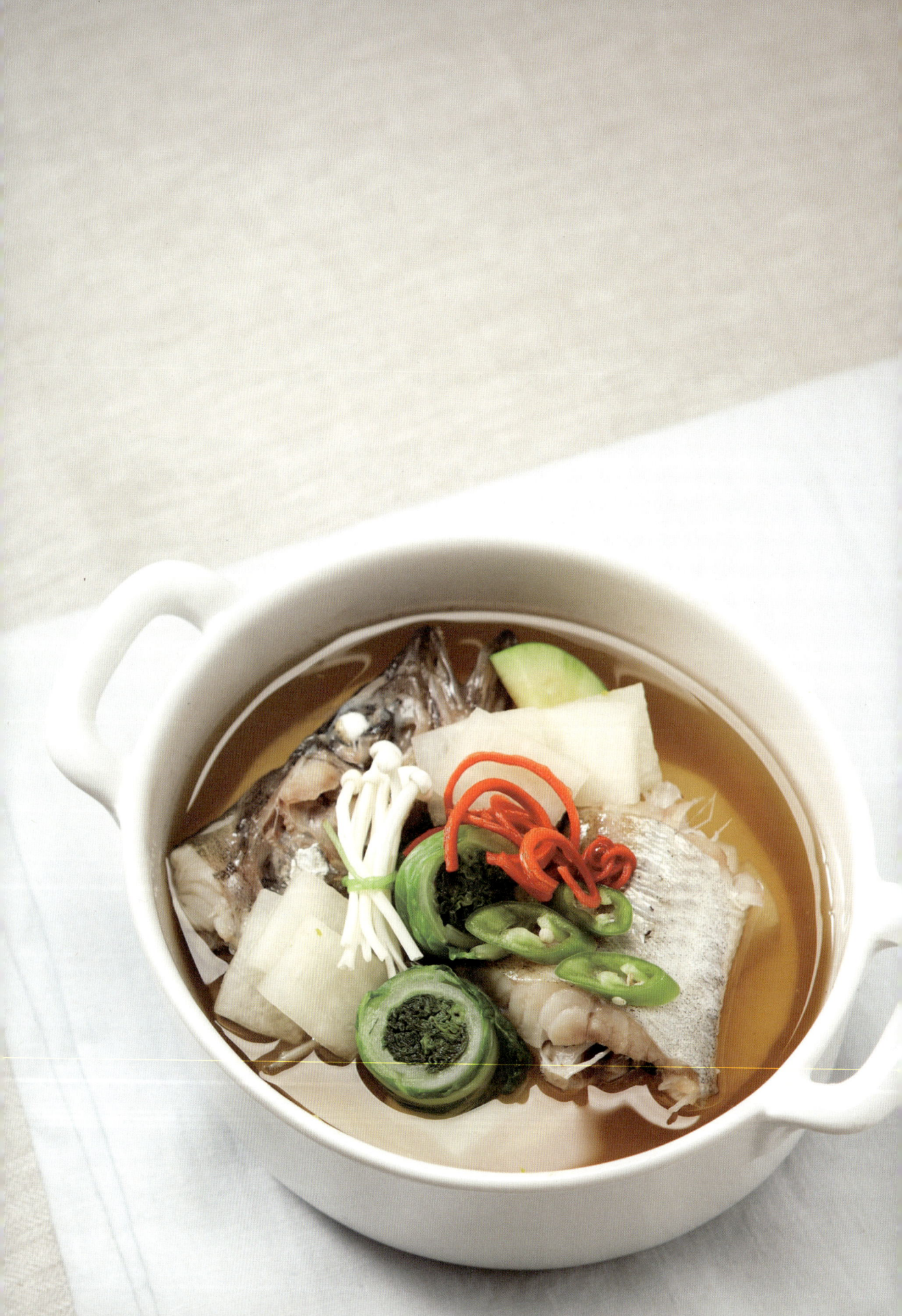

동태맑은국

입안이 텁텁하고 속이 불편할 때는 맑은국으로 속을 개운하게 하는 것이 좋습니다. 동태와 무를 넣은 동태맑은국은 자극적인 양념을 넣지 않아도 시원한 국물 맛을 내는 요리로 환자가 좋아할 만한 메뉴입니다. 국물이 끓을 때 동태를 넣어 살이 부서지지 않도록 깔끔하게 조리하여 보기에도 맛깔스럽게 준비하는 것이 좋습니다.

재료

동태 1마리, 도톰하게 썬 무 1토막, 대파 ½대, 배춧잎 4장, 애호박 ⅓개, 붉은 고추 2개, 팽이버섯 ¼봉지, 국간장 2큰술, 다진 마늘 1큰술, 청주 2큰술, 소금 약간, 육수(물 4컵, 사방 10cm 다시마 1장, 멸치 10마리), 일본식 간장소스(간장 2큰술, 다시마 우린 물 3큰술, 식초 1작은술, 무즙 1작은술)

만드는 법

1. 냄비에 멸치와 다시마를 넣고 한소끔 끓인다. 국물이 우러나면 다시마는 건져내고 10분 정도 두었다가 국물만 맑게 받아낸다.
2. 동태는 칼등으로 긁어 흐르는 물에 씻은 후 6cm 길이로 토막을 낸다. 뱃속의 알은 국물 맛을 진하게 우러나게 하므로 버리지 않는 것이 좋다.
3. 무는 얇게 썰고, 배추는 끓는 물에 소금을 약간 넣고 데친 후 찬물에 헹궈 한입 크기로 썰어놓는다.
4. 대파는 어슷하게 썰고 붉은 고추는 굵게 채 썰어 씨를 떨어낸다.
5. 애호박은 반달썰기 하고 팽이버섯은 씻어 밑동을 자른다.
6. 냄비에 육수를 붓고 무를 넣어 끓인다. 무가 투명하게 익으면 손질한 동태를 넣고 한소끔 끓인다.
7. 분량의 재료를 섞어 일본식 간장소스를 만든다.
8. 동태가 익기 시작하면 다진 마늘과 청주, 대파, 썰어놓은 애호박을 넣은 뒤 뚜껑을 열고 끓인다.
9. 어느 정도 끓으면 돌돌 만 배추와 밑동을 자른 팽이버섯을 넣고 불을 끈다. 소금과 국간장으로 간한 뒤 일본식 간장소스를 곁들여낸다.

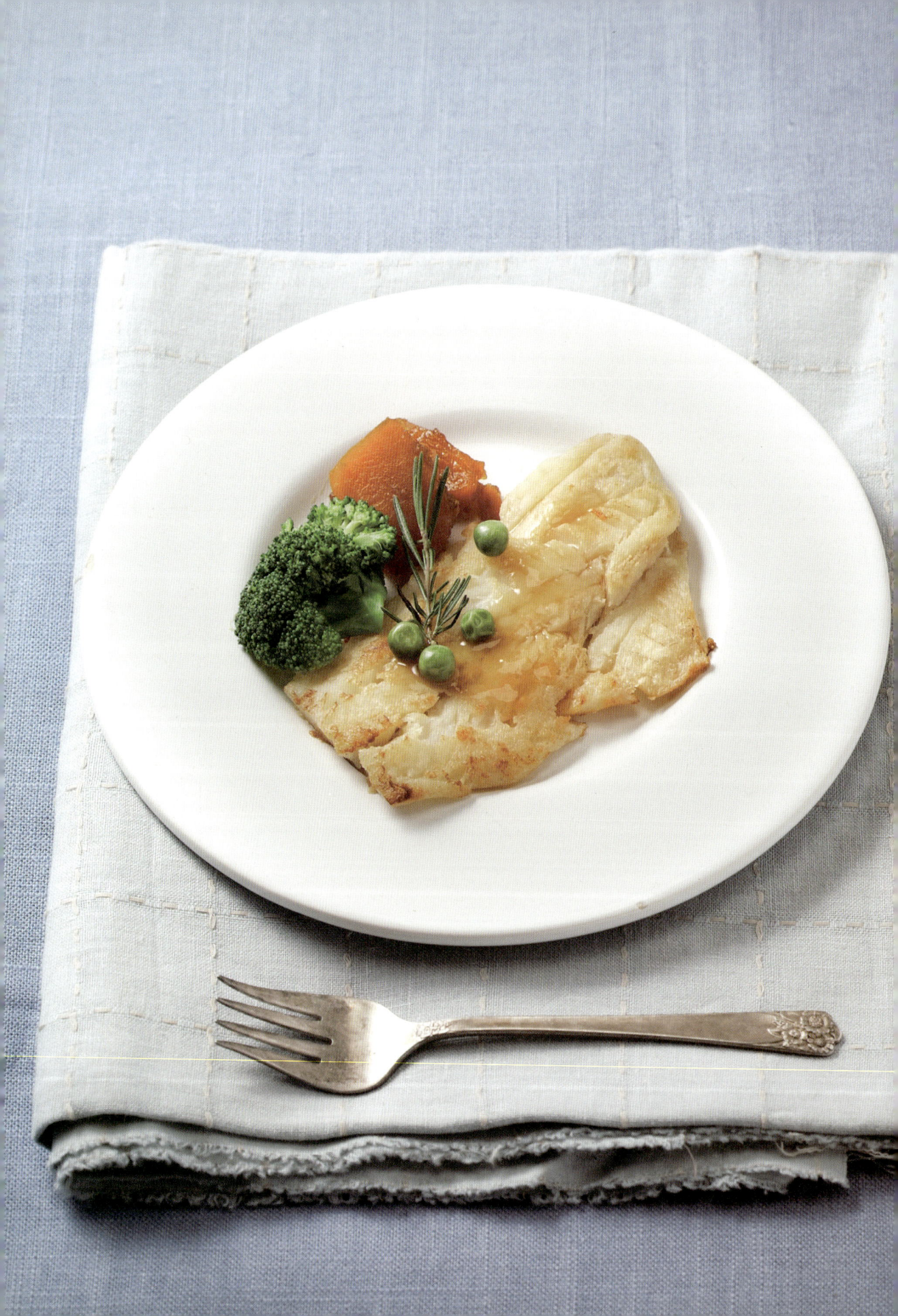

대굿살스테이크

대구는 칼로리가 적고 담백한 맛이 나기 때문에 환자식으로 좋은 생선 중의 하나입니다. 국이나 찌개의 재료로 사용해 시원하고 담백한 국물 맛을 내는 것도 좋지만 가끔은 스테이크로 준비해 색다르게 즐겨도 좋습니다. 이때 채소를 다양하게 곁들이면 영양적으로도 풍부한 메뉴가 되는데, 오븐에 구운 가지나 피망 등이 잘 어울립니다.

재료

대굿살(또는 동탯살) 400g, 녹말 2큰술, 식용유·밀가루·소금·흰후추 약간, 소스(굴소스 2큰술, 설탕 1작은술, 물 ½컵, 녹말 1큰술)

만드는 법

1. 대굿살은 키친타월에 올려놓고 해동시켜 수분을 완전히 제거한다.
2. 수분이 빠진 대굿살에 소금과 흰후추를 뿌려 밑간한 후 녹말을 얇게 뿌려둔다.
3. 팬에 기름을 두르고 대굿살을 굽는다. 냉동 생선살은 잘 부서지므로 앞면이 다 구워진 뒤 뒤집는 것이 좋다.
4. 분량의 소스 재료를 섞어 팬에 붓고 고루 저어가며 살짝 끓인다.
5. 구워낸 대굿살을 접시에 담고 소스를 얹어낸다. 기호에 따라 구운 단호박이나 데친 브로콜리 등의 채소를 곁들여낸다.

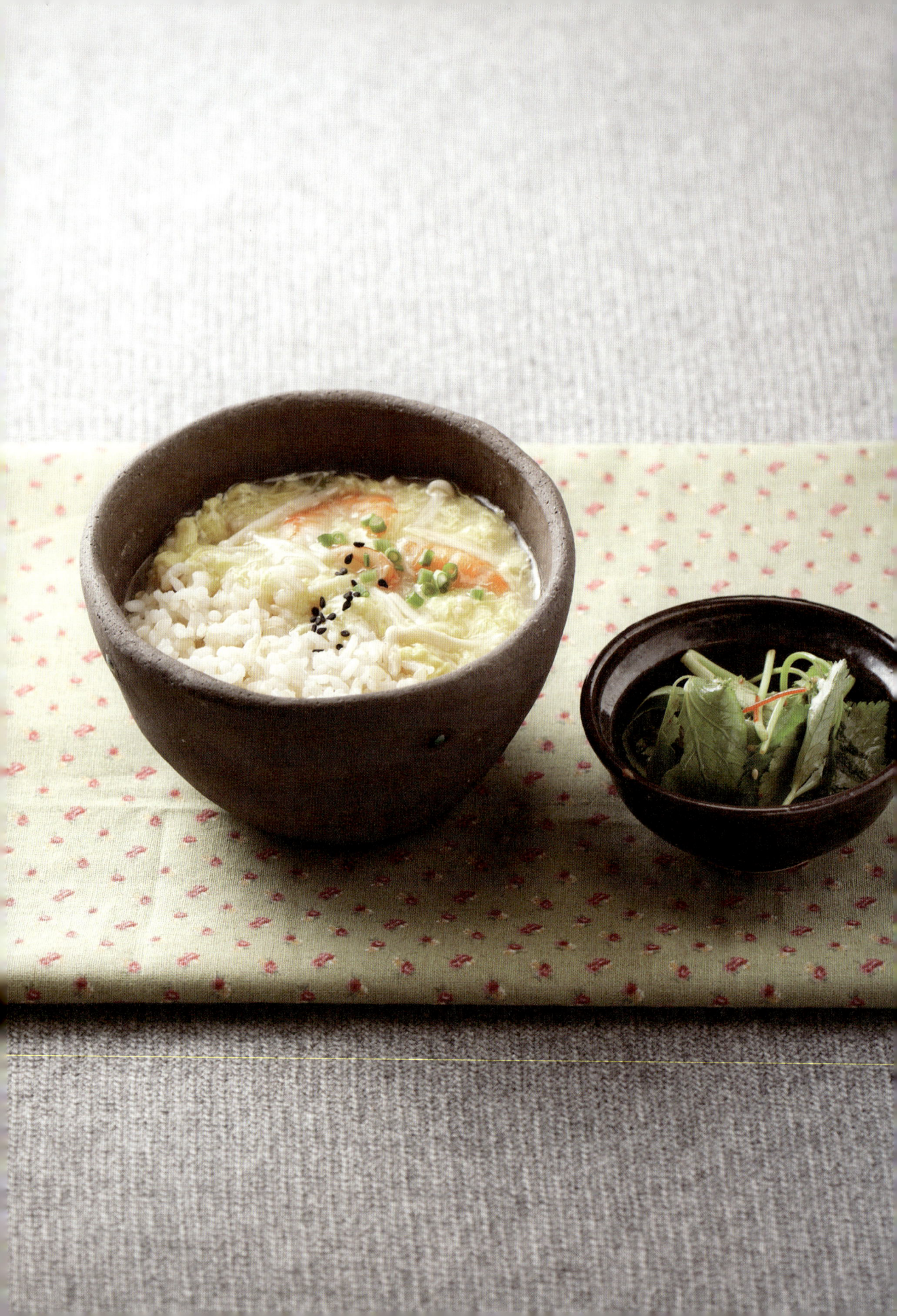

버섯달걀덮밥

환자가 입맛을 잃어 고생할 때는 식사 환경을 바꿔주어야 합니다. 외식을 하는 것도 방법이지만 여의치 않을 때는 식단에 변화를 주는 것이 좋습니다. 밥과 반찬을 함께 담아내는 일품요리도 한 방법입니다. 한 가지 요리로 한 끼 식사가 해결되는 만큼 영양을 골고루 갖출 수 있도록 식재료를 체크하고 보기에도 맛깔스러워 보이게 준비하도록 합니다.

재료

밥 1공기, 달걀 2개, 물 ½컵, 새우 6마리, 팽이버섯 ½봉지, 실파 3대, 물 3큰술, 소금·후춧가루·식용유 약간, 녹말물(녹말 1작은술, 물 1큰술)

만드는 법

1. 달걀은 소금, 후춧가루, 물을 넣고 잘 저어 매끄럽게 풀어준다.
2. 새우는 껍질을 벗기고 얇게 저민 다음 소금, 후춧가루로 밑간해둔다.
3. 팽이버섯은 씻은 후 밑동을 자르고 실파는 송송 썬다.
4. 팬에 식용유를 두르고 밑간한 새우를 볶는다. 새우의 겉면이 익기 시작하면 풀어놓은 달걀을 붓고 스크램블을 만들듯 저으면서 새우를 완전히 익힌다.
5. 준비해둔 팽이버섯을 넣고 잘 젓는다.
6. 녹말물을 넣고 저어 농도를 맞춘 후 불을 끈다.
7. 송송 썬 실파를 올린 다음 뜨거운 밥에 담아낸다.

➥ **cooking tip**
달걀을 풀 때 물 대신 육수를 넣으면 맛이 한결 풍부해집니다.

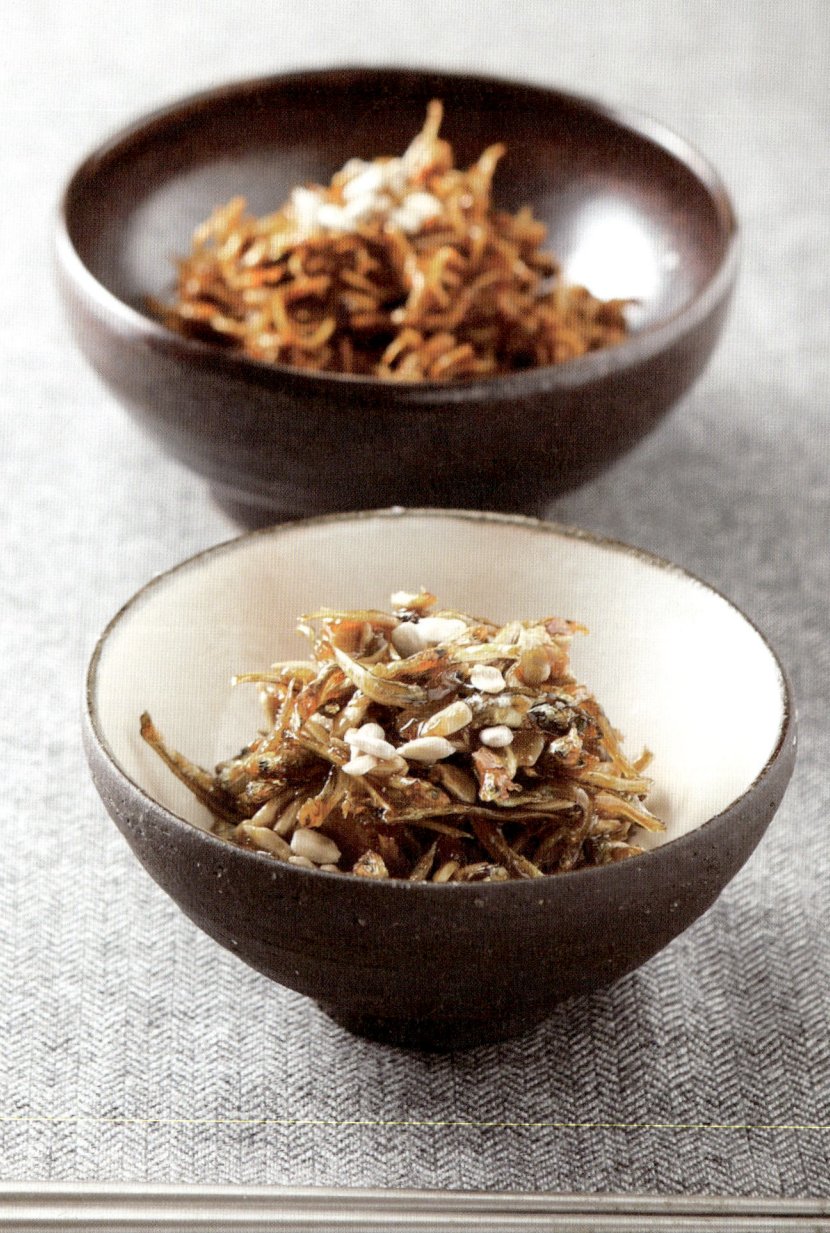

해바라기씨멸치볶음

칼슘이 풍부한 멸치를 짭조름하게 조린 멸치볶음은 든든한 밑반찬 중의 하나로 호두나 해바라기씨 같은 견과류를 함께 넣으면 맛이 잘 어우러집니다. 해바라기씨에는 비타민 E와 필수아미노산, 엽산이 풍부하여 혈액의 흐름을 원활하게 해 동맥경화를 예방하는 효과가 있습니다. 해바라기씨멸치볶음은 몸에 좋다고는 해도 손이 잘 가지 않는 해바라기씨를 반찬 재료에 이용할 수 있는 좋은 방법입니다.

재료

볶음용 멸치 200g, 해바라기씨 ½컵, 간장볶음양념(간장 1½큰술, 다진 마늘 1작은술, 매실즙 2큰술), 고추장볶음양념(고추장 1큰술, 고운 고춧가루 1작은술, 간장 2큰술, 다진 마늘 1작은술, 올리고당 2큰술, 매실즙 2큰술)

만드는 법

1. 멸치는 체에 밭쳐 잔 먼지를 떨어낸 뒤 기름을 두르지 않은 팬에서 볶아낸다. 멸치의 크기가 크면 머리와 내장을 어느 정도 제거해야 쓴맛이 나지 않는다.
2. 해바라기씨도 기름을 두르지 않은 팬에서 살짝 볶아낸다.
3. 분량의 볶음양념 재료를 섞어둔다.
4. 팬에 양념을 넣어 바글바글 끓이다가 볶아놓은 멸치와 해바라기씨를 넣고 양념이 어우러지도록 바짝 볶아낸다.

▶ **cooking tip**
멸치볶음에는 아몬드 슬라이스, 피스타치오, 호두 등 어느 견과류를 넣어도 잘 어울립니다.

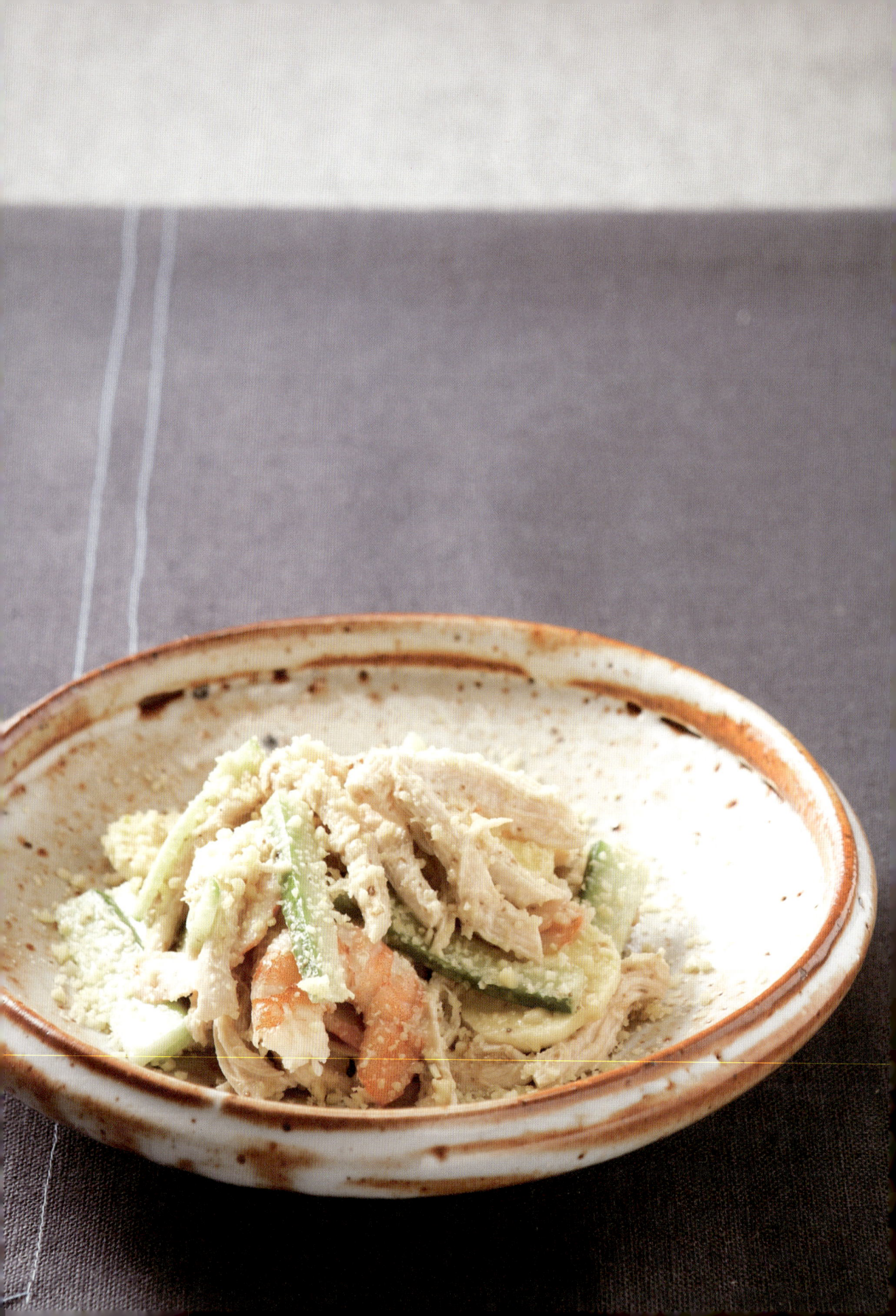

닭살잣즙냉채

입맛이 없고 속이 메스꺼워 환자가 먹기 힘들어할 때는 차갑게 요리한 냉채가 도움이 됩니다. 음식의 차가운 온도가 메스꺼움을 가라앉게 해주는데, 요리는 뜨거울 때보다 차가울 때 냄새가 덜하기 때문입니다.

재료

닭가슴살 2개, 새우 3마리, 마늘 2톨, 대파 ⅓대, 청주 2큰술, 배 ⅓개, 밤 3개, 오이 ½개, 잣소스(잣 ⅓컵, 물 ½컵, 식초 1큰술, 설탕 1작은술, 소금 약간)

만드는 법

1. 잣은 고깔을 떼고 흐르는 물에 살짝 씻은 다음 믹서에 물을 부어 곱게 간다.
2. 잣물을 고운 체에 밭쳐 국물만 받아낸 뒤 식초, 소금, 설탕을 넣어 간한 다음 냉장고에 넣고 차게 둔다.
3. 닭가슴살은 흐르는 물에 씻은 뒤 끓는 물에 청주, 대파, 마늘을 함께 넣고 익힌다. 꼬치로 찔러보아 잘 들어가면 다 익은 것이므로 다 익으면 건져내어 한 김 식힌 후 결대로 찢는다.
4. 밤은 껍질을 벗겨 도톰하게 썬다. 새우는 삶아낸 후, 껍질과 꼬리를 벗겨낸다.
5. 배는 5cm 길이로 납작하게 썰고, 오이는 배와 같은 크기로 썰어 팬에서 살짝 볶아낸다.
6. 닭가슴살과 채소, 새우를 그릇에 담고 차갑게 둔 잣즙을 넣어 골고루 섞어낸다.

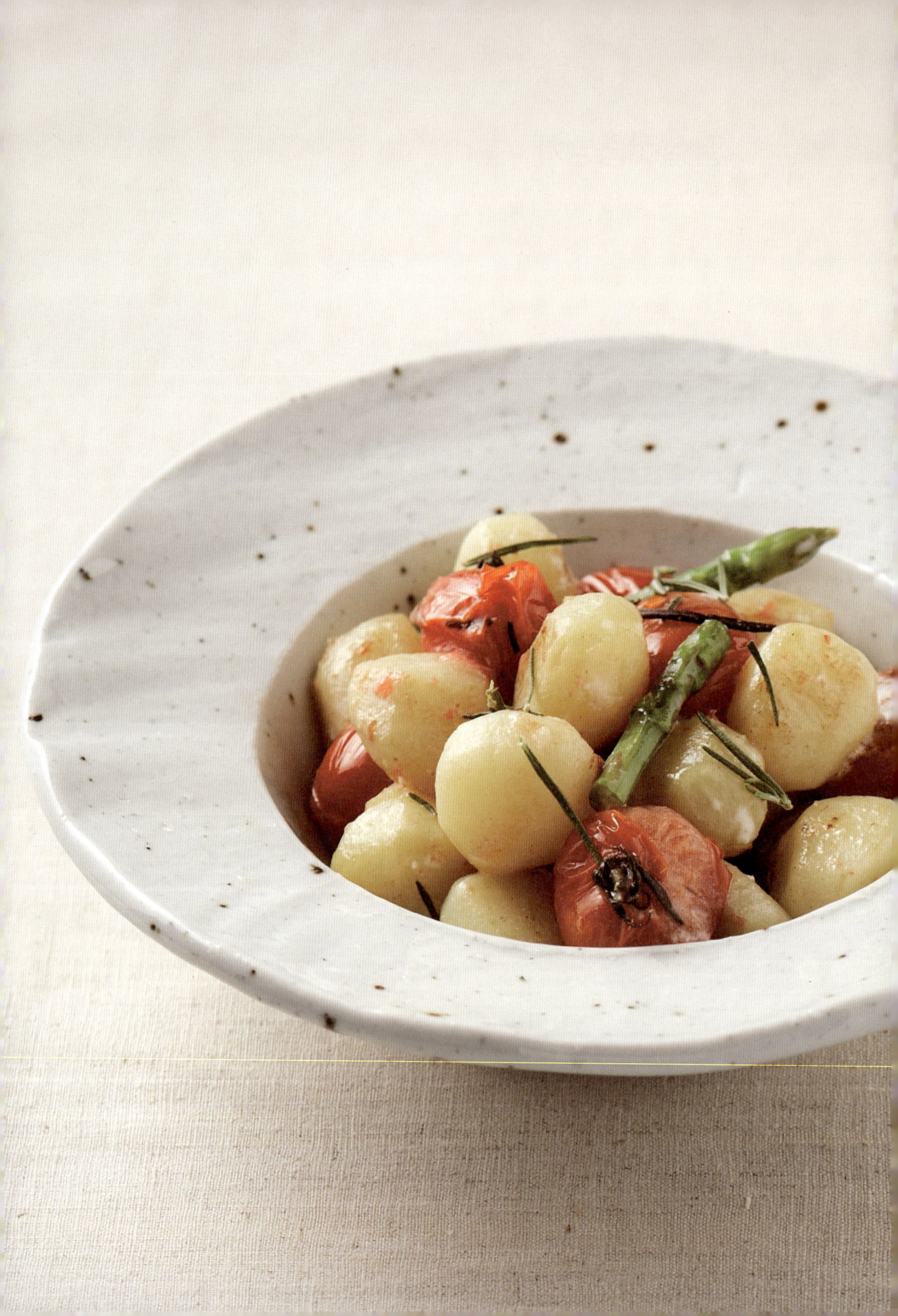

감자토마토볶음

항산화 작용을 하는 토마토의 카로티노이드에는 대표적인 생리활성 물질인 라이코펜이 들어 있어 세포주기의 정지와 세포 자가 사멸을 통해 암세포의 생존율을 감소시키고 유방암, 전립선암 등의 암 발생률을 감소시키는 효과가 있습니다. 토마토의 라이코펜 성분은 열을 가했을 때 활성화되어 그 양이 증가하고 흡수율도 높아지므로 생으로 먹는 것보다는 삶거나 끓여 먹는 것이 좋습니다.

재료

알감자 10개, 방울토마토 10개, 아스파라거스 5대, 올리브오일·소금·후춧가루 약간

만드는 법

1. 감자는 씻어 껍질을 깎고 도톰하게 썰어 모서리를 다듬은 뒤 차가운 냉수에 담가 녹말을 없앤다.
2. 토마토는 꼭지를 떼고 씻은 다음 물기를 제거한다.
3. 아스파라거스는 끓는 물에 데쳐 한입 크기로 썬다.
4. 팬에 올리브오일을 넉넉히 두르고 감자를 약한 불에서 10분 정도 굴려가며 볶아낸다.
5. 감자가 어느 정도 익으면 데친 아스파라거스와 토마토를 넣고 같이 볶는다.
6. 감자가 익고 토마토 향이 나면 불을 끄고 소금과 후춧가루로 간을 한다.

➡ cooking tip

토마토와 감자는 익는 속도가 다릅니다. 볶을 때 감자를 먼저 넣고 토마토를 나중에 넣어야 토마토를 타지 않게 볶을 수 있습니다.

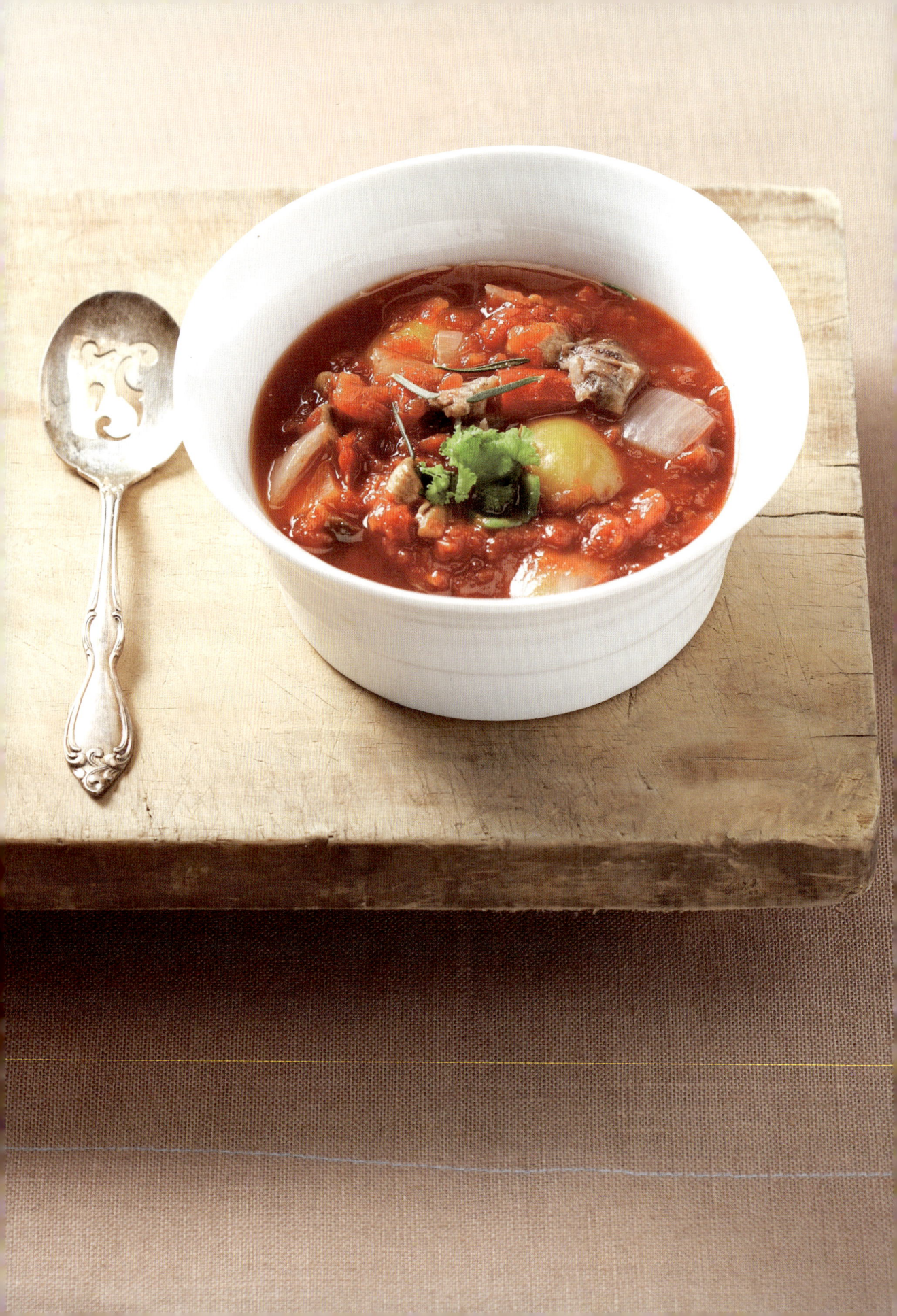

토마토수프

씹거나 삼키기 힘들 때는 죽이나 수프 같은 부드러운 음식이 도움이 됩니다. 죽을 자주 먹어 지겨워하는 환자에게는 채소로 만든 다양한 종류의 수프를 준비해주면 좋습니다. 단호박수프나 토마토수프는 선명한 색이 나 보는 것만으로도 식욕을 돋울 수 있는 메뉴입니다. 수프 자체가 한 번에 많이 먹을 수 있는 음식은 아니므로 간식으로 준비하거나 빵과 곁들여 식사로 준비하면 좋습니다.

재료

쇠고기(사태) 300g, 홀 토마토(캔) 1개, 양배춧잎 3장, 양파 ¼개, 피망 ¼개, 양송이버섯 5개, 당근 ½개, 버터 2큰술, 다진 마늘 1작은술, 월계숫잎 1장, 물 5컵, 소금·후춧가루 약간

만드는 법

1. 쇠고기는 사방 2cm 크기로 깍둑 썬 뒤 냉수에 잠시 담가 핏물을 제거한다.
2. 양배추와 양파는 굵직하게 다지고, 양송이버섯은 껍질을 벗기고 모양을 살려 도톰하게 썬다.
3. 당근은 1.5cm 크기로 도톰하게 썰고 피망도 같은 크기로 썬다.
4. 냄비에 버터를 두르고 쇠고기와 다진 마늘, 준비한 채소를 넣고 볶아준다. 고기가 익기 시작하면 월계숫잎과 물을 붓고 끓인다.
5. 재료가 다 익으면 홀 토마토를 으깨어 넣고 다시 끓인다.
6. 소금과 후춧가루로 간을 한다.

➡ **cooking tip**
홀 토마토는 토마토의 씨와 껍질을 제거하고 통째로 캔으로 만든 제품을 이릅니다. 토마토를 사용할 경우 향이 진하지 않아 맛을 내기 쉽지 않기 때문에 토마토수프를 만들 때 홀 토마토를 이용하면 간편합니다.

cooking plus +

음식의 깊은 맛을 내는 건강 레시피 1

화학 조미료 대신 천연 조미료

시중에서 파는 화학 조미료는 다양한 감칠맛을 내기는 하지만, 그 자체로 항암 치료에 좋지 않다고 알려져 있습니다. 화학 조미료 대신 집에서 시간을 내어 다양한 천연 조미료를 만들어두면 훨씬 깊고 담백한 맛을 느낄 수 있으면서 몸에도 좋습니다. 천연 조미료는 만들어 냉동보관하면 오랫동안 사용할 수 있어 실용적입니다.

영양이 풍부한 **멸치가루**

짭짤하고 깊은 맛이 나는 멸치를 통째로 간 멸치가루는 조림이나 찌개에 넣으면 좋습니다. 음식의 맛을 풍부하게 하는 동시에 짠맛을 가미해주며 칼슘을 통째로 섭취할 수 있어 영양학적으로도 좋은 천연 조미료입니다.

만드는 법
1. 멸치는 중간 크기의 것으로 골라 내장과 머리를 떼어낸다.
2. 달군 팬에 기름을 두르지 않고 멸치를 바짝 볶아낸다.
3. 분쇄기에 곱게 갈아서 유리병에 담아 냉장 보관해 사용한다.

소금 대용으로 좋은 **다시맛가루**

다시마는 육수를 만들 때 빼놓을 수 없는 재료입니다. 그만큼 음식의 맛에 깊이를 주기 때문입니다. 다시마 자체에 짠맛이 있으므로 육수 만들 때 외에도 곱게 갈아 소금처럼 사용할 수 있습니다.

만드는 법
1. 젖은 면보로 다시마의 표면에 묻은 흰 가루를 살짝 닦아낸다.
2. 달군 팬에 기름을 두르지 않고 다시마를 살짝 구워 말린다.
3. 바삭해진 다시마를 분쇄기에 곱게 갈아 유리병에 담아 사용한다.

깊은 국물맛을 내는 **북엇가루**

구수하고 시원한 맛을 내는 북어는 국, 찌개, 전골 같은 국물요리에 깊이를 더해주는 천연 조미료가 됩니다. 북엇가루에 마늘가루나 생강가루를 섞으면 비린 맛이 없어져 더욱 깔끔한 맛을 낼 수 있습니다.

만드는 법

1. 북어포는 껍질을 벗기고 뼈를 발라낸다.
2. 살만 골라낸 북어를 손으로 대강 찢어 달군 팬에 기름을 두르지 않고 살짝 볶아낸다.
3. 분쇄기에 곱게 갈아서 유리병에 담아 냉장 보관해 사용한다.

담백한 국물을 만드는 **홍합가루**

홍합은 조개류 특유의 시원하고 담백한 맛을 가진 재료입니다. 손질하는 데 번거로움이 있어 자주 요리를 하지 않게 되는데, 말린 홍합을 갈아 천연 조미료로 사용하면 입맛을 잃어 고생하는 환자들의 식욕을 돋울 수 있습니다.

만드는 법

1. 젖은 면보로 마른 홍합을 잘 닦은 뒤 햇볕에 하루 정도 더 말린다.
2. 바싹 마른 홍합을 분쇄기에 넣고 곱게 갈아 유리병에 담아 냉장 보관해 사용한다. 다른 입자에 비해 굵기가 굵게 나온다.

채소 맛을 살리는 **아몬드가루**

견과류가 몸에 좋다고 해도 의식적으로 먹지 않으면 쉽게 손이 가지 않는 경우가 대부분입니다. 아몬드, 잣, 호두 등을 곱게 갈아 요리에 넣으면 음식 맛이 한층 고소해집니다. 샐러드를 먹을 때 드레싱 위에 아몬드가루를 뿌려도 좋고, 오이나 당근을 먹을 때 고추장이나 된장 대신 잣가루를 찍어 먹으면 그 맛이 잘 어우러집니다.

만드는 법

1. 키친타월을 깔고 아몬드(혹은 잣)를 칼로 잘게 잘라 곱게 다진다.
2. 다진 아몬드를 키친타월에 싸서 기름을 닦아낸 후 유리병에 담아 사용한다.

무침요리에 좋은 **버섯가루**

버섯가루는 국물요리나 무침에 유용하게 쓰이는 천연 조미료로 음식의 감칠맛을 살려줍니다. 가장 많이 사용하는 재료는 버섯류 중에서도 향이 진한 표고버섯을 말린 것을 이용합니다.

만드는 법

1. 말린 표고버섯의 표면을 면보로 깨끗이 닦는다.
2. 분쇄기에 말린 표고버섯을 넣고 곱게 간다.
3. 가루를 체에 걸러 고운 가루 상태로 만든 다음 유리병에 담아 냉장 보관해 사용한다.

cooking plus +

음식의 깊은 맛을 내는 건강 레시피 2
짜지 않아도 맛있는 국물요리 만드는 기본 육수

기본 육수는 냉장고에서 일주일 정도 보관이 가능합니다. 한 번에 많은 양을 만들어 보관하고 싶을 때에는 냉동실에 얼려두는 것이 좋습니다. 냉동실에 보관할 때에는 밀봉이 잘되도록 해야 하며 장기간 보관하더라도 한 달은 넘지 않는 것이 좋습니다.

닭육수

보통 서양음식의 베이스로 많이 쓰이는 육수입니다. 브로콜리수프, 단호박수프 같은 수프를 끓일 때 좋으며 칼국수에 넣어도 잘 어울립니다.

재료

닭 1마리, 물 4L, 파 1대, 양파 1개, 마늘 5톨, 통후추 1큰술, 생강 1톨, 월계숫잎 2~3장, 셀러리잎 1~2장

만드는 법

1. 닭은 껍질을 벗겨 겉껍질에 붙은 기름기를 제거한다. 내장 부분의 피멍울까지 깨끗이 제거해야 닭 냄새가 나지 않으므로 흐르는 물에 깨끗하게 손질한다.
2. 냄비에 물을 붓고 닭과 파, 양파, 마늘, 통후추, 생강, 월계숫잎과 셀러리잎을 넣어 약한 불에서 1시간 정도 끓인다.
3. 불을 끄고 국물이 차갑게 식으면 체에 면보를 올려놓고 국물만 받은 다음 기름기를 걷어낸 후 사용한다.

쇠고기육수

담백한 맛이 나는 쇠고기 국물은 기름기를 완전히 걷어내야 깔끔하고 오랫동안 냉장 보관할 수 있습니다. 나물을 무치거나 볶을 때, 죽을 끓일 때, 된장국 등의 한식의 밑국물로 적당합니다.

재료

쇠고기(치맛살 양지 혹은 사태) 800g, 물 4L, 양파 1개, 두께 3cm 무 1토막, 대파 1대, 마늘 4~5톨, 통후추 1큰술, 다시마 1장, 생강 1톨

만드는 법

1. 쇠고기는 덩어리째 찬물에 1시간 정도 담가 핏물을 제거한다.
2. 무는 도톰하게 썰고 양파와 대파도 다듬어둔다.
3. 생강은 얇게 저미고 다시마는 젖은 면보로 닦아둔다.

4. 큰 냄비에 물과 핏물을 제거한 고기를 넣고 한소끔 끓으면 거품을 완전히 걷어내며 끓인다.
5. 고기가 어느 정도 익으면 약한 불에서 30분 이상 푹 끓인 후 다시마와 무, 양파, 대파, 생강, 마늘, 통후추를 넣고 20분 정도 더 끓인다.
6. 불을 끄고 체에 면보를 올려놓고 국물만 받아낸다.

멸치육수

해산물을 기본으로 하는 찌개나 국을 끓일 때, 간장을 기본으로 한 조림류의 한식 요리에 잘 어울리는 육수입니다. 국물을 내기 전에 멸치를 바짝 볶아 건조시키면 멸치의 비린 맛이 없어 깔끔한 국물을 낼 수 있습니다.

재료

마른 멸치(또는 디포리) 1컵, 물 4L, 마른 새우 ½컵, 양파 ½개, 대파 1대, 사방 10cm 다시마 1장, 마른 고추 3개, 마른 표고버섯 4개, 통후추 1작은술

만드는 법

1. 멸치는 내장과 머리를 제거한 뒤 달군 팬에 기름을 두르지 않고 바짝 볶아낸다.
2. 새우는 체를 이용해 먼지를 떨어내고 마른 고추는 반으로 갈라 씨를 떨어낸다.
3. 양파는 반으로 가르고 마른 표고버섯은 살짝 씻어놓는다.
4. 큰 냄비에 물을 붓고 모든 재료를 넣어 끓인다. 국물이 끓기 시작하면 불을 줄이고 떠오르는 거품은 걷어내며 10분간 더 끓인다.
5. 국물이 충분히 우러나면 체에 면보를 올려놓고 국물만 받아낸다.

가쓰오국물

가다랑어를 넣어 우린 국물은 일식의 기본이 되는 국물로 담백하고 구수한 맛을 냅니다. 해물을 넣은 조림요리에 잘 어울리며 샤브샤브 국물 등 일본식 요리에 쓰임이 많습니다.

재료

가다랑어포 2컵, 물 1L, 사방 10cm 다시마 3장

만드는 법

1. 다시마는 흐르는 물에 씻어 흰 가루를 제거한다.
2. 냄비에 물을 붓고 다시마를 넣어 끓인다. 물이 끓기 시작하면 약한 불에서 10분 정도 더 끓인다.
3. 다시마를 건져낸 후 가다랑어포를 넣고 불을 끈다.
4. 가다랑어포를 넣고 국물을 15분 정도 우려낸다. 다시마와 가다랑어포를 같이 넣으면 국물이 탁해지고 맛이 덜 우러나므로 번거롭더라도 따로 넣는 것이 좋다.
5. 국물이 충분히 우러나면 체에 면보를 올려놓고 국물만 받아낸다.

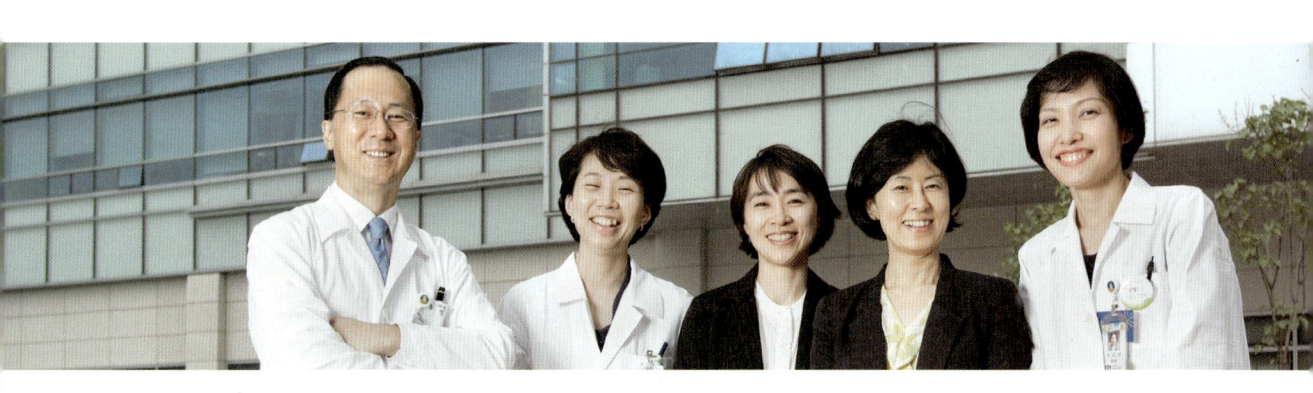

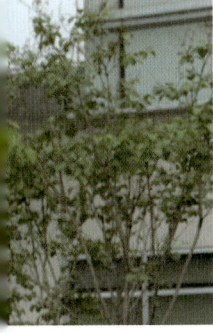

암 치료,
무엇이든 물어보세요

암 치료 전반에 관한 궁금증

Q 최근 암 치료에서 로봇 수술이 있다는 이야기를 들었습니다. 로봇 수술에 대해 자세히 알고 싶습니다.

로봇 수술이란 다빈치$^{Da\,vinci}$ 시스템이라는 의료용 로봇을 이용하는 수술입니다. 복강경 수술처럼 환자의 몸에 3~5개의 구멍을 뚫은 뒤 수술용 카메라와 로봇팔을 장착합니다. 복강경은 사람이 손으로 복강경 수술기구를 잡는데 반해 로봇 수술의 경우에는 로봇팔이 수술기구를 잡고, 집도의는 환자와 몇 미터 떨어진 곳에서 3차원 입체영상을 보며 원격조정을 합니다.

복강경 수술은 투침관을 통해 넣은 복강경 수술 기구(마치 긴 집게와 같습니다)를 사람이 손으로 잡고 시술을 해야 하기 때문에 수술 시간이 길어지면 피로도가 쌓여 수술의 정확도가 떨어질 수밖에 없고 미세한 조작은 하기 어려울 수도 있습니다. 또한 복강 밖에서 조작을 하기 때문에 기구의 움직임에 제한이 있습니다. 하지만 로봇 수술의 경우 로봇팔을 이용하면 집도의의 피로도가 감소하여 장시간의 수술도 정확히 할 수 있고 미세한 손떨림도 막을 수 있습니다. 더욱이 수술자가 10~15배 확대된 3차원의 화면을 보면서 수술하기 때문에 미세한 조작을 더욱 정교하게 할 수 있습니다. 또한 로봇팔은 360도 회전이 가능해 움직임의 범위가 크고 운동 범위에 제한이 없습니다.

로봇 수술의 종주국인 미국이 전립선암 등 특정 분야에 집중하는 것과 달리 우리나라의 의료진들은 위암, 갑상선암, 대장암, 간암, 췌장암, 두경부암 등 다양한 분야로 그 영역을 넓히고 있습니다.

Q 토모치료는 무엇인가요?

토모치료는 특수 방사선 치료의 일종입니다. 방사선 치료는 일정방사선량을 여러 차례에 걸쳐 나누어 투여하게 됩니다. 예를 들면 골반 방사선은 1일 1회에 180cGy씩 28회 투여하여 총 5040cGy가 투여되는 방식입니다.

토모치료는 방사선 투여량이나 투여 기간은 이와 동일하지만 방사선 치료 기계에 CT 기계가 붙어 있어 치료할 때마다 암 조직의 크기 변화에 맞춰 방사선을 투여할 수 있습니다. 기계가 나선형으로 돌아가므로 한 번에 여러 개의 암 조직을 동시에 치료할 수 있으며 방사선량을 조절해서 정상 조직에는 적은 양이 투여되도록 하여 부작용을 줄일 수 있습니다.

Q 사이버 나이프가 무엇인지 궁금합니다.

사이버 나이프 또한 방사선 치료의 한 종류입니다. 토모치료를 비롯한 일반적인 방사선 치료가 매일 소량의 방사선을 투여하는 반면 사이버 나이프는 정교하게 조작된 일정 부위에 한 번에 많은량의 방사선을 투여합니다. 예를 들면 2000cGy를 3회에 걸쳐 총 6000cGy를 투여하는 방식입니다. 일반적인 방사선은 약 200cGy 이하를 매일 나눠서 투여하기 때문에 방사선 조사 범위에 포함된 정상 세포들이 방사선 투여 사이사이마다 회복될 수 있지만, 사이버 나이프는 1회 투여 시 고용량의 방사선이 투여되기 때문에 방사선을 받는 범위가 커져서 암 조직이 아닌 정상 조직에 투여되면 부작용이 커질 수밖에 없습니다. 그런 이유로 정교하게 위치를 조준하기 위해 수술을 하기도 하고 크기가 작은 종양에 한해서만 시행할 수 있습니다.

Q 아바스틴은 무엇인가요?

아바스틴은 혈관을 만드는 것을 억제하는 일종의 표적 치료제라고 할 수 있습니다. 암세포가 일정 크기 이상이 되려면 암세포 주변 조직들, 즉 암이 아닌 정상 조직의 도움이 필요하다는 것이 알려졌습니다. 그중의 하나가 혈관입니다. 혈관은 영양분을 공급하고 노폐물을 배출하는 중요한 역할을 하여 암세포가 자랄 수 있도록 도와줍니다. 아바스틴은 이 혈관이 암세포를 도와주지 못하도록 하는 약 중의 하나입니다. 아바스틴은 베바시주맵이라는 VEGF^{Vascular endothelial growth factor-A} 에 대한 항체입니다. 이 약은 혈액 내의 VEGF-A에 결합하여 암세포 주변에서 암에 영양분을 공급하는 혈관의 생성을 억제하고 이미 만들어진 혈관들이 항암제 운반에 용이하도록 해서 같이 투여된 다른 항암제의 효과를 상승시킵니다.

현재 신장암, 대장암, 폐암에서 효과를 보여 항암제와 더불어 사용되고 있으며 최근에는 난소암에서도 효과가 있음이 알려졌습니다. 고전적인 항암제가 아니기 때문에 항암제처럼 면역력 저하, 탈모, 점막염 등의 부작용은 없으나 혈관 관련 부작용이 있어 고혈압, 출혈, 단백뇨 등의 혈관계 부작용이 나타납니다.

Q 표적 치료제는 무엇인가요?

표적 치료제란 말 그대로 표적만 공격하는 치료제입니다. 과거에 사용하던 항암제는 주사 혹은 경구로 투여되면, 암세포가 세포 분열을 할 때 어떤 특정 단계를 방해하여 세포가 분열하지 못하고 죽게 합니다. 하지만 주사 혹은 경구로 투여되면 항암제가 혈관을 따라 전신에 효과를 보이기 때문에 암세포뿐 아니라 정상 세포에도 영향을 미치게 됩니다. 이때 정상 세포와 암세포의 차이는, 암세포가 좀더 빨리 분열을 하거나 분열 단계에 이상이 있어 정상 세포는 암세포에 비해 손상이 심하지 않다거나, 받는다 해도 빨리 회복할 수 있지만 암세포는 그렇지 않다는 것입니다. 하지만 항암 치료는 암세포와 정상 세포를 구별하지 않기 때문에 부작용이 반드시 따릅니다. 예를 들면 암세포처럼 세포 분열이 빠르게 나타나는 조혈모 세포나 점막 세포가 항암제로 인한 손상을 심하게 받게 됩니다.

이에 비해 표적 치료제는 표적이 있는 세포만을 공격하기 때문에 표적이 없는 정상 세포에는 영향이 없어 그 부작용이 일반 항암제에 비해 적게 나타납니다. 예를 들면 유방암과 위암에 사용하는 허셉틴은 Her-2라는 세포의 단백질을 표적으로 하여 만들어진 약입니다. 따라서 이 약은 암세포에 Her-2 단백질이 나타나야 효과가 있고 그렇지 않을 경우에는 효과가 없습니다. 또한 일반 항암제처럼 분열하는 모든 세포에 영향을 주는 것이 아니라 Her-2 단백질과 관련된 부위에만 부작용이 나타납니다.

이러한 표적 치료제는 암세포의 특징이 밝혀지면서 급격히 늘어나고 있습니다. 하지만 표적 치료제는 누구나 사용할 수 있는 것이 아니라 암세포에 표적이 확인된 경우에만 사용할 수 있다는 한계점도 있습니다.

위암에 관한 궁금증

Q 위암 수술 후에 추가로 치료를 더 받아야 하나요? 받아야 한다면 어떤 치료법이 더 좋은가요?

현재 재발을 막기 위한 수술 후 보조 치료는 항암제 치료와 방사선 치료가 있습니다. 방사선 치료의 효과는 미국 등 서구에서 연구된 결과이고 항암제 치료에 관한 효과는 일본에서 연구한 결과입니다. 두 치료가 모두 재발률을 낮추기 때문에 2기 이상의 위암환자는 수술로 눈에 보이는 암이 다 제거되었다고 해도 추가 치료를 시행합니다. 이들 치료가 위암환자를 대상으로 했으나 환자들이 받은 수술의 범위가 다르기 때문에 2가지 치료법 중 어느 치료가 낫다고 말할 순 없습니다.

Q 위암이 재발한다면 보통 어디서 재발하나요? 암이 재발했다는 사실은 어떻게 알 수 있을까요?

재발이 가장 흔한 부위는 복막과 림프절입니다. 두 곳 모두 초기에는 특별한 증상이 없으나 어느 정도 진행된 경우에 소화불량, 복부팽만, 통증이 나타날 수 있습니다. 이 부위의 재발은 복부 컴퓨터 단층촬영으로 발견되는 것이 대부분입니다. 재발한 위암은 완치를 기대하긴 어렵지만 일부 초기 재발의 경우에는 수술 후 항암 치료를 하기도 합니다.

Q 위암으로 항암 치료 중인 환자입니다. 복수가 있다고 하는데 이를 줄이려면 어떻게 해야 하나요?

복수는 말 그대로 배 안에 있는 물입니다. 간경화 환자처럼 혈관 내의 수분이 배 안으로 밀려 들어갈 수도 있지만, 암환자의 경우 복수는 단순한 물이 아니라 상당히 많은 양의 단백질과 전해질을 포함하고 있습니다. 암환자에게 복수가 생기는 경우 약 3분의 1은 림프관 막힘 등이 원인이지만 대부분은 암성 복막증이 동반되어 있습니다.

과학자들은 배 안에 있는 암세포에서 나오는 어떤 단백질 성분이 혈관 투과력의 변화를 일으키거나 혈관을 새로 만들어내서 혈관의 수분, 단백질, 전해질 성분이 배 안에 고이는 것이라고 하는데 아직 복수가 발생되는 정확한 원인은 밝혀지지 않았습니다. 이렇게 생성된 복수는 이뇨제만으로는 줄어들지 않고 암에 대한 직접적인 치료를 해야 줄어들게 됩니다. 일부 환자들의 경우 항암화학용법으로 암세포가 감소하게 되면 더불어 복수가 줄어드는 것을 확인할 수 있습니다.

Q 위암 4기의 환자입니다. 지금 이 시점에서도 항암 치료가 도움이 될까요?

정도에 따라 다르지만 치료받지 않는 위암 4기 환자의 생존 기간은 6개월 미만으로 매우 짧습니다. 물론 이 시기에 항암제 치료로 완치를 기대하긴 어렵지만 적어도 생존 기간의 연장과 여러 가지 암으로 인한 증상을 호전시키는 데는 효과가 있습니다. 또한 항암제의 종류에 따라서는 그 부작용이 그리 크지 않아 입원하지 않고 치료받을 수 있는 환자들도 있습니다. 따라서 현재의 전신 상태 수행능력의 저하가 심하지 않다면 항암제 치료를 시도해보는 것이 도움이 될 수 있습니다.

Q 위암치료 중입니다… 완치 가능할까요?

위암치료의 예후는 환자분이 몇 기이신지에 따라 크게 좌우됩니다. 대개 5년 생존율을 완치율로 많이 생각하게 됩니다. 왜냐하면, 5년 이후에도 재발하는 경우는 매우 드물기 때문입니다. 최근 서울성모병원에서 치료받은 환자분들의 치료결과를 미국의 유명 암센터(Memorial Slon-Kettering Cancer Center)와 비교한 결과를 보면 위암의 경우 2기의 5년 생존률은 74% vs 61%, 3기의 경우 57% vs 44%로 표에서 보는 바와 같이 미국의 유수 암센터와 비교해도 오히려 더 좋은 결과를 보이고 있습니다. 물론 이런 결과가 오히려 비관적일 수도 있지만, 아무리 10%의 완치율이라 해도, 환자 본인에게는 완치되거나 그렇지 않거나 둘 중 하나입니다. 그리고 그 결과를 미리 알 수는 없는 것입니다. 내가 10%의 완치되는 쪽에 해당될지, 90%에 해당될지는 모르는 일이지요. 이런 통계 이야기를 보고 일희일비하기보다는 '이제부터 시작이다'라는 마음으로 치료에 임하면 어떨까요.

서울성모병원 위암 환자 중 완전 절제술을 받은 환자들의 병기와 암 위치에 따른 암 사망률

	한국 N = 1646		미국 N = 711		
	5년	95% CI	5년	95% CI	P
병기별					
I	3%	2~4	10%	6~13	<0.0001
II	26%	20~32	39%	30~47	0.004
III	43%	36~50	56%	48~64	0.001
IV	73%	63~83	79%	66~92	0.07
림프절 병기					
N0	4%	3~6	14%	10~18	<0.0001
N1	24%	19~28	38%	31~45	<0.0001
N2	43%	35~51	67%	56~77	0.0002
N3	74%	63~84	83%	69~97	0.007
종양 위치					
위식도 연접 부위	29%	0~65	29%	20~37	0.80
상부	15%	9~22	40%	32~48	<0.0001
중부	18%	14~21	36%	28~43	<0.0001
하부	17%	14~19	23%	17~29	0.06
전체	57%	1~98	54%	25~83	0.83

같은 병기의 미국 위암 환자 (Memorial Sloan-Kettering Cancer Center)와 비교한 결과임

대장암에 관한 궁금증

Q 대장에서 용종이 발견되었습니다. 용종은 모두 암이 되나요?

대장암은 용종의 일종인 선종이 암으로 진행되는 것입니다. 용종은 다른 말로 폴립Polyp이라고 불립니다. 용종은 암이 될 수도 있는 종양성 용종과 암과는 관계없는 비종양성 용종으로 구분됩니다. 이 중 종양성 용종이 선종성 용종Adenomatous polyp이라고 불리는 대장암과 연관된 용종입니다.

내시경으로는 종양성과 비종양성을 구분하기 어렵기 때문에 일단 조직 검사를 겸하여 내시경적 제거를 권하고 있습니다. 실제로 용종이라고 생각하고 제거했는데 용종의 일부가 선종에서 암으로 진행한 초기의 대장암으로 발견되는 경우도 있습니다. 대장의 용종이 암으로 진행될 확률은 크기나 용종의 모양에 따라 다양합니다. 예를 들면 크기가 2cm 이상인 경우 20~40% 정도 암으로 진행할 수 있습니다.

Q 항암 약물 치료 중입니다. 성관계는 언제부터 가능한가요?

방사선 혹은 항암제 치료 중인 경우 성관계를 통해 암이 옮거나 배우자에게 나쁜 영향을 주지는 않을까 궁금해하는 분들이 많습니다. 그러나 사실은 그렇지 않습니다. 성행위를 통해 암이 옮거나 방사선 혹은 항암제 치료가 영향을 주진 않습니다. 다만 백혈구 혹은 혈소판 수치가 낮은 시기이므로 외상에 대한 주의가 필요하며 항암제 치료로 인해 난소의 기능이 저하되어 일시적인 폐경 상태가 되거나, 골반 방사선을 쬐는 경우 생식기로 가는 혈류 장애로 성기능의 장애가 있을 수 있으므로 이에 대한 배려가 필요합니다.

Q 대장암인데 전이되었다고 합니다. 수술은 할 수 없나요?

과거와 달리 새로운 항암제가 개발되면서 전이된 대장암도 수술이 가능한 경우가 있습니다. 간이나 폐 전이가 수술 가능한 범위 내에 있거나 혹은 항암제 치료를 통해 암의 크기가 줄어 수술이 가능해지는 경우입니다. 따라서 적극적인 항암제 치료가 무엇보다 중요합니다.

Q 대장암으로 진단받았습니다. 자녀들도 검사를 해야 하나요?

일부 유전성 선종성 용종증의 경우 가족성으로 유전될 확률이 50%이므로 이 경우 자녀분들은 반드시 대장내시경 검사를 해야 합니다. 그러나 이 병은 수백 개의 선종성 용종이 전 대장에 있는 경우로 흔한 병은 아닙니다.

한 가계에 대장암환자가 3명(부모, 형제, 자식 간처럼 이들이 직계 관계인 경우) 이상이거나 대장암환자 가운데 최소한 1명이 50세 미만에 진단 받은 경우에는 유전성 비용종성 대장암을 의심해봐야 합니다. 이런 경우 대장암뿐 아니라 유방암, 자궁 내막암, 위암 등의 발생률이 높아지므로 이에 대한 선별검사 또한 중요합니다.

Q 진통제를 사용하다 보면 진통제에 중독되거나 정말로 아플 때 약효가 없어지지는 않을까요?

암환자에게 사용하고 있는 마약성 진통제로 중독이 되는 경우는 매우 드뭅니다. 진통제 요구량이 늘어나는 것은 대개 병의 상태와 관련 있고 일부는 통증 관련 수용체의 변화로 일어나는 일이지 중독은 아닙니다. 또한 진통제는 약을 증량하면 할수록 통증 감소 효과가 있으므로 약효가 없어지는 경우는 없습니다.

간암에 관한 궁금증

Q 간기능 검사로는 간암을 진단할 수 없나요?

일반적으로 간기능 검사에 포함된 검사는 SGOT, SGPT, 감마지피티, 알칼라인 포스파테이즈, 빌리루빈입니다. 이러한 혈액검사 수치는 간 세포가 염증, 암, 약물 등 여러 가지 원인에 의해 파괴될 경우 파괴된 간 세포로부터 배출되는 효소의 양을 측정한 것입니다.

따라서 급성 간염, 즉 급속하게 간이 손상된 경우에는 간 검사 수치가 상승할 수 있으나 만성 간염 혹은 간경화처럼 간 세포의 손상 정도가 느리고 간이 굳어가는 섬유화 과정 중에 있다면 간 검사 수치에는 큰 변동이 없을 수 있습니다. 많이 진행되었거나 빠른 속도로 성장하는 간암의 경우에는 간기능 검사에 이상이 보일 수 있지만 대부분의 경우 간기능 검사만으로는 간암 여부를 알 수 없습니다. 간암의 진단을 위해서는 혈청 알파태아단백이 선별검사로서 간암을 진단하는 데 도움이 됩니다.

Q 간암 치료에 사용되는 넥사바는 어떤 약인가요?

간암은 다른 암처럼 혈관을 통해 주사하는 항암제 치료가 큰 효과를 보지 못했습니다. 항암제를 대사하여 분해하는 주 기관이 간이기 때문에 치료로 인한 효과보다는 부작용이 큰 경우도 많았습니다. 그러던 중 신장암 치료제로 개발되었던 넥사바(소라페닙)가 간암에도 효과가 있음이 알려졌습니다. 넥사바는 기존의 항암제 치료처럼 주사로 투여되는 것이 아니라 경구약으로 복용하며, 특정한 표지를 발현하는 세포만을 공격하고 그렇지 않은 정상 세포에는 영향을 주지 않는 표적 치료제입니다. 이 표지자들이 주로 혈관 생성과 관련된 인자^{VEGFR : Vascular}

endothelial cell growth factor receptor들이라 간암처럼 혈관이 발달된 암에는 효과가 있을 것으로 예견되었던 약입니다.

서구 및 아시아인을 대상으로 한 두 가지 대규모 3상 임상시험에서 효과를 보여, 전이성 국소 치료가 불가능한 간암환자를 대상으로 넥사바를 투여할 수 있습니다. 그러나 이 또한 간기능이 안 좋은 환자분들께는 권하기 어렵고, 수족 증후군이라는 고유의 부작용이 있으므로 환자의 간기능에 대한 평가 이후에 고려할 수 있습니다.

Q 간암 치료에는 항암제나 방사선 치료는 사용하지 않나요?

일부 소규모 연구에서는 항암제 치료가 간암 치료에 효과를 보였으나 간암환자들은 다른 암환자와 달리 간기능이 좋지 않은 경우가 많아 부작용이 발생하는 경우가 많습니다. 때문에 항암제를 투여하기는 쉽지 않습니다. 더욱이 B형, C형 간염이 동반된 경우 항암 치료 중 면역력이 떨어지는 시기에 이 바이러스의 증식이 증가하여 간기능이 악화될 수 있기 때문에 이에 대한 감시 또한 필요합니다. 다만 앞서 말씀드린 넥사바가 현재까지는 효과가 입증된 유일한 치료제인데 이 또한 간기능이 중요합니다.

방사선 치료는 간암 치료의 중요한 치료법 중 하나입니다. 다만 방사선 조사 범위에 정상 간이 다량 포함될 경우 간기능이 손상될 위험이 있어 사이버 나이프와 같이 간암 부위에만 국소 조사할 수 있는 방사선이 간암 치료에 이용될 수 있습니다. 치료의 효과를 높이기 위해서는 간암의 크기나 개수에 제한이 있지만, 진행된 간암에서 나타날 수 있는 골·뇌 전이 등은 일반 방사선 치료로도 큰 효과를 보이고 있습니다.

Q 간암 치료에 사용되는 경동맥 화학색전술에 대해 자세히 알려주십시오.

경동맥 화학색전술TACE은 간암을 치료하는 여러 가지 방법 중 가장 흔히 사용되는 방법입니다. 정상적인 간은 간 동맥과 문맥에서 혈액을 공급받는데, 간암은 간 동맥으로부터 혈액을 공급받습니다. 경동맥 화학색전술은 간암에 주로 혈액을 공급하는 간 동맥을 찾아 가까이에서 항암제와 리피오돌Lipiodol이라는 기름 성분의 물질을 넣고 젤폼Gelform으로 해당 간 동맥을 막는 것입니다. 이렇게 함으로써 정상 간의 손상을 줄이고, 항암제와 영양을 공급하는 혈관을 막는 2가지 방법으로 암세포를 파괴할 수 있습니다.

이 시술은 다른 여러 간암 치료법 즉 수술, 에탄올 치료법, 고주파 치료, 사이버 나이프 등의 국소 치료가 어려운 경우에도 비교적 안전하게 시행할 수 있고 간 문맥에 암세포 침범이 있거나 간 세포가 커도 효과를 볼 수 있습니다. 그러나 간암으로 가는 간 동맥은 한번 막혔다 하더라도 일정 기간이 지나면 우회하는 동맥을 만들어 다시 암세포가 자랄 수 있으므로 잔여 간기능을 고려한 반복 치료가 필요합니다.

유방암에 관한 궁금증

Q 폐경기에 여성호르몬 대체 요법을 하고 있으면 유방암에 걸릴 확률이 높아지나요?

여성호르몬 대체 요법이 유방암의 위험 인자라고 확언하기는 어렵습니다. 다만 장기간 호르몬을 투약했을 경우 유방암에 걸릴 위험이 다소 증가할 수 있음은 보고되고 있습니다. 그러나 호르몬 대체 요법은 분명히 폐경기 증상의 완화뿐 아니라 골다공증, 관상동맥질환의 예방에도 도움이 됩니다. 따라서 호르몬 대체 요법은 그 유용성과 위험성에 대해 전문가와 상의하에 결정하도록 권합니다.

Q 실리콘 보형물을 삽입한 경우 유방암 검진은 어떻게 해야 하나요?

실리콘 보형물을 삽입했다 하더라도 유방암의 발생 위험에는 차이가 없으며 일반인과 마찬가지로 정기적인 유방 촬영 검사를 해야 합니다. 다만 검사를 할 때 보형물로 인해 유방 영상을 촬영하는 데 방해가 될 수 있어 위치를 변형해서 촬영해야 하므로 검사 전 보형물이 삽입되어 있음을 미리 말해야 합니다. 간혹은 유방 촬영 중 유방을 압착하는 과정에서 드문 경우이기는 하나 보형물이 파열될 수 있으니 주의가 필요합니다. 이를 막기 위해 유방 초음파로 검사를 대신할 수도 있으나 유방 초음파는 미세 석회화와 같은 병변을 보는 데는 한계가 있으니 검진 전 미리 주치의와 상의하도록 합니다.

Q 호르몬 수용체 양성 유방암에 대해 자세히 알고 싶습니다.

유방암으로 진단되면 암세포가 갖고 있는 고유 단백질을 조직 검사에서 확인할 수 있습니다. 호르몬 수용체 양성 유방암은 암세포에 호르몬을 받아들일 수 있는 수용체가 있다는 것입니다. 유방암은 여성호르몬 수용체인 에스트로겐과 프로게스테론Progesterone 수용체가 있는지 유방암 조직에서 확인합니다. 이러한 수용체를 갖고 있는 암은 없는 암에 비해 성장이 느리고 전이가 덜 될 수 있습니다. 또한 여성호르몬을 받아들여 성장을 자극하는 인자로 이용하기 때문에 여성호르몬을 억제하는 타목시펜이나 레트로졸을 치료제로 사용할 수 있습니다.

Q 파클리탁셀 항암 치료의 부작용은 무엇인가요?

주사 시에 고유한 부작용인 과민반응이 있을 수 있으나 이는 필터의 사용 및 전처치로 감소되었습니다. 다만 주사 직후부터 3~4일간 관절통이나 근육통이 있을 수 있고, 손발이 저리거나 힘이 떨어지기도 하며 감각 이상이 오기도 합니다. 그러나 대부분 일시적인 증상으로 다음 항암 치료를 할 때쯤이면 이러한 부작용은 많이 감소됩니다. 다만 손발저림 증상은 파클리탁셀의 고유 부작용인 말초신경병증으로 다른 부작용에 비해 오래 지속될 수 있으며 호전은 되지만 어느 정도 남아 있을 수도 있습니다.

Q 허셉틴은 무슨 약입니까?

전체 유방암환자의 25~30%는 Her-2라는 단백질을 암세포 내에 가지고 있습니다. 이 단백질은 세포 표면에 있으면서 여러 성장 인자와 결합하여 암세포의 성장 신호를 전달하는 역할을 하는 것으로 알려져 있습니다. Her-2 단백질을 발현하는 유방암의 경우에는 그렇지 않은 경우에 비해 진행 속도가 빠르고 예후도 좋지 않습니다. Her-2 단백질에 대한 항체가 바로 허셉틴입니다. 주사로 주입된 허셉틴은 세포 표면의 Her-2 단백질에 결합하여 Her-2를 통한 신호 전달을 막아 암세포의 성장을 억제합니다.

허셉틴은 단백질이 있는 유방암환자에게 수술 후 보조요법으로서 효과가 있으며, 전이된 암의 경우 단독 혹은 항암제와 병용해도 효과가 있는 것으로 알려져 있습니다. 허셉틴 자체는 일반 항암제와 달리 면역기능 저하, 구토와 같은 부작용은 없지만 심부전의 위험도가 올라가기 때문에 심장 초음파와 같은 주기적인 심장 검사로 추적 관찰이 필요합니다.

폐암에 관한 궁금증

Q 폐암 4기로 진단받았습니다. 완치는 어렵다고 하는데 항암 치료가 괜찮을까요?

항암 치료는 생존 기간을 늘리고 증상을 완화시키는 데 도움이 됩니다. 다만 어느 항암 치료나 마찬가지이지만 항암제로 인한 부작용으로 삶의 질이 저하되는 것을 간과할 수는 없습니다. 항암 치료를 하는 데 중요한 인자 중의 하나가 수행능력 Performance status입니다. 폐암의 경우 수행능력에 따라 항암 치료를 결정하기도 합니다.

수행능력이란 같은 70대의 남자라도 등산을 하고 일상생활도 무리 없이 혼자 할 수 있는 사람과 누군가의 도움 없이는 화장실 출입도 어려운 경우를 구분하는 것입니다.

흔히 사용하는 수행능력에 대한 척도는 다음과 같습니다. 카르노프스키 수행능력 척도 80% 이상, ECOG 수행능력 척도 0과 1의 경우 적극적인 항암화학요법을 고려할 수 있습니다.

카르노프스키 수행능력 척도

척도(%)	기준
100	정상, 증상 없음, 병의 증거 없음
90	병으로 인한 작은 증상이나 징후가 있으나 정상 활동이 가능함
80	병으로 인해 어느 정도 증상이 있으나, 노력하면 정상 활동이 가능함
70	정상 활동이나 능동적인 일은 불가능하나 자신을 돌보는 것(세면, 식사 등)은 가능함
60	자신을 돌보는 대부분의 것은 가능하나, 가끔 도움이 필요함
50	빈번한 의학적 치료를 받으며, 상당한 도움이 필요함
40	신체적 장애 상태로 특별한 치료나 도움이 필요함
30	심한 신체 장애 상태로 입원 치료가 필요함
20	매우 심하게 병들어 입원 치료가 필요함
10	치명적인 상태로 빠르게 진행함

Q 담배를 안 피웠는데도 폐암에 걸리나요?

폐암은 다른 암과 마찬가지로 여러 가지 원인으로 인한 유전자 손상의 축적으로 인해 발생합니다. 흡연은 폐암의 대표적인 원인이지만 그밖에도 라돈 가스, 석면, 폐섬유화 등이 관련있는 것으로 알려져 있습니다. 그러나 폐암으로 진단된 환자 중 85% 이상이 흡연자이며, 그중 여성은 흡연의 발암 작용에 더욱 취약하여 같은 양을 흡연해도 남성에 비해 폐암 발생률이 1.2~1.7배 높은 것으로 알려져 있습니다. 간접흡연도 중요한 요인으로 미국에서는 비흡연 폐암환자의 25~30%가 간접흡연으로 인해 발생하는 것으로 보고되고 있습니다.

Q 폐암으로 진단받았습니다. 먹는 항암제는 어떤 때 쓸 수 있나요?

가장 흔히 알려진 경구약제는 이레사와 타세바Tarceva라는 경구약제입니다. 이 항암제는 기존의 항암제와 비교하여 표적 치료제라 불립니다. 즉 표적이 있는 약이기 때문에 표적이 없는 정상 세포에는 해가 되지 않고 표적이 있는 암세포만 공격합니다. 암세포의 EGFR Epidermal growth factor receptor : 상피세포 성장 인자 수용체 유전자의 특정 부위에 돌연변이가 있을 경우 이 약제의 효과가 큰 것으로 알려져 있으며, 이 유전자 검사는 수술 혹은 조직 검사 때 얻은 암세포에서 시행할 수 있습니다. 임상적으로는 아시아계이면서, 여자, 비흡연자, 폐암 세포의 조직형이 선암인 경우 이러한 유전자 변이가 흔히 동반되므로 이레사나 타세바의 효과가 큰 것으로 알려져 있습니다.

Q 폐암으로 수술을 받았습니다. 재발을 막기 위해서 받는 추가 치료가 있나요?

2기 혹은 3기의 폐암은 완전히 절제되었다고 해도 재발할 확률이 각각 약 50~80%입니다. 따라서 재발을 막기 위한 치료 또한 중요합니다. 현재까지는 수술 후 보조 항암 치료로 재발을 예방하고 생존 기간을 증가시킬 수 있다고 알려져 있습니다. 그러나 부작용을 고려해야 하므로 수술 후 환자의 상태에 따라 주치의와 상의하에 시행하실 것을 권해드립니다.

Q 폐암 치료로 사용하는 특수 방사선 치료가 궁금합니다.

방사선 치료는 폐암 치료의 중요한 치료 방법 중 하나입니다. 전이는 되지 않았으나 수술이 불가능한 경우 폐암 자체의 치료를 위해 사용하기도 하고 경우에 따라 수술 후 재발을 막기 위한 보조 치료로 사용할 수 있으며, 전이 혹은 진행된 폐암으로 인한 통증, 폐쇄성 폐렴 등 여러 증상을 치료하기 위해서도 사용됩니다.

최근에는 방사선을 좀더 정교하게 투여해서 암세포가 아닌 정상 조직의 손상을 줄이는 새로운 기계들이 개발되었습니다. 방사선은 원래 정상 조직의 부작용을 줄이기 위해 몇 주간에 걸쳐 투여해야 하지만, 크기가 작은 암의 경우 고용량의 방사선으로 수술할 때 암세포만 떼어내듯이 칼처럼 사용할 수 있는 사이버 나이프 치료로 2~3회에 치료를 할 수도 있습니다. 또한 토모치료라는 새로운 방법은 방사선 기계에 CT 기계가 붙어 있어 치료할 때마다 암 조직의 크기 변화에 맞춰 방사선을 투여하고, 한 번에 여러 개의 암 조직을 동시에 치료하면서도 방사선량을 조절해서 정상조직에는 적은 양이 투여되도록 하여 부작용을 줄일 수 있습니다. 이러한 치료는 아직 의료보험 적용이 되지 않는 고가의 치료이므로 주치의와 상의하여 도움이 되는 경우에 한해 고려해볼 수 있습니다.

전립선암에 관한 궁금증

Q 고령의 나이에 전립선암으로 진단되었습니다. 치료를 꼭 해야 할까요?

고령의 나이에 전립선암으로 진단된 경우 '감시대기'를 고려해 볼 수 있습니다. 감시대기는 암의 크기가 작고 저등급이며 PSA가 서서히 증가하는 경우 치료 없이 주기적으로 관찰만 하는 것입니다. 일반적으로 기대 여명이 10년 미만인 경우 고려할 수 있으며 약 3개월마다 PSA 검사 및 직장 수지 검사로 추적해야 합니다. 다만 이러한 경우 암이 진행하여 완치가 불가능해질 수 있음을 꼭 명심해야 합니다.

Q 전립선암에 사용되는 고세렐린의 부작용은 무엇인지요?

남성호르몬인 테스토스테론의 억제를 위해 사용되는 고세렐린 Goserelin은 한 달에 1회 피하 주사로 투여됩니다. 고세렐린을 지속적으로 투여하면 뇌하수체의 항체유리호르몬 LHRH 수용체에 결합하여 황체호르몬을 감소시켜 결국에는 남성호르몬인 테스토스테론을 감소시킵니다. 고세렐린의 부작용은 남성호르몬 억제로 인한 부작용으로 성욕감퇴, 발기부전, 안면홍조를 들 수 있는데 치료를 중단하면 다른 치료 없이도 대부분 호전됩니다. 다만 골다공증이 발생할 수도 있으므로 이에 대해서는 필요하다면 약물요법을 시행할 수 있습니다.

Q 전립선암을 치료한 후 어떤 후유증이 있을 수 있나요?

전립선암의 경우 치료법에 따라 발생할 수 있는 합병증도 다릅니다. 치료는 방사선 치료, 호르몬 치료, 수술로 분류할 수 있습니다.

방사선 치료의 흔한 합병증은 장과 소변을 볼 때 발생합니다. 장의 경우 직장에서 출혈이 생기거나, 설사, 가렵거나 따가운 증상, 경련 등의 증상을 포함하고, 소변을 볼 때 혈뇨가 나온다거나 요도협착, 소변이 자주 마렵거나 참지 못하는 증상, 심한 경우 소변을 옷에 지리는 증상, 소변을 볼 때 통증을 느끼는 증상 등이 포함됩니다. 그 외에 성기능 장애도 발생할 수 있습니다. 그러나 최근에는 다양한 방사선 치료법이 도입되어 이와 같은 합병증의 빈도는 현저히 감소하고 있습니다.

호르몬 치료는 고환을 절제하거나 약을 복용하는 방법이 있습니다. 고환절제술의 경우 환자가 심리적으로 받아들이기가 힘든 경우가 많기 때문에, 최근에는 내과적 호르몬 치료가 주를 이루고 있습니다. 내과적 치료는 각 약제에 따라 부작용이 다르게 나타나는데 심혈관계 이상, 피로, 발기부전, 성욕감퇴, 인지기능 저하, 골다공증, 당뇨, 근육감소, 안면 홍조 등이 발생할 수 있습니다. 약제에 따라서는 유방이 커지는 증상이 나타나기도 합니다.

수술 후 발생하는 합병증은 최근 수술 기술이 발달하면서 빈도가 줄었으나, 기본적으로 전립선이 배뇨, 발기와 연관된 부위이기 때문에 이 두 가지 기능의 장애가 가장 문제가 됩니다. 요실금은 수술 중 배뇨조임근에 일시적인 기능 장애를 일으키는 경우가 대부분이고, 수술로 인해 방광과 요도를 봉합한 부위가 좁아져 소변을 보기 어려워지는 요도협착은 수술 기술의 발달로 발생하는 일이 매우 드뭅니다. 또한 발기 장애는 수술 중 신경에 손상이 어느 정도 가해지는지, 수술 전 기능의 정도, 수술 시 나이 등에 따라 다릅니다. 때로는 보조적 약물 치료가 이런 부작용으로부터 빨리 회복이 가능하도록 합니다.

암환자, 이렇게 먹어라

ⓒ 홍영선, 홍숙희, 성미경, 박유경, 이지선 2011

1판 1쇄 2011년 8월 25일
1판 6쇄 2023년 10월 10일
지은이 홍영선, 홍숙희, 성미경, 박유경, 이지선
요리 손선영, 이지선
사진 김종현

펴낸이 김정순 | **책임편집** 박상경 | **구성** 김희경 | **디자인** 방상호 | **마케팅** 이보민 양혜림

펴낸곳 (주)북하우스 퍼블리셔스 | **출판등록** 1997년 9월 23일 제 406-2003-055호
주소 04043 서울특별시 마포구 양화로 12길 16-9(서교동) 북앤빌딩
전화 02-3144-3123 | **팩스** 02-3144-3121
전자우편 editor@bookhouse.co.kr | **홈페이지** www.bookhouse.co.kr

ISBN 978-89-5605-537-4 13510